高等医学院校卫生事业管理专业教材

卫生事业管理

（第2版）

主　编　郭　岩

副主编　陈　娟

编　委　王志锋　简伟研　冯星淋

北京大学医学出版社

WEISHENG SHIYE GUANLI

图书在版编目（CIP）数据

卫生事业管理/郭岩主编. —2版. —北京：北京大学医学出版社，2011.8（2024.6重印）
ISBN 978-7-5659-0182-9

Ⅰ.①卫… Ⅱ.①郭… Ⅲ.①卫生管理学－医学院校－教材 Ⅳ.①R19

中国版本图书馆CIP数据核字（2011）第094286号

卫生事业管理（第2版）

主　　编：郭　岩
出版发行：北京大学医学出版社
地　　址：（100083）北京市海淀区学院路38号　北京大学医学部院内
电　　话：发行部 010-82802230；图书邮购 010-82802495
网　　址：http://www.pumpress.com.cn
E - mail：booksale@bjmu.edu.cn
印　　刷：北京瑞达方舟印务有限公司
经　　销：新华书店
责任编辑：陈　奋　　责任校对：金彤文　　责任印制：罗德刚
开　　本：787mm×1092mm　1/16　　印张：15.5　　字数：393千字
版　　次：2011年8月第2版　2024年6月第7次印刷
书　　号：ISBN 978-7-5659-0182-9
定　　价：27.00元

版权所有，违者必究

（凡属质量问题请与本社发行部联系退换）

前　言

卫生事业管理在我国已经有三十几年的发展历程。三十多年来，随着教学和科研工作的深入，学科内容不断丰富与发展，特别是相关学科的互相交叉、渗透、影响，卫生事业管理逐渐发展成熟，已经形成了一门独立的专业学科。目前该课程已成为医学院校预防医学专业学生的必修课和其他专业学生的选修课，同时卫生事业管理也已经逐渐成为医疗卫生工作者必备的专业知识之一。因此，教材建设就显得尤为重要。为适应学科发展和卫生事业管理教学的需要，满足不同层次卫生管理人员提高理论水平的需求，我们于2003年编写出版了该教材。

本教材自2003年出版以来，深受广大读者的喜爱，不仅成为很多医学院校的教学参考书目，也是广大卫生管理人员晋升考试的参考书之一，到目前为止该教材已经重印了5次。随着卫生事业的发展和学科发展的不断完善，我们在教学过程中发现教材中存在着一些不足，本着对读者负责的态度和完善教材建设的思路，我们在原有教材的基础上再版了该教材。

教材的主题思路是要向学习卫生事业管理的学员提供卫生事业管理的基本理论、基本方法和基本技能。因此在再版过程中遵守原有教材系统、实用、科学的指导思想，力求其达到较高的科学性、先进性、实用性和可读性的原则，并在此基础上进行了修改。原第六章"卫生服务评价"改为"卫生服务研究"，原第九章"医政管理"改为"医疗服务管理"，对相关章节中的内容进行了完善，部分基础数据进行了更新，同时在每章后面增加了复习题及参考答案，更有利于学习者对内容的掌握和理解。

本教材分为四个部分，共十三章内容。第一部分为卫生事业管理的基本理论与组织政策，主要介绍卫生管理的基本理论和卫生政策和卫生组织管理；第二部分为卫生事业管理方法，主要介绍卫生管理中常用的技术，即卫生计划、卫生评价、卫生服务研究；第三部分为资源管理，包括卫生人力资源管理、卫生信息管理；第四部分为系统管理，包括医疗服务管理、公共卫生管理、妇幼卫生管理、社区卫生服务管理以及外国卫生事业管理。

鉴于编写时间仓促，编者们的经验和水平有限，教材中难免存在不足和缺点，恳请读者批评、指正。

编者
2011年5月

目 录

第一章 卫生事业管理绪论 ····· 1
第一节 管理的基本理论概述 ····· 1
一、管理与管理学的概念 ····· 1
二、管理的职能 ····· 2
三、管理学的基本原理 ····· 4
第二节 卫生事业管理概述 ····· 6
一、基本概念 ····· 6
二、卫生事业的特点 ····· 6
三、影响卫生事业发展的因素 ····· 7
第三节 卫生管理的内容与学习 ····· 9
一、卫生事业管理的目的 ····· 9
二、卫生事业管理的内容 ····· 9
三、卫生管理的学习 ····· 10
第四节 卫生事业管理常用的研究方法 ····· 11
一、定量研究方法 ····· 11
二、定性研究方法 ····· 12
第五节 卫生事业管理的相关学科 ····· 13
一、管理学 ····· 13
二、组织行为学 ····· 14
三、社会学 ····· 14
四、卫生统计学 ····· 14
五、流行病学 ····· 14
六、卫生经济学 ····· 14
七、卫生法学 ····· 15
八、公共政策学 ····· 15
九、财务管理学 ····· 15
测试题 ····· 15

第二章 卫生政策与管理 ····· 17
第一节 政策概述 ····· 17
一、公共政策 ····· 17
二、公共政策主体、客体和环境 ····· 19
三、公共政策的功能 ····· 22
四、公共政策与公共管理 ····· 23
第二节 卫生政策分析理论与方法 ····· 24
一、政策过程理论简介 ····· 24
二、卫生政策分析过程及常用方法 ····· 26
第三节 中国卫生政策变迁 ····· 35
一、卫生工作方针 ····· 35
二、具体政策 ····· 36
测试题 ····· 41

第三章 卫生组织管理 ····· 43
第一节 组织的基本理论 ····· 43
一、组织的概念和基本特征 ····· 43
二、组织的结构 ····· 43
三、组织制度和组织文化 ····· 45
第二节 卫生组织的基本框架 ····· 46
一、卫生组织的目标和实现路径 ····· 46
二、卫生组织的结构和功能 ····· 47
三、卫生组织的分类 ····· 48
第三节 中国卫生行政组织 ····· 48
一、中国卫生行政组织结构 ····· 48
二、各级卫生行政部门的主要职能 ····· 49
三、各级中医药局的主要职能 ····· 50
四、各级人口与计划生育委员会的主要职能 ····· 51
第四节 中国卫生服务组织 ····· 52
一、中国卫生服务组织的类型 ····· 52
二、疾病预防控制中心 ····· 52
三、妇幼保健机构 ····· 53
四、医疗机构 ····· 54
五、社区卫生服务机构 ····· 54
第五节 中国社会卫生组织 ····· 55
一、社会卫生组织的角色和定位 ····· 55
二、中国主要的社会卫生组织 ····· 55
测试题 ····· 57

第四章 卫生计划 ····· 59
第一节 概述 ····· 59

一、计划 …………………………… 59
二、计划的特点 …………………… 59
三、计划的意义 …………………… 60
四、计划的分类 …………………… 60
五、卫生计划 ……………………… 61
第二节 制订计划的原则和依据 …… 62
一、基本原则 ……………………… 62
二、制订卫生计划的原则 ………… 63
三、制订卫生计划的依据 ………… 63
第三节 制订计划的程序 …………… 64
一、形势分析 ……………………… 64
二、确定目标和指标 ……………… 67
三、制定策略和方案 ……………… 67
四、确定实施具体措施 …………… 69
五、监督和评价 …………………… 69
六、编制活动预算 ………………… 69
七、确定活动日程表 ……………… 70
第四节 区域卫生规划 ……………… 70
一、区域卫生规划的特征和
  意义 …………………………… 70
二、区域卫生规划的任务 ………… 72
三、区域卫生规划编制程序与
  内容 …………………………… 74
四、区域卫生规划的资源配置 …… 75
测试题 ………………………………… 81

第五章 卫生评价 ………………… 83
第一节 评价的基本概念和目的 …… 83
一、评价的基本概念 ……………… 83
二、评价的目的 …………………… 85
三、评价研究的基本类型 ………… 85
第二节 评价的基本内容 …………… 86
一、恰当性评价 …………………… 86
二、适宜度评价 …………………… 86
三、过程或进度评价 ……………… 87
四、结果评价 ……………………… 87
第三节 评价的基本程序与方法 …… 89
一、准备工作 ……………………… 89
二、制订评价计划 ………………… 89
三、评价实施 ……………………… 92
四、资料整理分析 ………………… 92

测试题 ………………………………… 93
第六章 卫生服务研究 …………… 95
第一节 概述 ………………………… 95
一、有关概念 ……………………… 95
二、卫生服务研究的目的和意义 … 97
三、卫生服务研究的内容 ………… 97
第二节 卫生服务需要 ……………… 99
一、基本的概念 …………………… 99
二、卫生服务需要的测量指标…… 100
三、影响卫生服务需要的因素…… 102
四、卫生服务需要量指标的
  应用 ………………………… 103
第三节 卫生服务需求和利用 …… 103
一、基本概念……………………… 103
二、卫生服务需要、需求和利用
  的关系 ……………………… 104
三、卫生需求和利用的特点 …… 105
四、卫生服务利用的分类 ……… 106
五、卫生服务利用资料的来源 … 106
六、常用卫生服务利用的指标 … 106
七、影响卫生服务利用的因素 … 107
第四节 卫生资源………………… 108
一、卫生资源的概念 …………… 108
二、卫生资源研究的内容 ……… 108
三、常用的卫生资源测量指标…… 110
第五节 卫生服务评价…………… 111
一、卫生服务评价的资料来源和
  收集方法 …………………… 111
二、卫生服务评价的方法 ……… 115
测试题………………………………… 118

第七章 卫生人力资源管理……… 120
第一节 卫生人力资源概述 ……… 120
一、人力资源的基本概念 ……… 120
二、卫生人力资源概念 ………… 120
三、卫生人力资源分类 ………… 121
第二节 卫生人力资源管理 ……… 122
一、人力资源管理简述 ………… 122
二、卫生人力资源管理 ………… 123
三、卫生人力规划 ……………… 124
四、卫生人力的培养和管制……… 127

第三节　中国卫生人力形势* ……… 128
　　一、中国卫生人力的构成形式…… 128
　　二、中国卫生人力的数量………… 129
　　三、中国卫生人力的质量………… 130
　　四、中国卫生人力的主要问题…… 131
　测试题……………………………… 132
第八章　卫生信息管理………………… 135
　第一节　概述………………………… 135
　　一、概念…………………………… 136
　　二、卫生信息的基本功能………… 136
　第二节　卫生信息系统……………… 142
　　一、概念…………………………… 142
　　二、卫生信息系统的产品………… 143
　　三、卫生信息系统的构架………… 143
　　四、卫生统计信息管理…………… 146
　　五、医学科技信息管理…………… 150
　　六、卫生信息标准化……………… 155
　第三节　信息技术在卫生系统中的
　　　　　应用………………………… 155
　　一、计算机技术的基本用途……… 155
　　二、信息技术在卫生信息系统中的应用
　　　　……………………………… 156
　测试题……………………………… 159
第九章　医疗服务管理………………… 161
　第一节　医疗服务的特征和管理
　　　　　任务………………………… 161
　　一、医疗服务的特征……………… 161
　　二、医疗管理的任务和政府承担的责任
　　　　……………………………… 162
　第二节　医疗准入管理……………… 164
　　一、医疗准入制度的含义及
　　　　意义………………………… 164
　　二、医生和医疗机构的准入……… 164
　　三、关于准入制度的主要争论…… 165
　第三节　医疗服务价格管理………… 166
　　一、价格管理的方式……………… 166
　　二、西方发达国家医疗服务价格
　　　　管理模式…………………… 167
　　三、中国医疗服务价格管理模式及
　　　　相关改革展望……………… 168

　第四节　医疗质量监管……………… 169
　　一、监管主体和监管方式………… 169
　　二、西方发达国家医疗质量监管
　　　　模式………………………… 170
　　三、中国医疗服务质量监管的
　　　　模式………………………… 171
　测试题……………………………… 172
第十章　公共卫生管理………………… 174
　第一节　概述………………………… 174
　　一、公共卫生的定义……………… 174
　　二、公共卫生的特点……………… 176
　　三、公共卫生的功能……………… 176
　　四、公共卫生系统与公共卫生
　　　　服务………………………… 177
　第二节　公共卫生管理……………… 178
　　一、我国的公共卫生管理体制…… 178
　　二、公共卫生管理的内容………… 179
　　三、公共卫生的法制化管理……… 179
　第三节　我国公共卫生现况及发展
　　　　　趋势………………………… 182
　　一、我国公共卫生现况…………… 182
　　二、我国公共卫生体系存在的
　　　　问题………………………… 184
　　三、我国公共卫生的走向………… 185
　测试题……………………………… 187
第十一章　妇幼卫生管理……………… 189
　第一节　概述………………………… 189
　　一、妇幼卫生工作的意义………… 189
　　二、妇幼卫生工作的工作方针和
　　　　基本内容…………………… 190
　　三、妇幼卫生工作的发展和
　　　　现状………………………… 192
　第二节　妇幼卫生管理……………… 194
　　一、我国目前的妇幼卫生行政管理
　　　　机构网络…………………… 194
　　二、各级行政管理机构的职能…… 194
　第三节　妇幼卫生工作的业务
　　　　　管理………………………… 194
　　一、妇幼卫生业务机构网络……… 195
　　二、妇幼卫生业务机构的基本

功能…………………… 195
第四节 妇幼卫生工作的法律
管理…………………… 196
一、《母婴保健法》的意义和
执法…………………… 196
二、加强妇幼卫生工作的执法和
监督…………………… 198
第五节 妇幼卫生工作中的信息
管理…………………… 199
一、信息在妇幼卫生管理中的
作用…………………… 199
二、妇幼卫生信息分类………… 200
三、妇幼卫生信息的资料来源… 201
测试题…………………………… 203

第十二章 社区卫生服务管理……… 205
第一节 概述…………………… 205
一、社区………………………… 205
二、社区卫生服务……………… 206
三、中国社区卫生服务的发展… 207
四、中国城市社区卫生服务的产生
背景…………………… 208
第二节 社区卫生服务的特点与
内容…………………… 209
一、社区卫生服务的对象……… 209
二、社区卫生服务的任务……… 209
三、社区卫生服务的基本原则… 210
四、社区卫生服务的特点……… 210
五、社区卫生服务的内容……… 211
六、社区卫生服务方式………… 212
第三节 社区卫生服务管理…… 212
一、社区卫生服务的准入与
管理…………………… 212
二、社区卫生服务的组织模式… 214

三、社区卫生服务的经营管理
方式…………………… 214
四、社区卫生服务中医患关系的
连续性………………… 215
五、社区卫生服务的筹资与补偿
机制…………………… 215
六、不同国家社区卫生服务的监督
与评价………………… 217
测试题…………………………… 217

第十三章 外国卫生事业管理……… 220
第一节 美国卫生事业管理…… 220
一、卫生管理体系……………… 220
二、卫生服务体系……………… 221
三、卫生保障体系……………… 222
第二节 英国卫生事业管理…… 224
一、卫生管理体系……………… 224
二、卫生服务体系……………… 225
三、卫生服务筹资……………… 226
第三节 德国卫生事业管理…… 227
一、卫生管理体制……………… 227
二、卫生服务体系……………… 228
三、卫生保障体系……………… 228
第四节 泰国卫生事业管理…… 230
一、卫生行政管理体系………… 230
二、卫生服务体系……………… 230
三、医疗保险体系……………… 231
第五节 与卫生有关的国际组织… 232
一、世界卫生组织……………… 232
二、联合国儿童基金会………… 236
三、联合国人口活动基金会…… 237
四、联合国开发计划署………… 237
五、国际红十字会……………… 237

主要参考文献…………………………… 239

第一章 卫生事业管理绪论

学习目标

1. 掌握管理学的概念、基本原理与职能；掌握影响卫生事业发展的主要因素。
2. 熟悉卫生事业管理的概念、卫生事业管理的研究内容；熟悉卫生事业管理常用的研究方法。
3. 了解卫生事业的特点以及卫生事业管理的相关学科。

第一节 管理的基本理论概述

卫生事业管理在我国现行的学科门类中，属于管理门类的公共管理学科，卫生事业管理的基本理论大都源自于管理学的基本理论。

一、管理与管理学的概念

1. 管理的概念

管理（management）活动自古有之。什么是"管理"，从不同的角度出发，可以有不同的解释。从字面上看，可以简单地解释为"管辖"和"处理"，即对一定范围的人员及事务进行安排和处理，而这种字面的解释是不能表达出管理活动本身所具有的完整的涵义的。决策理论学派认为，"管理就是决策"，他们认为管理就是确定目标和实现目标的措施、办法，强调把现代科学技术引进管理活动中来。管理是一个过程，是让别人同自己一起去实现既定目标的活动过程。所谓管理，就是创造并保持一种坏境，使组织（群体）中成员能够充分发挥他们的聪明才智和潜能，为实现组织（群体）的崇高目标努力奋斗的过程。

科学管理，也称古典管理理论或传统管理理论。它形成于19世纪末和20世纪初，主要代表人物有美国人弗雷德里克·温斯洛·泰勒（Frederick Winslow Taylor，1856—1915）和法国人亨利·法约尔（Henri Fayol，1841—1925）。

1945年第二次世界大战结束后直到现在的管理，被称为现代管理。现代管理是在科学管理不断发展的基础上，应用运筹学、系统理论、统计学等原理和方法，结合行为科学的应用，把组织看成是由人和物所组成的完整系统而进行的综合性管理。

管理的本质就是协调。即生产力要素之间的协调；个人目标与组织目标的协调；各部门、各项工作之间的协调；各管理职能之间的协调；管理职能本身的协调。

最好的协调取决于每个人是否清楚了解自己应该如何工作，才能对组织目标的实现做出最大的贡献。

管理具有二重性。管理一方面是由许多个人进行协作劳动而产生的，是有效地组织共同劳动所必需的，因此，它具有同生产力、社会化生产相联系的自然属性；另一方面，管理必然体现出生产资料占有者指挥劳动、监督劳动的意志，因此，它又有同生产关系、社会制度相联系的属性。

管理的二重性反映出管理的必要性和目的性。所谓必要性，就是说管理是生产过程固有的属性，是有效的组织共同劳动所必需的；所谓目的性，就是指管理直接或间接地同生产资料所有制相联系，反映生产资料占有者组织劳动的目的。

2. 管理学的概念

管理学是专门研究管理活动及其基本规律和一般方法的科学，是在自然科学与社会科学相互交叉地带产生出来的一门边缘学科；它是一门系统地研究管理过程的普遍规律、基本原理和一般方法的科学。从社会普遍存在的管理活动中概括出来的基本规律，包括一般原理、理论、方法和技术，这样就形成了一般管理学，它适用于各行业、各种不同的组织。

管理学的研究内容是非常广泛的，从不同的角度有不同的划分法。管理活动具有两个基本职能，即合理组织生产力和维护并完善生产关系，如按照管理的职能来看，管理学的研究内容就是为实现组织的这两个基本职能所进行的具体管理职能，它就应该包括组织中的人、财、物等资源的计划、组织、人员配备、指挥和控制工作。

二、管理的职能

关于管理的职能，有着各种不同的划分方法，早期的管理理论一般把管理过程划分为计划工作、执行工作、控制工作三个基本职能。法约尔则把管理过程划分为五个职能，即计划、组织、指挥、协调和控制。古利克把管理职能称为管理过程的七要素，即计划、组织、人员配备、指挥、协调、报告和预算；大多数人倾向于把管理过程划分为五个职能，即计划工作、组织工作、人员配备、指导与领导、控制工作。卫生事业管理作为公共管理的一个分支学科，在管理过程中同样具备这五大职能。

1. 计划工作（planning）

计划工作是全部管理职能中最基本的一个职能，也是组织中各级管理人员的一个基本职责，它与其他四个职能有着密切的联系。因为计划工作既包括了选定组织和部门的目标，也包括实现这些目标的途径。主管人员围绕着计划规定的目标，去从事组织工作、人员配备、指挥与领导以及控制工作。

计划是对未来生产、技术、经济、服务等方面工作的统筹设计，是经优选了的未来行动方案；计划立足于现在，面向未来，因而它起着连接现在与未来的桥梁作用。

计划工作有广义和狭义之分。广义的计划工作指编制计划、实施计划和检查评价计划的全部过程。狭义的计划工作则仅仅指计划的制订过程；即一个组织、机构或个人，根据自己的实际情况，通过科学预测和决策，提出在未来一定时期内所要达到的目标及实现这一目标的方法、途径的所有活动过程。

计划工作是决策过程，它包括对任务、目标和行动过程的抉择。在没有做出决策之前，真正的计划是不存在的，有的只是计划研究、分析和设想。

计划工作是事先决定做什么，如何做，在哪儿做，什么时候做和由谁做。是从我们现在所处的位置到将来预期的目标之间架起一座桥梁。虽然很难对未来做出精确的预测，某些无法预见的事情可能会干扰计划的实施，但是如没有计划，人们的行动则会是盲目的，甚至毫无意义。

在管理工作中，没有比使人们了解他们工作的目的、目标、任务和工作的指南更重要的事情了。如果要使集体努力取得预期的结果，人们必须知道期望他们做什么和如何做。

2. 组织工作（organizing）

组织一词可简单地解释为人群的集合体。它大到整个国家，小至家庭，但管理上的组织却有它特定的含义。组织是为了实现既定目标，按一定的规则和程序而设置的多层次岗位及具有相应人员隶属关系的权责角色结构。组织是实现管理目标的工具和载体，在对外联系中起着实体的作用，同时还是社会文化的塑造者。

组织结构是表现组织各组成部分的排列顺序、空间位置、聚集状态、联系方式以及各要素之间的相互关系的一种模式，它是执行管理任务的组织体制，组织结构对组织中的指挥系统、信息沟通和人员心理行为都起着决定性的制约作用，最终影响组织效率。

组织工作是指设计合理的组织结构，并使组织结构有效地运转起来，为成功地实现既定目标而采取行动的全过程。

在实现特定目标的组织努力中，每个人都必须明确自己所扮演的角色，就像戏剧中的演员一样。明确角色是指人们必须明确知道自己工作的目的或目标；明确各自的岗位职责以及他们的工作如何与组织的整体工作相配合；他们必须拥有完成工作所需要的职权、工具和信息。

组织工作包括：①确定实现组织目标所必需的工作；②把这些工作分类并分配给适当的部门或个人；③确定分管各类工作的主管人员并授予他们完成工作所必需的职权；④在组织结构中确保工作、职权和信息三者之间的纵向和横向协调。

3. 人员配备（staffing）

人员配备是对各种人员进行恰当而有效地选择、任用、培训和考评的过程。其目的是为了配备合适的人员去充实组织机构中所规定的各项职务，以保证组织活动的正常进行，进而实现组织的既定目标。人员配备是最活跃、最能动的，对其他要素起着决定和支配作用，人员配备合理是实现组织目标的保证。

人员配备工作包括：①明确职务要求（该职务所承担的任务、目标、职责、职权、上下级关系和技术要求）和担任这一职务人员的个性特征（价值观念、智力、个性、工作能力、干劲和经验）；②各级各类人员的选择、考评和培养。

4. 指导与领导工作（directing and leading）

指导与领导工作就是对组织内每个成员（个体）和全体成员（群体）的行为进行引导和施加影响的活动过程。它是管理工作中的一个重要方面，其目的是如何激励员工为实现组织的目标努力奋斗。只有充分发挥每个员工的主动性、积极性和创造性，才能有效地实现组织的目标。

领导工作主要涉及激励、领导模式（风格）和方法。

5. 控制工作（controlling）

控制工作是指为了确保组织的目标以及为此而拟订的计划能得以实现，各级主管人员根据事先确定的标准或根据发展的需要而重新拟订的标准，对下级的工作进行衡量、测量和评价，并在出现偏差时进行纠正。由于计划不会自动地实现，因此，必须根据计划对实际工作进行衡量，如果出现偏离计划目标的误差，必须确定偏差的性质和原因（问题是什么？问题出在哪里？是什么原因？由谁负责？）。然后及时采取行动纠正出现的非随机变动的误差。这就是控制工作。

需要指出的是，虽然主管人员所处的位置、分管的工作可能不一样，每个组织或部门的性质、规模、任务、目的可能不一样，但是主管人员的职能是一样的，他们都必须把计划、组织、人员配备、指导与领导和控制工作作为管理工作的主要内容。

三、管理学的基本原理

管理的基本原理是对管理工作的本质及其基本规律的科学概括。

1. 系统原理

用系统论的观点来对待管理问题。系统是由相互作用和相互依存的若干要素组合而成的，具有特定功能的，并处于一定环境之中的有机集合体。所谓要素，是形成系统并影响系统性质的各个单元或成分，要素是构成系统的实体，世界上一切事物都是系统与要素的对立统一体；系统与要素相互依存、互为条件、相互联系、相互作用，在一定条件下可以相互转化；每一个系统对于更高一级的系统来说是要素，而每一个要素对较低一级的要素来说，它又是一个系统。任何管理组织（子系统）都处在社会大系统之中，他们之间以及和社会大系统之间都会相互影响、相互促进。

系统原理主要表现在：①系统的整体性，是指系统要素之间相互关系以及要素与系统之间的关系以整体为主进行协调。实际上就是统筹考虑，各方协调，达到整体的最优化；②系统的动态性，任何系统都处在不断的发展变化中，其发展变化都具有基本规律和一般运动形式；③系统的开放性，任何系统都是与外界不断交流、相互影响的系统，系统的开放性决定了系统的对外界的影响，以及外界对系统的影响，要充分利用外界的作用，提高系统本身的效能；④系统的环境适应性，系统的开放性决定了系统会受到外界环境的影响，系统自身要注意外部环境的变化，及时调整，与外界环境相适应，同时也可以利用其优势改造环境。

2. 整分合原理

现代高效率的管理，必须对如何完成整体工作有深入的了解，在此基础上将总体任务分解为单个基本组成单位，进行明确分工，建立责任制，然后进行科学的组织综合的过程，这就是整分合原理。整分合原理的内容表现为管理过程的三个环节，即整体把握、科学分解、组织综合。

(1) 整体把握即用整体的观点看待事物，各行业是社会大系统的子系统，各系统内部又有许多机构和部门，在管理中不仅要了解本部门、本系统的全面情况，还要对所在行业以及行业在整个社会中的地位都应有全面的了解。

(2) 科学分解是指分工而言，即要求对系统的目标进行科学的分解，将整体任务分解成一个个基本组成单位，进而明确分工。无论做何种分工，都必须准确地把握它对整体效果的作用。所以，科学分解是整分合原理的关键环节，只有正确分解，分工才能合理；而协作又以分工为前提，没有合理的分工，也就无所谓协作，只有在合理分工的基础上组织有效的协作，才符合现代科学管理的需要。

(3) 组织综合是反映管理水平的最主要环节之一，任何管理系统的正常运转，都必须靠组织综合所产生的合力，而这种合力的形成，必须是在分工的基础上进行协作。

3. 反馈原理

反馈就是控制系统把信息输送出去，又把作用结果输送回来，并对信息的再输出发生影响，起到控制作用，以达到既定目的。反馈原理提示我们，在管理活动中，要随时注意收集反馈信息,并与管理目的进行比较,当行动偏离目标时,及时进行调节,以达到预期的管理目的。因此,建立起一个灵敏、准确、有力的反馈系统是非常重要的。

4. 封闭与开放原理

任何一个系统的管理手段(机构、政策、法规、信息等)必须构成一个连续封闭的回路,才能形成有效的管理运动,即封闭原理。就管理机构而言,整个系统的管理机构必须形成网络型的封闭回路,具备了这样的条件,在内部管理活动中才能做到上传及时,下达迅速。任何管理封闭都是相对的,一个系统对内要进行封闭,才能形成有效的管理活动;对外则必须实行开放,才能保证系统的正常运行。从空间上说,封闭系统不是孤立的系统,它周围的系统必然发生某种关联和相互制约。封闭是相对的、动态的,有效的管理要求动态地、不断地进行封闭;系统内部的封闭,必须与外界环境相适应,这也是开放性的道理。

5. 弹性原理

管理必须保持适当的弹性,即留有余地。由于现代管理面临的问题极其复杂,管理工作必须保持弹性,及时适应客观事物各种可能发生的变化,使管理工作实现连续而有效的动态管理,这就是弹性原理。①局部弹性,指任何一类管理,必须在一系列管理环节上保持可调节性,特别应当在关键环节上保持足够的可调节余地,这样才能使管理具有选择机会的能力,如多方案弹性、任务弹性、时间弹性、人员弹性、物质弹性等。②整体弹性,是指整个管理系统的可塑性或适应能力,如知识结构弹性、组织结构弹性等。现代管理需要适当的弹性。

6. 能级原理

任何一级的管理组织都有自己的管理范围和管理影响力,从而形成了管理组织的能级。根据不同的能级,建立层次分明的组织机构,安排与职位能级相适应的人去担负管理任务,给予不同的权力与报偿,即管理的能级原理。①管理的能级要有稳定的组织结构,任何复杂的管理系统,必须按照能级层次形成稳定的组织结构,稳定的组织结构一般是封闭的,正三角形或金字塔形的结构,可分为四个层次,即决策层、管理层、执行层和操作层;不同的层次具有不同的能级。②不同的能级应有不同的责、权、利。③工作能级应与人的能力相适应。

7. 主观能动原理

人是管理活动的主体,一切管理活动都要以充分调动和发挥人的主观能动性为中心,以保证管理目标的实现。管理活动是由人、财、物、时间、信息等基本要素相互作用的过程,在这些要素中,人是第一要素,也是最重要、起主导和决定作用的要素,发挥人的主观能动性是管理的核心问题。

8. 动力原理

管理必须有强大的动力,使各种管理要素有效地发挥作用,产生强大的合力,使管理运动持续而有效地进行。能推动管理系统运动和发展的力量,称为管理动力。管理动力有物质动力(如奖金)、精神动力(如表彰)、信息动力(如准确的信息)。在管理中要协调运用三种动力,正确处理集体动力和个体动力的辩证关系,适当掌握"刺激量"。

9. 竞争原理

在不同的管理系统之间或在同一管理系统的不同子系统之间,通过某种较量而分出高低优劣,择优汰劣,推动管理系统的有序演化,实现管理目标。

10. 效益原理

在管理中要讲求实际效益,以最小的投入获取最大的社会和经济效益。管理是手段、方法,不是目的。管理者通过科学的管理,求得最好的社会效益,或最大的经济效益,这才是管理的目的。

第二节 卫生事业管理概述

一、基本概念

1. 事业 事业是人们所从事的,具有一定的目标、规模和系统的,对社会发展有影响的经常性活动。

2. 卫生事业 卫生事业是国家和社会在防治疾病、保护和增进居民健康方面所采取的措施的综合。也就是一些为人民健康服务或与人民健康有密切关系的组织和措施。它包括的内容是很广泛的,如预防、治疗、康复、健康教育等,都属于卫生事业所涉及的内容。卫生事业与卫生行业属于两个不同层次的概念,前者是指一种社会功能,即为满足人们的各种卫生需要,国家和社会所采取的各种政策和措施的综合;后者是指卫生服务机构的总称,是为政府所制定的卫生工作目标而建立的组织体系。只有明确了卫生事业发展的方向与策略,才会建立起高效的组织机构。

我国卫生事业是政府实行一定福利政策的社会公益事业。卫生事业发展必须与国民经济和社会发展相协调,人民健康保障的福利水平必须与经济发展水平相适应。

3. 卫生事业管理 卫生事业管理是研究卫生事业发展规律及其影响因素,用管理科学的理论和方法来探索如何通过最佳卫生服务把卫生资源和科学技术进行合理分配并及时提供给全体居民,最大限度地保障人民健康的一门应用学科。它是管理科学在卫生事业管理中的应用,既不同于管理学基础,又区别于部门管理学,属于宏观管理学的范畴。

按中国现行的学科划分,卫生事业管理属于管理门类的公共管理学科分支。

二、卫生事业的特点

1. 卫生事业是增进居民健康、防治疾病、提高民族质量的服务性行业

卫生事业为居民提供卫生服务,而服务性行业的主要任务是如何向接受服务者提供最佳的服务质量,尽可能地满足其不断增长的需要,卫生事业也应如此。卫生医疗是一种服务,不是产品,性质不同于企业,而服务性行业一个很大的问题是质量不容易建立统一的指标,服务质量是以服务人还是被服务人为标准,且由于接受服务人的文化层次不同,要求不一,服务标准则难统一,质量就不易控制,所以管理者应对此有足够的认识,在对卫生事业进行质量控制或评价时,应从多方面考虑,既要有专业人员对卫生事业机构的质量进行评价,又要考虑服务对象的差异对其服务质量的要求。

2. 卫生事业的服务对象是整个人群

卫生事业的服务对象是全体人民。对卫生事业的理解不能单纯地看成治病救人,它的服务对象绝大部分是没有临床症状的健康人,而且随着社会地发展,这部分人的需求内容会越来越多,特别是预防保健机构和妇幼保健机构的服务主要是针对健康人的服务,主要是预防保健服务,贯彻预防为主的工作方针,是今后发展的趋势。在以医疗服务为主的医疗机构,

保健、咨询等服务内容不断扩大，疾病的早期诊断、及时治疗，防止病情加重，或急性转为慢性，提高康复效果等都是其服务内容。

3. 卫生事业政策体现了社会和政府的责任

健康是基本人权，是人们必需的东西，是基本需要，不能完全由市场调节，社会、政府有责任保证人们的基本需要，也就是说，当人们无力去满足这个基本需要时，国家应进行干预，保证居民的基本医疗卫生保健。国家干预主要体现在有关卫生政策方面，如国家的城镇职工医疗保险制度就是为了保证居民有同样的机会和可能享受到基本医疗保健；还有以农村为重点的卫生工作方针，也是为了资源分配的合理性，使农村居民享受到基本的医疗保健服务。

4. 卫生服务的垄断性

卫生服务具有天然的垄断性，在医疗服务的过程中，由于接受服务的人群对卫生服务缺乏知识，所以，接受服务者一旦进入医疗保健系统，医疗服务的提供者（如医生）决定诊断治疗的种类以及进一步服务的内容，而接受服务者对于提供的服务不能够选择，提供者利用这种垄断来提供对自己有利的服务，因此，市场机制会失灵，这是卫生事业的一个特点。

三、影响卫生事业发展的因素

卫生事业受系统内的影响，更受系统外因素的制约。研究这些因素的影响机制及对卫生事业发展的影响程度，进一步适应、利用和改变其影响，是卫生事业管理的内容之一。

1. 社会制度

社会制度不同，国家体制就存在差异，卫生事业发展模式也不相同。不同的社会制度，决定了卫生事业发展的重点、方针政策及管理方法不同，如筹资政策、支付制度、监管方式各不相同。这是各国学者公认的事实。

2. 经济基础

卫生事业与其他事业一样，其很大程度上受经济基础的制约，即经济落后的国家，难以将更多的资金用于卫生事业，其卫生事业的发展速度和规模必然受到影响，不同国家和地区间常用卫生事业费占国内生产总值（GDP）的百分比来反映其卫生投入。随着社会的发展和国家经济水平的提高，国家、社会、居民个人用于卫生事业的投入不断增加，经济投入的增加，为居民健康状况的改善提供了基本的保障。中国各个时期的卫生事业费占GDP的比例见表1-1。

3. 管理水平

管理的目的是要在有限的资源条件下创造出最大的效益，倘若资源无限，管理的重要性就小多了。同样的资源条件，管理水平的高低、管理质量的好坏，直接影响到预期结果。卫生事业的发展很大程度上取决于管理水平，如组织管理、计划管理、人力资源管理、经营管理等。我国医药管理体制改革的目的就是通过科学管理，改革卫生事业发展过程中不适应的问题，更好地改善人群的健康状况，如城镇职工医疗保健制度改革、发展社区卫生服务、区域卫生规划等措施的制定、实施，都是科学管理水平提高的具体表现。

表 1-1　1980—2007 年全国卫生总费用情况

	1980	1990	1995	2000	2005	2006	2007
卫生总费用（亿元）	143.2	747.4	2155.1	4586.6	8659.9	9843.3	11289.5
政府预算卫生支出	51.9	187.3	387.3	709.5	1552.5	1778.9	590.06
社会卫生支出	61.0	293.1	767.8	1171.9	2586.4	3210.9	1071.03
个人卫生支出	30.3	267.0	1000.0	2705.2	4521.0	4853.5	2017.63
卫生总费用构成（%）	100	100	100	100	100	100	100
政府卫生支出	36.2	25.1	18	15.5	17.9	18.1	20.4
社会卫生支出	42.6	39.2	35.6	25.5	29.9	32.6	34.5
个人卫生支出	21.2	35.7	46.4	59.0	52.2	49.3	45.2
卫生总费用占 GDP（%）	3.15	4.00	3.54	4.62	4.73	4.67	4.52
人均卫生总费用（元）	14.51	65.4	177.9	361.9	662.3	748.8	854.4
城市	…	158.8	401.3	828.6	1122.8	1248.3	1480.1
农村	…	38.8	112.9	209.4	318.5	361.9	348.5

4. 文化背景

文化是人类文明和社会进步的最高表现，文化背景主要从三个方面影响卫生事业的发展：①卫生人力资源，即培养的卫生技术和管理人员的质和量；②健康教育水平，人们实施或接受健康教育，形成良好的生活方式都与文化背景有关；③卫生保健的可接受性，卫生保健措施在文化背景高的国家和地区，其接受程度也高，因此，WHO 把成人识字率，尤其是妇女识字率作为评价卫生保健服务接受程度的一个衡量指标。

5. 人口状况

人口状况既受卫生事业发展的影响，又反过来影响着卫生事业的发展。人口状况包括人口数量、人口质量和人口构成。

新中国成立后，由于卫生事业的发展，死亡率降低，人均期望寿命延长，人口数量出现了高出生、低死亡、高增长；而人口数量的增长，导致人均卫生资源的拥有量相对减少，可能出现看病难，住院难等资源不足现象；人口质量是一个民族健康素质的体现，人口质量的高低，既受卫生事业发展的影响，又对卫生事业的发展提出新的需求，继而影响到卫生保健服务的提供。联合国对老龄化人口提出了两个标准即一个国家或地区 60 岁及以上老年人超过总人口的 10% 或 65 岁以上的老年人超过 7%，该国家或地区即为老龄化人口。不同的人口构成，所反映出来的卫生服务需要和需求不一样，卫生事业发展的重点也不同。随着中国社会经济的发展，中国已经逐渐进入老龄化社会。据预测，我国到 2050 年 60 岁以上的老年人将占到 30%，见表 1-2。

表1-2 中国人口结构的变化（1950—2050年）

年龄组（岁）	1950	2000	2050
0～14	33.6	24.9	16.3
15～59	58.9	65.0	53.8
60～79	7.2	9.2	23.3
80+	0.3	0.9	6.6

来源：Sivin I, Campodomico I, et al. Clinical performance of a new two-rod levonorgestrel contraceptive implant: a three-year randomized study with Norplant implants as controls. *Contraception*, 1997, 55: 73-80.

6. 科技发展水平

科技发展水平促进了卫生事业的发展，促进了人们对于生命的认识，对于健康的认识和对疾病的认识。科学技术的发展促进了医药科学技术的发展，使得基础医学、临床医学、药学、预防医学和中医学事业得到了发展，高科技使许多新技术在卫生领域中得以应用，加速了卫生事业的发展，同时，也对卫生事业管理提出了更高的要求。

7. 生态环境

生态环境对卫生事业的影响主要表现在生态环境对人群健康的影响，如环境污染导致的疾病等，要求卫生部门加强疾病监测；另外，突发事件的紧急处理也是卫生事业发展的一个标志之一。

第三节 卫生管理的内容与学习

一、卫生事业管理的目的

管理的目的就是在实现组织目标的同时争取资源成本（资金、人员、设备等）最小化，或者说是为社会（所有的人，而不是少数人）创造财富。正如彼得·德鲁克所说："管理人员来到世间并非仅仅为了追求他自己的狭隘利益，甚至也不仅仅是为了追求自己组织的利益，他的使命是追求社会的利益。"通俗地讲，管理的目的是为了提高劳动或工作效率。有的学者把管理的目的表述更加概念化：管理的目的是为了把管理对象中各个要素的功能统一起来，从总体上予以放大，使总体的功能大于各部分相加之和。

简单地讲，卫生事业管理的目的就是要在有限的资源条件下创造出最大的效益。即通过管理活动的实施，用管理科学的理论和方法来探索如何通过最佳卫生服务把卫生资源和科学技术进行合理分配并及时提供给全体人民，最大限度地保障人民健康。

二、卫生事业管理的内容

从管理工作的目的看，我国卫生事业管理的任务是：认真贯彻执行国家的方针、政策；增强卫生事业的活力，充分调动卫生机构和卫生人员的积极性，不断提高卫生服务质量和效率，更好地为人民健康服务，为社会主义现代化建设服务。卫生事业管理主要是宏观管理，从管理的内容看，主要可以分为三大部分，即政策管理，组织管理和资源管理。因此，卫生事业管理的主要内容有以下几个方面。

1. 卫生政策

卫生事业管理首先涉及的是卫生政策的研究，卫生政策是国家和社会为保障国民的健康而制定的一系列方针、措施和法律等。卫生政策对卫生事业发展的影响是非常大的，一个国家和地区卫生事业的发展，很大程度上取决于有关政策，因此，如何制定适合的卫生政策、政策实施对卫生事业的影响等是卫生事业管理的重要内容。卫生政策涉及公共政策与公共管理，政府与公共政策，卫生政策的制定、政策分析、政策评价，中国卫生政策的发展等。

2. 卫生组织

组织结构是指一个组织内部各构成部分及各部分之间所确定的关系形式。即组织为了实现既定目标，按照一定的规则程序而设置的多层次岗位及其相应人员配备和权责隶属关系的权责角色结构。卫生组织是贯彻实施卫生政策的组织保证。卫生组织机构的设置不同，其管理模式也不一样。研究信息畅通、层次合理的组织管理体制，现行组织管理的特点等是卫生组织管理的内容；而组织绩效、组织文化，以及组织结构的设计和组织变革等内容又是组织管理的重要组成部分，通过组织管理理论介绍，更加明确卫生组织的特征，了解卫生组织机构的内容，从而对卫生服务体系，如医疗机构、预防保健机构等组织管理更有针对性。组织机构与设计、卫生组织、组织文化、组织环境、组织绩效、组织变革与创新、组织再造则是组织管理的重要内容。

3. 卫生资源

卫生资源是指提供各种卫生服务所使用的投入要素的总和。包括人力、财力、物力、信息等资源。卫生管理主要研究人力资源和信息资源管理的内容，人力资源作为卫生资源的主要内容，其特点、构成均影响卫生事业的发展，包括人力资源规划、考核、配置等；信息是管理的基础，如何将实际数据资料转化为信息、信息的应用和收集等是信息管理的内容。因此，资源管理、人力资源管理、卫生人力资源管理、卫生投资决策、卫生预算管理与财政补贴、医疗设备和医疗技术准入与管理和卫生信息管理都应属于卫生资源管理的范畴。

三、卫生管理的学习

（一）卫生管理教育的思想框架

从社会的观点来看，管理的目的是组织绩效；而衡量管理者的标准是是否有优秀的组织绩效，见图1-1。该图提示我们，组织绩效是由管理者的实践（管理者实际所做的）决定的（至少部分如此），管理者表现如何取决于他们的"个人资源"。该图还显示出管理者的个人资源取决于他们的个人背景和学识。而管理者的学识不外乎通过三种途径获得：第一，个人学习（包括正式和非正式的教育）；第二，参加正式的管理培训项目；第三，组织持续的学习（组织学习）。

（二）如何学习

学习包括三个大的部分：课程内容设置、学习方法和传授方式。

1. 课程内容设置

本教材主要是从管理学的基本理论出发，结合卫生事业管理的具体内容共分十三章，主要内容包括：基本理论与卫生政策、卫生事业管理方法、资源管理以及系统管理四大部分。

第一部分为卫生事业管理的基本理论与组织政策，主要介绍卫生管理的基本理论和卫生政策和卫生组织管理；第二部分为卫生事业管理方法，主要介绍卫生管理中常用的技术，即

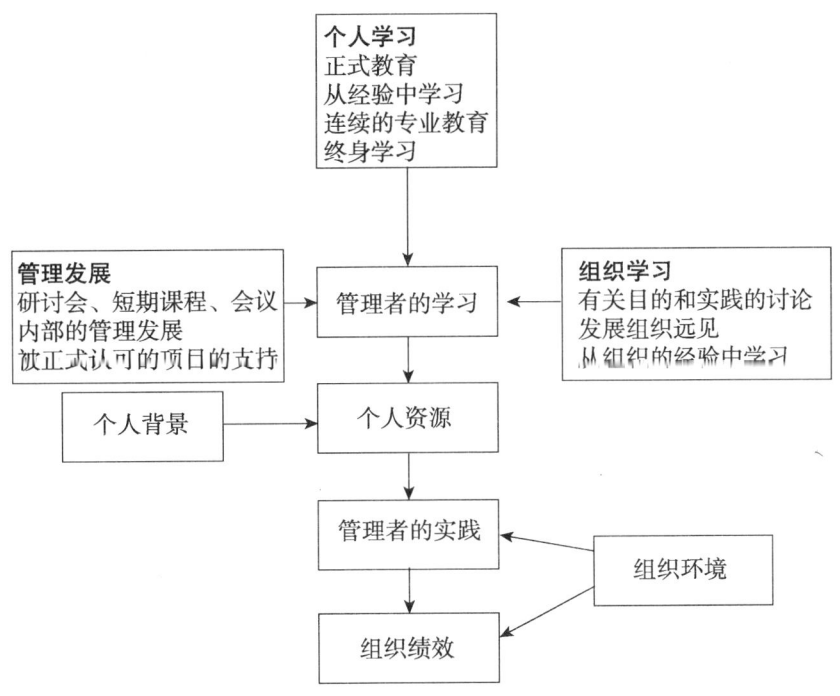

图1-1 卫生管理教育的思想框架

卫生计划、卫生评价、卫生服务研究；第三部分为资源管理包括卫生人力资源管理、卫生信息管理；第四部分为系统管理，包括医疗服务管理、公共卫生管理、妇幼卫生管理、社区卫生服务管理以及外国卫生事业管理。

2. 学习方法

我们在这里所指的学习不仅是课堂学习，还有更重要的实践学习，学生带着问题学习；要使学生能够清晰地表达自己的问题并且开始着手找寻答案，在卫生服务管理领域应用这一原理，就应该把教学内容导向到管理者日常生活中所遇到的问题。

3. 传授方式

对于卫生事业管理课程的传授方式主要应该有以下几种：第一，通过正式的课程讲解使学生理解相关的理论；第二，通过案例讨论使学生能够将所学知识进行应用，并能够提出解决问题的建议；第三，开展主题讨论，由学生发言开展以问题为主的课堂教学。

第四节 卫生事业管理常用的研究方法

卫生事业管理的研究主要采用管理学常用的基本方法，并根据卫生管理的特点，借助流行病学方法，运用卫生统计学技术，以及有关社会科学的理论对卫生事业进行研究。主要方法可以分为定量研究和定性研究。

一、定量研究方法

定量研究是对所收集到的各种数据资料，经过一定的统计分析和处理所得出的由数据定量表示结论的研究方法。这些方法在卫生管理研究中主要包括以下几种,在下面的几种定量研究中主要是从数据资料的来源和收集上进行分类的。

1. 实态性调查研究

它是直接从自然存在的社会现象中,或从人们的认识和行为中搜集资料,记录事实,即通过不同的方式获取有关客观存在事实的资料,通过分析以找出其规律或发现问题的方法。卫生管理中最常用的实态性调查研究方法是现况调查,也称横断面调查,它属于描述性流行病学的范畴,现况调查又分普查、抽查、筛查及典型调查,其中抽查和典型调查在卫生管理研究中用的较多。卫生服务研究是卫生事业管理常用的研究方法之一。

2. 实验研究

纯粹的实验研究是按随机分配的原则,将试验对象分为实验组和对照组,给一组施以某种措施,另一组不给予这种措施,以比较两组之间的变化。卫生管理中常用的是类实验研究(或称自然实验研究),即一项实验研究缺少一个或几个特征,如不设对照组或设对照组,但不是随机的,单项试点研究即不设对照组的实验研究。在卫生事业管理中经常会有一些实际的问题需要我们解决,但是又不能影响正常的工作,因此,经常把有条件开展某项工作的单位或地区作为一个试点,既获得了经验,又避免了浪费,是一种实际工作中较实用的方法。值得注意的是,在类实验研究中获得的信息,要注意它的局限性。

3. 分析研究

在卫生管理中,有计划、有目的地收集国内外各种已有资料,依据所要研究问题的目的,对其进行分析,以找出卫生管理决策及管理过程的科学依据,是较常用的研究方法。比如利用已有的资料对国内外卫生事业的发展进行比较,将不同地区、不同经济水平等背景不同的卫生事业发展进行比较分析,从中探索其规律,寻找不同点,为今后的管理提供理论依据。分析研究的关键是资料的可靠和丰富,因此,在资料积累的过程中保证数据的真实可靠是今后获得正确信息的前提,这也是管理工作的一个重要内容。另外,科学分析方法的正确选择也是获取结果的重要方面。

4. 理论研究

"数学模型方法"是理论研究的一种,即通过一种数学模型表述事物的特征或规律。但值得注意的是,模型往往是在一定的前提条件下成立的,在使用时要特别注意。

在定性研究中也有理论研究,卫生管理是一门实践性较强的学科,管理经验有其独特、重要的位置,因此,把实践经验上升为理论,是卫生管理研究的内容之一;另外,国内外历史上的政策、法规等,企业管理经验的借鉴,都可以作为理论研究的内容。

二、定性研究方法

定性研究方法是社会学常用的研究方法。定性研究是关于事物性质的研究,是根据研究者的认识和经验确定研究对象是否具有某种性质或某一现象变化的过程和变化的原因。定性研究能够有意义地处理管理过程中那些难以用定量方法描述的因素,从而从总体上掌握研究对象性质的基本情况。

定性研究最鲜明的特点是:对特定问题的研究具有相当的深度;信息更真实、生动和详尽,尤其是人们主观性的信息(如偏好、要求、满意、评价、习惯等);发现和界定未知或模糊的问题和现象。常用的定性研究方法有:

1. 特尔菲法(Delphi technique)

它是一种预测和决策方法，通过匿名方式，让专家独立地针对一个问题进行讨论和"辩论"，并采用信函方式与研究者建立信息联系。研究者对多次的信函意见进行汇总整理，将主要结果反馈给各位专家，并根据上轮结果设计下轮调查表，供专家再次对问题进行分析判断，提出新的论证。如此反复多次后，专家的意见将趋于一致，结论的可靠性也越来越大。相反，通过对专家提出的特殊意见的评论，可以发现创新性思维。

2. 选题小组工作法（nominal group process）

选题小组法又称 Nominal 群组技术。通过群组活动，对解决问题的意见和主张进行收集和判断，并确定优先方案的过程。通过 Nominal 群组技术做出的决策，体现了民主和集中的综合结果，既提供了表达个性和权威的机会，也考虑到大多数人的看法和意见。

该方法常用于社会需求评估，是一种在试点地区先行摸索情况的实验技术，用于定性了解一个问题都存在哪些成分，是一种结构化的讨论方法，其目的是从所有的与会者中取得最大量的信息，可用此方法得到目前还没有的资料。

3. 专题（焦点）小组讨论法（focus group discussion）

专题小组讨论是通过召集一小组（通常为 6～12 人）同类人员，对某一研究专题在主持人的协调下展开讨论的一种定性研究方法。该方法常用于收集目标人群中较深层次的信息，定性了解人们对某问题的看法、建议等，其目的在于从所有的与会者中获取最大量的信息。经常是作为定量调查的补充。

4. 观察法（observation）

这里所说的观察法，既不同于流行病学中的观察研究（非实验的研究设计），也不同于临床上对患者的观察。定性观察法需要在自然状态下对行为和谈话进行系统、详细的观察，即观察并记录人们的一言一行。也就是说，研究者在无任何人为干涉的情况下观察人们的言行、发生的事件及其互动，因此又被称为"自然主义的研究"。

定性观察法可以分为参与性和非参与性观察两类，参与性观察是指观察者加入到其所研究的对象的活动中去，试图观察并记录他们在"自然状况下"的行为。非参与性观察是指观察者完全不参与被观察对象的活动，这仅仅是一项研究，观察者的责任是观察并记录。

5. 访谈法（interview）

是指研究者在一定的规则下带着某种目的面对面地询问被访者并与其交谈以获取有关信息的方法。该方法的显著特点是研究者始终以开放的头脑接受访谈中出现的各种概念和可变因素，也许这些概念和可变因素与研究者在访谈刚开始时的预测很不相同。访谈法又可以分为定式访谈、半定式访谈和深入访谈。

第五节　卫生事业管理的相关学科

卫生事业管理是一门理论性、实践性和综合性很强的学科，也是一门多学科交叉的边缘性应用学科，因此，与许多学科有密切关系，主要相关学科如下。

一、管理学

管理学是系统地研究管理过程的普遍规律、基本原理和一般方法的科学。卫生事业管理是其分支学科，卫生事业管理的原理、原则和方法，大都来自于管理学。管理学的系统原理、整分合原理、能级原理、弹性原理、反馈原理等管理学原理在卫生事业管理中都得到了应用，管理学的基本职能即计划、组织、指挥、协调、控制成为卫生事业管理的重要组成部分。

二、组织行为学

组织行为学是研究在组织中以及组织与环境相互作用中，人们从事工作的心理活动和行为反应规律性的科学。即通过研究组织中人的心理活动和行为反应的规律性，提高不同层次管理者对人的行为的预测、引导和控制的能力，充分调动人的主动性和创造性，更有效地实现组织目标。卫生事业管理作为管理科学的一个分支学科，其管理职能同样包括计划、组织、人员配备、领导和控制，这些职能的实施都需要组织行为学的理论，特别是领导职能，与组织行为学的关系就更加密切。

三、社会学

社会学是从社会整体功能出发，通过社会关系和社会行为来研究社会的结构、功能、发生、发展规律的社会学科。它的研究领域涉及社会生活的各个方面，也包括社会组织、社会功能、社会变迁等研究。社会学发展了一套比较严格的经验研究方法，强调社会调查和经验证明，重视数量分析。卫生事业作为社会环境中的一个子系统，其发展必然受到各种社会因素的影响，如人口问题、居住问题、社会组织及制度等。了解社会学的基本理论可以解释社会因素如何影响卫生事业发展，从而更好地控制和利用社会因素促进卫生事业的发展。另外，社会学的研究方法也是卫生事业管理常用的方法之一。

四、卫生统计学

统计学是一门方法论的学科，是如何从不确定性中做出明智决定的一门技术。卫生统计学是把统计理论和方法运用于临床实践和医学科学研究的一门学科。如应用于研究社会因素、环境因素和生物因素对人群健康的影响，应用于医疗服务医疗质量和效果评价，应用于管理部门措施的评价等。卫生事业管理中的许多问题或现象是通过大量的数据表现的，如何使这些数据成为有用的信息，则必须经过统计学的合理处理和分析。计算机技术的发展，使得各种信息的储存和分析自动化，为繁杂的、大量的资料收集、保存、整理和分析工作提供了有利条件，因此掌握统计学技术和统计软件的应用，是卫生事业管理最基本的知识基础。

五、流行病学

流行病学是从宏观的或群体的角度，研究疾病分布的特点、流行因素以及消长规律，从而探讨疾病在人群中发生和流行的原因，并据此制订合理的防治对策和措施。流行病学是一门医学方法学，它不仅适用于疾病的研究，也是卫生事业管理研究的常用方法，运用流行病学方法，发现卫生事业管理中存在的问题，提出应对策略，以及评价卫生计划、分析卫生政策等。流行病学是卫生事业管理的基础，也是卫生事业管理研究中最常用的方法之一。

六、卫生经济学

卫生经济学是经济学的一门分支学科，它应用经济学的基本理论和方法研究卫生领域中的经济现象和经济活动，揭示经济主体之间的经济关系和经济活动中的经济规律，以解决卫生领域中的经济问题。卫生事业管理中的政策制定、卫生计划和评价、资源配置等内容都会涉及卫生领域中的经济学问题，从管理的目的看，管理就是以最小的投入获取最大的产出，管理离不开经济学的理论和方法，尤其是在卫生资源有限的前提下，运用经济学的理论进行卫生事业的管理就更显重要。

七、卫生法学

卫生法是与医疗卫生保健有关的一般民事法、行政法及刑法等法律的总称。卫生法在健康促进、改善生活和工作环境、提高生命质量、提供高质量的医疗卫生服务等方面都具有重要作用。法制管理是卫生事业管理的重要手段，卫生事业管理要研究和掌握卫生法学知识，提高管理水平，运用卫生立法、卫生执法和卫生监督等管理过程为卫生事业管理服务。

八、公共政策学

公共政策学是一门交叉学科，它与政治学、行政学、社会学、管理学等相互渗透、相互交叉。它与物理学、化学、生物学不同，它主要不是给人提供有关事物的性质、属性的知识。而是提供运用理论、模型、系统的方法，以便帮助政策的制定者、执行者和评估者更有效地发现政策问题，确定政策目标，提出政策方案，并做出尽可能满意的决策，因此，政策研究的宗旨是为了更好地运用政策工具解决社会问题。卫生政策的制定、执行和评估关系到人群的健康的改善，以及如何更加公平地使国民利用卫生保健服务，提高健康水平，公共政策的理论是卫生政策管理不可或缺的知识。

九、财务管理学

财务管理学是应用性的经济管理学科，它阐明市场经济条件下财务管理的基本理论和基本方法。阐述财务管理的基本概念、管理原则、管理制度等理论问题以及预测、计划、控制、分析等业务方法。管理的主要内容是人、财、物管理，财务管理知识是管理者的基本技能，也是管理者最重要的技能之一。

（陈　娟　马谢民）

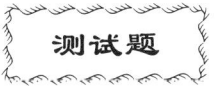

一、名称解释

1. 管理
2. 管理学
3. 卫生事业

二、单选题

1. 科学管理形成于 19 世纪末和 20 世纪初，主要代表人物是
   A. 斯密
   B. 泰罗
   C. 西蒙
   D. 卢梭
   E. 孔茨

2. 管理一方面具有同生产力、社会化生产相联系的自然属性；另一方面又有同生产关系、社会制度相联系的属性，这体现了
   A. 管理的协调性
   B. 管理的艺术性
   C. 管理的二重性
   D. 管理的科学性
   E. 管理的局限性

3. 下列对我国卫生事业的性质表述最为准确的是
   A. 政府实行一定福利政策的社会公益事业
   B. 国家举办的医疗机构的总称
   C. 民间资本对卫生投入的集中体现
   D. 公共财政对公共事业的一种补贴
   E. 政府通过政策引导鼓励多渠道办医

三、简答题

1. 简述管理的职能。
2. 简述管理学的基本原理。
3. 简述卫生事业的特点。
4. 简述影响卫生事业发展的因素。

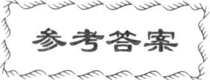

参考答案

一、名称解释

（略）

二、单选题

1. B   2. C   3. A

三、简答题

1. 答：管理的职能包括：计划工作、组织工作、人员配备、指导与领导工作和控制工作。

2. 答：管理学的基本原理包括：系统原理、整分合原理、反馈原理、封闭与开放原理、弹性原理、能级原理、主观能动原理、动力原理、竞争原理和效益原理。

3. 答：①卫生事业是增进居民健康、防治疾病、提高民族质量的服务性行业；②卫生事业的服务对象是整个人群；③卫生事业政策体现了社会和政府的责任；④卫生服务有垄断性。

4. 答：影响卫生事业发展的因素包括：社会制度、经济基础、管理水平、文化背景、人口状况、科技发展水平和生态环境。

第二章 卫生政策与管理

学习目标

1. 掌握政策分析的基本理论与方法；掌握中国的卫生方针政策。
2. 熟悉中国卫生改革的有关政策。
3. 熟悉政策与管理的关系与发展了解中国卫生政策的变迁。

第一节 政策概述

中国现在使用的"政策"一词的来源有两种说法。一说是从日本来的，日本受西方文化的影响，在接触到"policy"以后，就翻译为"政策"，该词在19世纪60年代末明治维新期间又传回中国。另一说是由西方在中国的人士翻译出来的。据载英国传教士李提摩太，他曾在1895年上书清朝廷一份《新政策》，其内容是要求清政府设置新政部，聘请英美等国人士来主管新政。其后，梁启超在1899年所写的《戊戌政变记》中开始使用"政策"一词，后来孙中山也在文章中使用"政策"这一概念。此后，"政策"一词就在社会上流传开来。

在当代汉语中，人们在使用"政策"一词时，在多数情况下也是将"政策"与"公共政策"通用，讲"政策"时多指"公共政策"。比如《辞海》中的"政策"被解释为"党和国家为实现一定时期的路线而制定的行动准则"。

从20世纪80年代开始，国外特别是西方的公共政策知识引入中国，并与正在发展的改革开放实践结合起来，"公共政策"这一概念成为政府部门、学术界的流行用语。但是，无论是在当代外国学术界，还是中国学术界，人们对公共政策概念的认识也不尽相同。对于这种状况不少人认为，公共政策学科的科学性还不够，尚处于不成熟阶段。的确，"公共政策"是在该学科的知识体系中居于核心地位的概念，其定义是否准确、清晰，关系到整个学科体系的科学程度。但是也有学者认为，公共政策概念的多样性所反映的并不是概念本身的不准确与含糊不清，而是因为公共政策是一个由多学科的知识交叉渗透而形成的边缘性、综合性的新兴学科，由于其内容的复杂性，从而导致其特征、属性的多样性；另外，人们对公共政策的认识具有多视角、多层次的特征，不同的学者从不同的角度、不同的层次、不同的方面来对公共政策进行界定，才得出了不同的定义。

一、公共政策

从现有文献资料看，有关公共政策的定义可以划分为三个主要类别：

1. 以威尔逊、伊斯顿为代表的以"管理职能"为中心内容的界定

行政学鼻祖，美国学者伍德罗·威尔逊（Woodrew Wilson）认为，公共政策是具有立

法权的政治家制定并由行政人员执行的法律和法规；美籍加拿大学者戴维·伊斯顿（David Easten）认为，公共政策是对全社会的价值做权威性的分配。这类界定强调：公共政策是政府为解决社会发展中的重大问题而实施的管理手段；公共政策是政府从自身利益和公众利益出发进行的具体管理；公共政策是政府为主的由各种利益个体与群体参与的管理活动。从这个角度看，卫生政策应该是政府为解决社会的卫生问题，由行政人员执行的一系列法律法规；或者说是为达到社会价值的合理分配所采取的一种管理手段。

2. 以拉斯维尔、安德森为代表的以"活动过程"为中心内容的界定

美国政治家哈罗德·拉斯维尔（Harold D. Lasswell）认为公共政策是"一个具有目标、价值和策略的大型计划"；美国学者詹姆斯·安德森（James E. Anderson）则把政策看成是"一个有目的的活动过程，这些活动是由一个或一批行为者，为处理某一问题或有关事务而采取的；是政府机关或政府官员制定政策"。这类界定强调：公共政策是政府有明确的目标活动；公共政策是政府动用大量资源，通过相关的规定、措施来实施决定的活动过程；政策是包括决定、实施等环节在内的具有连续性的活动过程。这类概念是从管理的过程对政策进行定义的，他们把政策看成是一个管理过程，即包括制定目标、实施和评价等管理过程。由此我们可以认为，卫生政策是国家和社会为解决某一社会卫生问题所制订计划的过程。

3. 国内学者赞同的以"行为准则"为中心内容的界定

孙光在《政策科学》一书中指出："政策是国家和政党为了实现一定的总目标而确定的行动准则"；陈振明认为："政策是国家机关、政党及其他政治团体在特定时期为实现或服务于一定社会政治、经济、文化目标所采取的政治行为或规定的行为准则，它是一系列谋略、法令、措施、办法、方法、条例等的总称"。这类界定强调：公共政策是政府为实现某一目标而制定的谋略；公共政策是引导个人和团体行为的准则；公共政策是管理部门保证社会或某一区域向正确方向发展的行动计划和方案[①]。因此，卫生政策是国家和政府为解决社会卫生问题所制定的一系列法令、措施、办法、条例等，以此来规范组织和个人的行为。

这些定义纷繁复杂，从不同的角度对政策的本质进行了解释或假设。也有人认为政策既不仅仅是某个特殊的文本，又不是一个简单的线性过程，而是一个既有过程，又有结果的众多因素相互作用的前后相继的复杂的"圆圈"（policy circle），它包括文本、文本的形成、文本的修正、实际的实施过程和结果等要素，是一个不断发展的有机的非线性的过程[②]。

政府的政策往往是为公共利益服务的，其目标是解决公共问题，因此又叫做"公共政策"。根据公共政策学的一般界定，它是指"政府直接采取的行动或在某种程度上涉及国家合法权力的行动"。比如，政府在经济方面直接采取的行动就是经济政策，政府在人口控制方面采取的行动就是人口政策。在公共管理方面，政府也可以采取各方面的政策，如高科技政策、环境保护政策、国土资源开发政策、医疗卫生政策等。公共政策的质量对于一个国家公共利益的实现，具有极大的影响。高质量的公共政策，可以减少人与人之间的冲突，促使人们积极行动，并且积极合作；它可以很好地实现有限资源的适当配置，实现配置效率，从而实现社会福利的最大化[③]。

[①] 胡宁生. 现代公共政策研究. 北京：中央编译出版社，2007：6.
[②] 刘复兴. 教育政策的四重视角. http://www.cyinfo.gov.cn.
[③] 毛寿龙. 信息与政策及其制度分析. http://www.wiapp.org.

二、公共政策主体、客体和环境

(一) 公共政策主体 (subject)

公共政策主体是指在整个公共政策的周期中进行能动活动的组织和人员，这些人包括参加公共政策制定、执行、评估的个人、群体或组织[1]。可以被简单地定义为直接或间接地参与政策制定过程的个人、团体或组织[2]。主要包括：官方决策者如立法机关、行政决策机关、行政执行机关、法院，非官方决策者如政治党派、利益集团、公民个人、大众传媒、智囊团等。具有以下特征：

1. 直接或间接参与政策过程

公共政策的主体必须以一定的形式参与到政策的制定、执行或评估过程中，才能成为公共政策的主体，所以不管是组织、团体和个人，只有通过各种方式直接或间接地参与政策的制定、执行等过程，如立法机关通过制定法律来规范公共政策的制定，政府管理部门通过提出议案、建议和实施方案参与政策过程，公民通过选举、投票、示威游行等形式参与政策过程。

2. 影响或决定政策过程

公共政策主体必须通过一定的渠道对政策过程起影响和决定作用，也就是说，能够对政策过程的任何环节产生影响和决定作用，比如媒体的宣传。

3. 主体类型多样

公共政策的主体可以是组织、团体、或个人。政策的主体多以官方决策者和非官方决策者来进行划分，官方决策者是指那些具有合法权威去制定公共政策的人，这些人包括政府首脑、国会议员、人大代表、行政人员、法官等；非官方决策者是指那些自身通常不拥有合法的权力去做出具有强制力的政策决定，尽管他们有时是处于重要的或主导的地位。

卫生政策的主体包括全国人民代表大会、国务院、卫生部及有关或相关部委、医疗卫生部门、群众性卫生组织、传媒、专家咨询组织、居民个人等，他们在卫生政策的制定过程中都直接或间接参与卫生政策的制定过程。

(二) 公共政策客体 (object)

公共政策客体是指公共政策的作用对象及其影响范围，即要处理的社会问题和公共政策的目标群体[3]。包括了三个层面的问题：

1. 社会问题

公共政策的制定与实施所要改变的状态，这种政策客体就是作为政策问题的社会公共问题。社会问题就是指实际条件与应有条件之间的偏差，或者是实际状态与社会期望状态之间的差距，而这种偏差或差距往往会导致社会的紧张状态，它超越了个人稳定的环境和范畴，牵涉到较为广泛的社会关系。当社会上一些人对社会生活中的某方面表示焦虑和不满，或提出一定的主张，或采取一定的行动时，就表明已经发生了问题。

不是所有的社会问题都是公共政策客体，只有那些涉及社会上相当多人的利益的社会问题，并能够得到政府的重视，进入政府议程的社会问题才是公共政策客体。贫困人群的健康

---

[1] 胡宁生. 现代公共政策研究. 北京：中央编译出版社，2007：10-11.
[2] 谢明. 公共政策导论. 北京：中国人民大学出版社，2008：36.
[3] 谢明. 公共政策导论. 北京：中国人民大学出版社，2008：45.

问题就是一个政府关注的社会问题，是国家的贫困人群医疗救助政策所针对的社会问题。

2. 目标群体

公共政策执行中所要直接作用的对象，这种政策客体主要是处在社会不同层次、不同范围内的政策行为准则所规范、制约的社会成员，一般称为公共政策目标的群体或目标团体。政策目标能否实现与目标群体有很大的关系，即目标群体理解、接受、执行政策的程度是衡量政策有效性的重要因素。不同层次的政策其作用群体是不同。贫困人群的医疗救助政策的目标群体是各地的贫困人群，这个群体各地区可能会因经济背景的不同而有所差异。农村医疗保险政策的目标群体是广大的农村居民。

目标群体对政策的理解、接受、执行程度又取决于该群体的文化背景、社会政治环境、对自身利益得失的衡量、政策的权威性等，所以，同一政策所作用的目标群体也会由于地域、文化、环境等的不同而影响他们对政策的接受和执行。

3. 不同群体之间的利益关系。

这是公共政策所要解决的核心问题。社会问题出现的关键是利益冲突，而政策所要解决的就是通过利益的重新调整减少或化解冲突，也就是说可能满足了一部分人的利益而损害了另一部分人的利益。我国城镇医疗保健制度改革政策的出台，为城镇居民的医疗提供了一定的保障，同时，也使多年享受公费医疗的人群利益受到了部分的损害。

(三) 公共政策环境（environment）

政策环境是指作用和影响公共政策的外部条件的总和，是指影响政策产生、存在和发展的一切因素的总和。它包括自然环境和社会环境。任何政策都是一定环境条件下产生的，即政策是环境的产物。环境决定和制约政策，政策则可以改造环境。

1. 政策与环境的关系

虽然人们对公共政策有不同的理解，但在以下方面还是有所共识的：公共政策与公共利益相关，公共政策与公共权力相关，公共政策与政府职能相关，公共政策与公共行政管理相关，公共政策与公共产品和公共服务相关。所以有人认为公共政策是：政府为了适应时代的发展，适应稳定的和变化的"政府环境"，通过政策制定系统形成并通过公共行政管理系统执行的，旨在有效增进和公平分配以及积极维护、保障公共利益的行为规范和行动准则[1]。公共政策系统与公共政策环境之间的相互作用、相互适应，在保证公共政策目标得以实现的同时，使公共政策环境得到改善。

(1) 政策的产生是环境发展的需要：任何政策的产生都是一定环境条件下的结果，由于私有制的产生、阶级的出现、国家机器的建立，导致了以社会管理为目标的公共政策的产生。同样，由于国家经济水平的提高，人群对卫生服务需求的不断提高，相应的提高人群健康状况的政策就会产生。

(2) 政策必须与其环境相适应：政策必须适应政策环境，有什么样的政策环境，就应该有什么样的政策。中国的卫生发展如果照搬国外的卫生政策可能会失败，因为政策环境不同，比如德国、日本的社会健康保险政策、美国的商业医疗保险等，如果不考虑中国的国情照搬引进，可能会事与愿违。我们经常所说的"中国特色"就是要考虑环境的差异；一个同样的政策在一个地区能很好地执行，在另一个地区则很困难，一个很重要的原因就是政策环境不同。

---

[1] 曹堂哲. 试论中国加入世界贸易组织政府公共政策的适应性. http://www.mpachina.com.

(3) 环境的变化必然导致政策的变化：随着社会的不断发展变化和进步，政策环境不断变化，这是不以人们的主观意志为转移的客观规律，原有的政策可能会妨碍社会的发展和进步，就必须对政策进行修改和调整，以适应环境的变化和需要。卫生服务在市场机制环境下所发生的变化，导致了我国一系列卫生服务政策的产生就是一个典型的例子。

(4) 政策可以改造环境：政策对环境也有积极的影响，一个政策如果能够对所出现的社会问题起到良好的化解作用，则能够达到改善环境的目的，使政策环境不断优化。

2. 政策环境的构成

环境就是组织界限以外的一切事物。政策环境影响政策过程，所以了解政策环境的构成对于政策的制定、执行、评估等都会有积极的作用。政策环境的构成因素是复杂和多样的，分类也各不相同，在此，仅就主要的几个方面做一简单的介绍。

(1) 自然环境：自然环境主要包括地理环境和人口状况。地理环境是指一个国家或地区所处的地理位置和自然状况，包括地形、地貌、气候、土壤、水系、矿藏等。地理环境是人类生存的摇篮。这种影响不是一时的，而是永恒的。在山多水少的地区、气候恶劣的地区，人们的生存环境差，必然影响到人群的健康水平，在卫生政策制定上可能会考虑如何减少不良环境的影响，在服务的提供上可能更多地注重人群的卫生服务利用的可及性。

人口状况是指一个国家或地区人口的数量、质量和构成。这既是一个自然形成的客观环境，又是一定社会环境的结果，人口状况不同，资源的需求不同。人口数量多，人均的卫生资源相对减少，需要提供更多的卫生资源；人口构成不同，对卫生服务需要不同，特别是老龄化明显的地区，则需要提供满足不同人群的服务；而人口质量又关系到卫生保健的提供，特别是妇幼卫生水平的提高；所以卫生政策的制定、执行、评估都要考虑到政策所处的自然环境。

(2) 经济环境：经济环境是指各种经济要素的总和。我们用一个例子可能更容易说明经济环境对政策的影响。比如在同样职业岗位上的人，即使能力相当，付出的劳动相仿，但是，由于所处的地区不同、国家不同，其劳动报酬会有很大的差异，这说明一个人的劳动报酬不仅取决于其劳动的数量和质量，还取决于其所处的经济环境。一个医生在不同的地区付出同样的劳动，他所得到的报酬是不同的，因为经济环境不同；同样，不同的地区，同样的治疗方式，所收取的费用也是不同的，因为经济环境不同。只有正确地认识经济环境，才能有效地制定和执行政策。

(3) 文化环境：文化是一个非常宽泛的概念，包括人们的文化背景，如知识水平，认识世界和接受信息的能力；也包括政治文化。文化决定或影响社会行为，每个社会都有其独特的文化，从而使其社会成员的价值观和行为方式区别于其他社会成员。而且在某一社会内部不同的地区也可能形成自己独特的亚文化。政治文化是影响政策的一个重要环境因素，不同国家公共政策及其制定过程的差异可以用政治文化的不同来解释。例如政治意识、价值观、信仰等造成了政策制定和执行过程中不可避免地带有主观判断、价值选择等，所以，在政策的制定过程中要考虑到文化的因素。

(4) 社会制度：政策总是在一定的经济和文化体制或制度下制定和实施的，社会制度决定了社会的经济和政治体制。而体制是指国家机关、企事业单位的机构设置、隶属关系、责权划分等方面的体系和制度的总称。政策过程在很大程度上受制于现实体制。

(5) 国际环境：国际环境是指一个国家同世界各国和各地区之间的政治、经济、文化、地理等方面的关系以及其他国家之间的相互关系。在科技发达的信息时代，今天的世界已经成为了真正意义上的地球村,国际环境对于一个国家的公共政策有着非常重要的影响。把公共政策置于国际背景中,不仅可以比较公共政策的优劣和效能,同时也是每个国家制定公共政策的基本需要。

和平与发展的国际环境给国家的经济建设提供了有利的条件,中国改革开放和加强经济建设的政策,正是在这样的一个国际环境条件下制定实施的;特别是中国加入世界贸易组织后,政策环境发生了新的变化,原有卫生政策可能不适应新的环境,如国外医疗机构的进入、医疗保险市场的扩大等,特别是对医疗服务市场的规范提出了新的要求,必须出台新的卫生政策或调整原有的卫生政策,以适应新的环境,同时良好的政策也促使政策环境更加完善。

(6) 具体工作环境:前面所述及的环境可以看成是政策制定、执行、评估过程的总体环境或背景,也就是说,任何政策过程都会面临总体环境的影响,或者说只有把握政策的总体环境或一般环境才能够使政策的制定、执行、评价过程顺利进行。

在这里强调的具体环境实际上是每个具体政策都有其各自的政策环境,也就是提示大家,政策环境可以分为两个层次,即社会大环境和具体的工作环境,具体工作环境又包括两个方面,一是上述环境在不同领域、不同地区的具体表现和影响,二是每个具体政策面临的特殊环境。如卫生政策的制定和执行过程中,不仅要考虑一般社会环境的影响,还要考虑一般社会环境对卫生政策的具体影响,同时还要考虑卫生政策面临的特殊环境,新型的农村合作医疗政策要考虑的特殊环境就是人群的健康状况、公平性、卫生服务的利用、支付能力等。

三、公共政策的功能

1. 公共政策的指导功能

政策的规范指导功能是指政策能够规范和指导人们的行为,从而对社会过程和现象的发展方向、速度、规模产生制约。公共政策作为规范公众行为的社会准则,对公众行为具有重要的引导作用,这里包括行为的引导和观念的引导,其主要目的是引导社会朝着政策所确立的目标方向发展。公共政策的导向功能主要体现在,一是确立目标,规范方向;二是教育指导,统一观念。

中国的卫生工作方针是:以农村为重点,预防为主,中西医并重,依靠科技与教育,动员全社会参与,为人民健康服务,为社会主义现代化建设服务。这个指导方针的核心是为人民健康服务,为社会主义现代化建设服务。这是党和政府对卫生事业改革和发展的基本要求,也是卫生工作必须坚持的正确方向,是中国卫生工作总的指导性政策。这个政策明确了国家卫生事业的发展目标和方向,使广大的卫生工作者统一了观念和认识,明确了农村卫生、预防保健、发展中医药是我国卫生工作的战略重点。

2. 公共政策的协调功能

公共政策对公众行为和社会发展具有调节、调适功能。社会的运行不是一个自发的、无序的过程,而是有规律、有秩序的,政策的作用就是有意识地去调节人与人、人与社会、人与事物、事物与事物之间的关系,以保证公众利益的均衡合理,保证社会发展的健康有序。

由于社会经济、政治、文化发展的不平衡和不均衡,会产生利益矛盾,如中国的东、西部地区的客观差异,造成了人群健康状况的差异,国家利用各种政策措施,在资金分配、人才政策等方面给予倾斜,对于贫困人口给予医疗救助等,这些都是政策协调功能的体现。

3. 公共政策的控制功能

政府运用公共政策对社会公共事务中出现的利益矛盾进行调节与控制。现实社会中存在着各种不同的利益相关群体，它们之间不可避免地有摩擦、冲突，甚至对抗，政府必须使用公共政策这一有效工具来对各种利益群体的矛盾进行调控。调节与控制是密切联系的。

比如国家的计划生育政策，在控制人口增长和出生质量方面有直接的调控作用；区域卫生规划政策则体现了政府对于卫生资源合理配置和利用的控制功能。

4. 公共政策的分配功能

政府制定与实施公共政策的目的，就是要将社会公共资源正确有效地在它服务的公众中加以分配。任何政府在分配社会公共资源时，必然要解决分配给谁和如何分配的问题，公共政策也正是围绕着这些问题制定与实施的。不同的社会经济、政治制度背景下，其所制定的分配原则是不同的，从中获利的公众群体也不相同。分配功能所体现的是政府对社会的总体利益和其自身主观利益的统一。

一般情况下，政府的公共政策在资源分配上有三个目的，一是追求效率为目的，这类政策在资源分配上体现的是鼓励扩大差别；二是以消灭差别为目的，这类政策在资源分配上是牺牲效率的平均主义；三是以效率和公平为目的，这类政策在资源分配上是效率与公平兼顾。不同的政策领域，政策的目的不同，在资源分配上也就各异。我国的卫生政策主要还是体现效率与公平兼顾的原则，特别是从人群健康的角度而言，公平就显得更为重要，我国的一系列卫生政策，特别是关于农村卫生工作的政策更是体现了这一点。同时，这也体现了社会中绝大多数人的利益。

政策的这种利益分配功能对社会良性运行和稳定发展有着非常重要的作用。政策的利益分配不可能同时满足所有人的利益，往往是一部分人从中获得了较多的利益，另一部分人却不能从中获取利益，甚至损失了原有的利益。如我国的医疗保健制度改革政策，对于大多数人而言是受益的，少部分人是失去了原有的利益，即由原来的全部免费到现在的自付一定的比例。

公共政策的功能是协同的，交互重叠的，很难把一个政策的功能独立出来，比如政策的协调、控制功能是通过分配功能体现的，其指导功能又是分配的依据。

四、公共政策与公共管理

1. 公共政策是公共管理的政策基础

公共政策是公共管理的政策基础，公共管理是公共政策的展开和落实，即已经形成了政府通过制定公共政策，进行公共行政管理提供公共服务和公共产品的一般模式。也就是说，公共政策理念是通过公共管理实现的。公共管理过程依据政策的价值基础、原则、方式、重点的重新定位，要求特定的公共行政管理体制环境，以实现政策目标。

2. 公共政策是另一种形式的战略管理

政策是管理的一环，或者说公共政策是另一种形式的战略管理。组织、计划、指挥、管制管理工具的运用，对于公共政策产生预期的效果是至关重要的。这意味着公共管理体制成为公共政策理念、职能、作用方式和作用重点的环境，而公共政策的合理定位又可以推动公共行政管理体制的变迁。

公共政策是政府实施公共管理的途径，是维护公众利益的主要手段。政府对社会实行公共管理的根本目的是为了对社会公众利益进行协调和平衡，这种服务的主要途径是制定、执行公共政策，是政府管理的手段之一。

3. 公共政策过程即是公共管理的过程

从公共政策过程可以看出，公共政策过程即是管理的过程，或者说公共政策是管理的具体形式。任何一项管理工作都是通过计划、实施、评价过程，对管理目标进行控制，最终实现组织目标。公共政策正是通过政策的制定、政策执行、政策评估、政策终结这四个主要阶段实现其政策目标。

4. 公共政策功能体现了其公共管理功能

公共政策具有指导功能、控制功能、协调功能和分配功能，这些功能也是公共政策的管理功能。

国家卫生事业管理功能往往是通过相关的卫生政策的制定、实施而得以实现的。国家总的卫生指导方针，为国家卫生事业的发展明确了目标和方向，指出了一定时期国家卫生发展的重点是农村卫生、预防保健和发展中医药，核心是为人民健康服务，为社会主义现代化建设服务，体现了公共政策指导、控制、协调和分配功能，同时也为卫生事业管理提供了理论依据。

第二节　卫生政策分析理论与方法

一、政策过程理论简介

1951年，哈罗得·拉斯韦尔（Harold D. Lasswell）在斯坦福大学出版社出版了由他和丹尼尔·拉纳（Daniel Lerner）共同主编的《政策科学：范围和方法的新近发展》一书，首次对政策科学的对象、性质和发展方向等加以系统论述，从而被人们当作政策科学诞生的标志。此后众多学者发展和形成了大量的理论，其中围绕政策系统与政策过程所进行的研究和形成的理论，在一定时期内占据了主导地位。

最早尝试对政策过程进行阶段划分的是拉斯韦尔，他在1956年的《决策过程》一书中把政策过程划分为7个阶段[1]："①情报：引起决定者注意的与政策事务相关的信息是怎样被收集并予以处理的？②建议：处理某一问题的那些建议（或可供选择的方案）是怎样形成和提出来的？③规定：普遍的规则是如何、由谁颁布的？④行使：由谁决定特定的行为是否违反规则或法律，并要求对规则或法律加以遵守？⑤运用：法律和规则实际上是怎样被运用和实施的？⑥评价：政策是如何实施的？怎样评价政策的成功或失败？⑦终止：最初的规则与法律是怎样终止的，或经修改以改变了的形式继续存在着？"这个模型对于政策科学的发展影响很大，它通过把每个阶段独立起来，减少了公共政策研究的复杂性，从而为以后的政策研究者开辟了一条道路。

此后，不断有学者对政策过程的阶段提出自己的看法，其中被广为接受，并为大多数教科书所采纳的是琼斯（Charles O. Jones）和安德森（James E. Anderson）的版本。

C. O. Jones 依据系统分析的概念，将政策分析的过程，分类成五个阶段[2]：

---

[1] 詹姆斯·E·安德森. 公共决策. 唐亮译. 北京：华夏出版社，1990.
[2] C. O. Jones：An Introduction to the Study of Public Policy，North Scituate，Ma. ：Duxbury Press，1977：p9-12.

1. 问题认定（problem identification） 人们一般通过认知、界定、集结、组织与代议等系列的功能活动，提出政策问题，借以引起政府的注意与考虑是否将该问题列入议程，希望政府采取行动以解决该问题。

2. 政策发展（policy development） 政府认定公共问题的严重性，必须采取行动予以解决时，要历经方案规划、方案合法化与拨付款项等功能活动，发展解决问题的政策。

3. 政策执行（policy implementation） 政策发展后，政府为了解决所认定的问题，执行拟订的计划，要组织必要的执行人员，解释计划的内容，执行各项措施，预期获得公共问题的解决。

4. 政策评估（program evaluation） 政策经政府执行之后，政府有关机构对政策的施行，加以说明、检讨与批评、量度与分析。其功能不但可认定政策的正确与否，而且可提出种种推介，作为将来改进政策的参考。

5. 政策终结（program termination） 政策在评估之后，评估人员认为原来的问题已得到解决，或已发生变迁，致使原政策得以终结或需调整以应付新问题。

J. E. Anderson 认为政策过程为一系列的行动模式，在每一个行动模式中，涉及多类的功能活动，这些功能活动有[1][2]：

1. 问题形成与议程设定（problem formation and agenda setting） 在这种功能活动中，决策者要分析其面对的政策问题是什么？是什么因素致使该问题成为公众关注的问题？该问题通过哪些途径被列入政府的议程？

2. 政策规划（policy formulation） 有哪些方案可用来解决某一政策问题？这些方案如何发展而成？参与政策规划者是谁？其影响力如何？

3. 政策采纳（policy adoption） 在诸多政策方案中，为什么采纳与通过某一方案？也就是政策方案如何合法化的问题——政策方案必须具备何种形式与实质要件？什么人有权做决定而使政策立于合法的地位？

4. 政策执行（policy implementation） 为了推行已决定的政策方案，政府与民众应采取何种应对措施与之配合，才能达到预期的目的？有哪些人参与执行？执行时应用什么步骤或技术？执行行动对政策内容有何影响？

5. 政策评估（policy evaluation） 政策对其所欲解决的问题产生什么影响？政策的效力或效率如何评定？什么人负责政策的评估？评估的后果是什么？是否要求修正、变更或废止原政策？

进入20世纪90年代，瑞普利（Randall Ripley）把政策过程划分为如下阶段[3]：议程设定，目标与计划的形成与合法化，计划执行，对执行、表现和影响的评估以及对政策和计划未来的决定。同时，瑞普利指出："政策过程也许会在任何一个阶段终止。"

政策过程阶段的划分：①为人们理解复杂的政策过程提供了一个简化的模型；②把复杂、抽象的政策过程分解为若干简单具体的阶段，为开展大量的经验研究、比较研究提供了可能性，从而在丰富政策科学知识体系的同时，为进一步理论建构打下基础；③帮助政策

---

[1] James E. Anderson：Public Policy-making, N. Y.：Praeger publisher, 1975：p26.
[2] James E. Anderson：Case in Public Policy-making, N. Y.：Praeger publisher, 1976：p5.
[3] 引自：Daniel C McCool, Public Policy Theories, Models, and Concepts, Prentice-Hall, Inc. 1995：p157.

科学尽快地从政治学、公共行政学中脱离出来，成为一个相对独立的学科；④由于具有高度的抽象、概括性，因此这一模型不仅适用于不同的政策领域，而且可以适用于不同的文化。

二、卫生政策分析过程及常用方法

对卫生政策制定者而言，最关心的是"怎么做才能制定出高价值的政策"，而不是高深莫测的理论，政策研究者虽然不排斥高深的理论和方法，恐怕最感兴趣的也莫过于"如何才能开展有效的政策研究"。以下推荐的"政策制定科学程序"①，是在借鉴国内外政策学有关理论尤其是政策过程理论基础上，结合我国卫生政策研究和工作实际研制形成的，希望能够回答卫生政策制定者"最关心"和政策研究者的"最感兴趣"的问题，并对我国卫生政策的学科发展步入良性循环起到促进作用。

所谓的政策制定科学程序，是指制定高价值政策的一整套思路、步骤和方法，试图提供的，是政策制定者和研究者双方优势互补、互为支撑的思路、过程、步骤和方法，其逻辑关系示意见图2-1。从图中可见，政策制定科学程序的主体是七个逻辑相联的步骤。政策环境分析，是用以确认政策环境对每个步骤的约束。

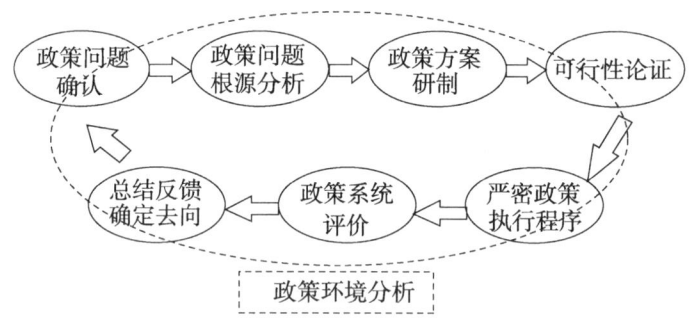

图 2-1 政策制定科学程序示意图

在政策制定科学程序中，七个逻辑相联的步骤分别为：①政策问题确认。政策问题确认是政策制定科学程序的起点，通过这个步骤旨在明确在一个特定领域内究竟存在哪些问题，这些问题的优先顺序，众多问题中何谓关键问题以及关键问题进入政策议程的可能性等。②政策问题根源分析。针对已确定的特定政策问题，明确其根源、影响因素和形成机制。③政策方案研制。依据特定问题的根源、影响因素和形成机制，研制相应的治本、治标和标本兼治的政策思路和方案。④政策方案可行性论证。对研制的政策方案，从政治、经济、技术、文化等方面做出可行与否的判断，并对可行方案进行比较择优。⑤政策执行。将现实中最优的政策方案付诸实践，同时严密政策执行逻辑步骤。⑥政策系统评价。依据政策的实践效果，判断政策价值、检验政策思路。⑦确定政策去向。依据政策评价结果，确定政策的归宿。

---

① 郝模. 卫生政策学. 北京：人民卫生出版社，2008.

政策制定科学程序，既是高价值政策制定的基本思路和方法，也可以视为政策研究的指导性研究方法（principal research method），因为这一程序中，揭示了围绕制定高价值政策这一目的，完整的政策研究所包含的主要研究目标和研究内容。同时，七个逻辑相联的步骤构成了完整政策研究的纵向技术路线；程序中的每一步骤，均有各自所希望解决的重点问题，有相应的技术要求和特定的被研究问题，既可以是某个单项研究的主题，也可以是完整政策研究的一个组成部分；为明确每一步骤的重点问题，依据相应的技术要求和特定的被研究问题，可灵活选用相应的研究方法、论证方法、资料收集方法和分析方法。

（一）政策问题确认

政策问题确认（confirmation of policy issues）是政策制定和政策研究的逻辑起始阶段，目的在于"找准问题"。政策问题确认是指运用公认的科学方法和遵循合理的逻辑步骤，确认特定领域或范围内的焦点问题和关键问题，同时，促使关键问题能够优先进入政策议程成为政策问题。

要找准问题，在政策问题确认的过程中，需要回答好下列四个问题：①确定在特定领域或范围内究竟存在哪些社会问题，包括社会问题的数量和针对特定问题的精确界定，以明确特定领域的政策制定者和研究者双方共同面临的工作范围；②定性定量确认这些社会问题的优先顺序，从而明确问题的轻重缓急、主次关系、关键问题和焦点问题，以把握工作重点；③定性定量明确关键问题尤其是焦点问题的表现形式、涉及范围、严重程度和主要危害；④分析关键问题尤其是焦点问题进入政策议程的必要性、可能性、途径和需要努力之处，以促使关键问题优先成为政策问题。

这四个问题也构成了政策问题确认的基本任务，使政策制定者和研究者双方能够动态把握"领域-众多问题-问题界定-优先顺序（重要性-严重性-可解决性）-关键问题-政策问题"的关系。为完成这些任务，大致在政策制定和研究中需要完成5阶段的工作，包括特定领域界定、界定存在问题、明确问题优先顺序、多重论证关键问题、关键问题优先进入议程等，这个阶段的基本步骤、子步骤、子步骤的目标和常用方法见表2-1。

表2-1 政策问题确认的步骤及推荐方法

基本步骤	子步骤	目标和具体任务	推荐方法
特定领域界定	1. 初步定位	大致确定问题确认的领域	管理结构分析
	2. 精确界定	①政策制定者职能；②部门间职能交叉；③需协作协调部门；④领域层次和地域；⑤文献范围及年限；⑥论证范围和方法	系统观念指导、文献归纳总结、焦点问题访谈、各类团体研讨
	3. 背景分析	①认识特定领域运作规律；②回顾领域的历史沿革、现状和发展趋势，明确能够继承的信息	卫生系统宏观模型、文献归纳法、各类团体研讨

续表

基本步骤	子步骤	目标和具体任务	推荐方法
界定存在问题	1. 系统收集	确定领域中问题数量（利益集团和文献）	名义团体法、焦点组访谈；Meta分析、科学计量分析法、层次分析法、边界分析方法
	2. 精确界定和表述	明确每个问题的定义、内涵	文献归纳法、一致性检验
	3. 各方多重论证	验证各方接受程度、完善界定	名义团体法、焦点组访谈、意向调查
	4. 领域问题归类	形成问题系统	卫生系统宏观模型、层次分析法
明确问题优先顺序	1. 严重性排序	明确问题的广度和深度	
	2. 重要性排序	①判断和描述特定社会问题的重要性；②确定和描述领域的基本目标；③判断特定问题对领域目标的影响力	文献科学计量法、关键知情人访谈、专家焦点组访谈、德尔菲法、头脑风暴法、名义团体法、情境分析、主观概率预测、定量预测方法、各类综合排序的分析方法
	3. 可解决性排序	明确解决问题所需要的客观条件	
	4. 问题综合排序	确定众多问题的优先顺序	各类综合排序的分析方法、专家咨询、权重法
	5. 确认关键问题	明确关键问题尤其是焦点问题	定性逻辑分类、聚类等分析方法
多重论证关键问题	意向调查和论证	明确问题的表现形式、涉及范围和严重程度	多维度组合评价法、利益相关者分析、各类意向收集方法、有利于实现目标的各类定性定量方法
关键问题优先进入议程	1. 明确最终决定者	①明确利益集团利益驱动；②利益集团损益分析；③确定相关关键部门；④明确最终决定者；⑤影响开发决定者	利益相关者分析、情景分析、焦点组访谈等
	2. 针对性总结论证结论	回答：①为什么应该？②是否有条件解决？③怎么解决这个问题？④解决问题的程度？⑤社会影响是积极还是消极？	依据问题界定的结果总结、归纳
	3. 推荐进入政策议程的应对策略	换取最终决定者的"主动介入"	专家咨询、焦点组访谈法、情景分析

(二) 政策问题根源分析

政策问题根源分析（analysis on root factors of policy issue）是指针对特定的政策问题，运用公认的科学方法和逻辑步骤，定性定量明确其根源和影响因素，并明确问题-根源-影响因素-危害间关系，即形成所谓的形成机制。

明确问题并不意味着问题的解决。医学上，病因不明和发病机制不清的疾病往往疗效欠佳，因为病因不明意味着缺乏治本的治疗方法，只能"头痛医头、脚痛医脚"。同理，在实践中，如果一个政策问题的根源和形成机制不清，就无法形成治本的策略而导致政策效果不佳。对于政策制定者而言，依据根源能够研制出消除政策问题的"治本"策略；针对影响因素，能够推导缓解政策问题的"治标"策略；针对根源、影响因素和作用机制，就能够研制"标本兼治"的策略。也就是说，"政策问题根源分析"是连接"政策问题确认"和"政策方案研制"两个环节的桥梁。因此，"政策问题根源分析"的重要性毋庸置疑，是制定高价值政策的必由之路。但是，对于复杂的重大社会问题而言，政策根源分析过程是一个费时费力、偏重技术的科学研究过程，所以，往往这项工作主要由政策研究者承担。

政策问题根源分析需完成以下几方面的基本任务：①如何运用卫生系统运作规律，定性推论特定政策问题的影响因素；②运用卫生系统运作规律中这些因素的关系，总结、推论和归类问题的根源、直接影响因素和间接影响因素；③总结在根源的作用下和影响因素的促发下，特定问题的发生、发展和演变过程，以及潜在危害，即问题的形成机制；④如何定量模拟和论证政策问题的形成机制。完成这些任务，使政策制定者和研究者双方能够动态把握"领域-众多问题-问题界定-优先顺序（重要性-严重性-可解决性）-关键问题-政策问题-影响因素-根源-机制"的关系。具体的步骤以及常用的方法见表2-2。

表2-2 政策问题根源分析环节的步骤小结

步骤	目标	推荐方法
明确基础	明确政策问题确认阶段所提供信息	归纳、演绎
系统搜寻影响因素		
1. 确定政策问题所在范围	明确政策问题在卫生系统宏观模型中所处子模	卫生系统宏观模型、层次分析、逻辑推理
2. 系统搜寻政策问题影响因素	搜寻并罗列政策问题的影响因素，这些因素与政策问题逻辑关联、运用运作规律能够透彻解释	卫生系统宏观模型、层次分析、逻辑推理
确定政策问题根源		
1. 确定影响因素与政策问题关系	建立政策问题与各种影响因素的关系链	卫生系统宏观模型、层次分析、逻辑推理
2. 确认根源、直接和间接影响因素	影响因素归类，确定政策问题根源、直接影响因素、间接影响因素	
明确政策问题的形成机制	系统表达政策问题与根源、直接影响因素、间接影响因素之间关系，建立形成机制	归纳和演绎，模型工具
定量论证问题根源		
1. 定量表述问题形成机制	确定根源、直接和间接影响对政策问题影响程度和优先顺序	逻辑推理、模型定量模拟
2. 多重论证主要结论	各方论证政策问题根源、影响因素及形成机制，明确其接受程度	专题论证和研究，意向论证、专家咨询、文献论证

(三) 政策方案研制

政策方案研制 (alternative formulation) 是在明确了政策问题的根源、影响因素及其形成机制的基础上，分析推导解决政策问题的政策思路、研制政策目标，并就如何实现政策目标而设计出一系列政策方案的过程。

要提供各种可能的科学、客观、可行的政策方案，在政策方案研制的过程中，政策制定者和研究者的基本任务包括：一是如何根据政策问题的根源、影响因素和形成机制，定性推导和定量研制"治本、治标、标本兼治"的三类政策思路；二是如何依据政策思路，视时间、精力和资源等条件，按三类思路的重要性顺序——"标本兼治、治本、治标"，依次将定性尤其是定量研制结果转化为特定政策方案的目标体系，并选用适宜的指标加以量化表达；三是如何根据政策目标，寻求实现目标的方法和措施；四是在方法措施的基础上，如何结合现实条件，设计和形成特定的政策方案。具体的步骤以及常用的方法见表2-3。

政策方案是政策的主体部分，政策方案的研制是一个根据现实和可能，对特定问题提出解决办法的过程。根据政策问题的根源、影响因素和形成机制，政策制定者和研究者应该能够获得治本、治标和标本兼治的政策思路，因为两方面在逻辑上存在着非常明确的对应关系，只要依据逻辑推理的思路就能够达成。然后依据治本、治标和标本兼治的政策思路，研制政策目标或目标体系、指标和指标值、具体配套措施和实施方法、资源的配套和文字上的说明等内容，从而形成解决政策问题的一系列政策方案，应该不是非常困难的事。

表2-3　政策方案研制过程的步骤及常用方法

步骤	子步骤	常用方法
1. 政策思路研制	(1) 前期信息继承	规范分析法，补缺调研
	(2) 标本兼治思路推论、模型建立	逻辑演绎、理论和模型研究过程
	(3) 治本治标思路和优先序位推论	逻辑演绎
	(4) 思路模型论证	文献归纳和各方论证
	(5) 定量模型研制和论证	同政策问题根源分析中定量模型研制
2. 研制政策目标	(1) 建立目标体系，包括总体目标和子目标	逻辑演绎和推导、各方论证
	(2) 目标量化	文献归纳和各方论证
3. 方案轮廓设想	(1) 搜寻方法措施	同界定特定领域存在的问题
	(2) 明确作用强度	因果分析法、名义团体法、焦点组访谈、意向调查
	(3) 形成方案轮廓	类比法、枚举法；头脑风暴、专家咨询
4. 政策方案细节设计	(1) 论证政策资源	逻辑演绎、各种论证方法，数据模拟
	(2) 明确主要障碍	专家咨询、数据模拟、逻辑推导
	(3) 总结归纳前期结果	—
	(4) 形式完善	—

(四)政策方案可行性论证

在深刻理解"领域-问题-根源-影响因素-机制-危害-政策思路-政策目标(体系)-目标指标-具体措施方法"之间动态关系基础上,政策方案研制过程形成的备选方案,其合理性应该毋庸置疑。然而,合理的方案不一定是可行的,合理且可行的方案可能会有多个,这些方案解决问题的能力又往往各不相同,所以需要进行可行性论证。政策方案可行性论证(feasibility study),是指用公认的科学方法,遵循逻辑上合理的操作步骤,在政策付诸实践之前,论证和评价特定方案的政治、经济、技术以及社会文化的可行性,同时,比较分析方案的潜在效果、必要性和合理性等,择优选择和推荐现实中最优的方案。

为了寻找到"最优"的可行方案,政策方案可行性论证需要完成四项任务:第一,明确需要论证的对象及其范围;第二,确定"政治、经济、技术和社会文化"等可行性的判断标准及其指标;第三,比照标准和指标,确定特定政策思路和方案可行性;第四,依据政策潜在的效果等,比较那些可行的政策思路或政策方案,确定现实中的最优。就一个特定的政策制定过程运行来说,至此可形成"领域-众多问题-问题界定-优先顺序(重要性-严重性-可解决性)-关键问题-政策问题-影响因素-根源-机制-危害-政策思路-总体目标-目标体系-方法措施-可行-最优-预期效果"之间的逻辑动态关系。具体的步骤以及常用的方法见表2-4。

表2-4 政策方案可行性论证步骤及常用方法

阶段	步骤	常用方法
准备阶段	确认论证对象	逻辑方法、层次分析、意向调查、文献论证、专家咨询
	制订论证计划	逻辑推理、因果分析法、专家咨询
	筹集与配置论证资源	预算方法、定编方法、线性规划、专家咨询
实施阶段	可行与否判断	系统分析法、文献评阅、预测分析法、意向调查、规范差距分析法等
	确认可行方案	比较分析法、预测分析法、归纳演绎法
	可行方案择优	辩证思维、比较分析、综合归并法、情境分析、专家咨询
结束阶段	撰写可行性论证报告	报告范式、逻辑推理、归因分析
	优选方案的抉择	焦点问题深入访谈、专家咨询、各种沟通方法

(五)政策执行

政策执行是指在政策可行性评价的基础上,将观念形态的政策方案转化为现实形态政策的过程,目的是实现政策目标。换言之,政策执行即运用公认科学的方法,遵循合理的逻辑步骤,将政策目标按照政策方案所规定的程度和范围实现。

要达成"实现政策目标"的环节目的,需要明确以下几个关键:①在特定政策执行过程中,究竟存在哪些影响政策目标实现的动力和阻力,动力阻力的来源、性质乃至大小如何判断?②如何将政策转化为政策执行方案,如何制定保持(增加)动力、减弱(消除)阻力的策略和措施?③如何为政策执行配备所需要的资源?④如何发现政策实施过程中的偏差,如何采取必要的纠正措施?形成"领域-众多问题-问题界定-优先顺序(重要性-严重性-可解决性)-关键问题-政策问题-影响因素-根源-机制-危害-政策思路-总体目标-目标体系-方法措施-预期效果-可行-最优-实施"之间的逻辑动态关系。具体的步骤以及常用的方法见表2-5。

有人曾经说过，政策价值90%建立在有效的执行上。也就是说，高价值的政策方案不等于高价值的政策。政策执行事关能否实现政策目标，也是检验是否是高价值政策的关键。政策执行也是相关利益集团利益重新分配的过程，各类矛盾和冲突都随之浮出水面，所以需要政策制定者和研究者运用科学的方法，明确动力、阻力，包括其来源、性质和大小，明确保持（增加）动力，减弱（消除）阻力的策略和措施，明确实现政策目标所需要的资源是否落实到位，明确政策实施过程中的偏差行为及所采取的纠正措施等。这是政策执行过程中解释（宣传）、组织和实施工作的真谛，也是政策执行过程需要明确并完成的重要任务。

表2-5 政策执行步骤及常用方法

步骤	子步骤	推荐方法
明确政策内涵	信息继承	—
分析动力阻力	搜索利益相关者	系统搜索、关系链搜索、多纬度细分评分
	分析行为影响因素	专家咨询、意向调查、因果分析、相关分析
	动力阻力预测	定性：专家咨询、主观概率法、情景预测法；定量：回归预测、时间序列和趋势外推
制订执行计划	执行策略设计	逻辑方法、专家咨询、博弈论
	执行工作设计	目标管理和项目管理方法
	目标值的确定	专家咨询、运筹学、统计等
	工作流程设计	计划评审、专家咨询、逻辑推导
配置执行资源	资源确定	预算方法、定编方法
	资源配置	线性规划、专家咨询
控制政策实施	协调	任务、时间和会议协调法、博弈论
	控制	矩阵控制、例外控制法、预算和财务控制

（六）政策系统评价

政策评价是检验政策实践效果的过程。政策是否按既定计划实施，政策是否达到预期目标，政策多大程度上解决了问题，政策的社会影响、政策效果和问题怎样等，这些关注只有通过系统的政策评价来回答。然而，不同角色对政策评价的态度、评价结果的看法也各不相同。

政策评价（policy evaluation）是指按照一定的价值标准，由具备专业资质的评价者作为主体，运用公认的科学研究方法，排除政策执行过程中环境等非政策因素的干扰，对政策的发展变化，以及构成其发展变化的诸种因素等进行价值判断的过程，并以此作为确定政策去向的依据。

政策评价的关键侧重和需要完成的主要任务，包括：①如何选择评价主体；②特定政策是否需要进行政策评价；③政策评价需要回答哪些问题，收集哪些信息；④如何收集评价所需信息；⑤如何保证评价资料信息反映政策的实际效果；⑥如何将评价资料信息表达为效果描述；⑦如何依据效果描述做出评价结论。具体的步骤以及常用的方法见表2-6。

政策评价具体能够解答下列一系列疑问：

1. 解决问题的程度　包括政策目标（体系）实现的程度，目标实现能够多大程度消除政策问题和危害，政策问题解决是治标、治本还是标本兼治，政策实施是否带来目标外效果，目标外效果是正面效应还是负面效应，是否引发新的政策问题等。

2. 措施合理的程度　包括措施是否得以不折不扣地贯彻执行，哪些阻力导致政策措施不能贯彻执行，特定措施是否在执行中调整使其顺利执行，特定措施对政策目标实现有何贡献等。

3. 社会影响和振荡　包含积极和消极两方面的含义，具体体现在不同利益团体或政策客体对特定政策的回应情况。

4. 政策问题未解决的归因　这主要是确认政策问题之所以没有得到解决，或者引来新的严重问题的原因，究竟是因为政策本身的问题，还是政策执行的问题，抑或是环境变化的问题等。

表2-6　政策评价步骤常用方法

步骤	子步骤	推荐方法
评价可行性分析	确定评价主体	不同主体利弊分析
	评价制度化分析环境分析	情景分析、规范-差距分析
	评价制度化缺陷的弥补	根源分析程序、对比分析
	评价可行性分析	可行性原则、规范-差距分析
制订评价计划	系统收集信息	围绕"根源-直接（-间接）影响因素-问题-危害-政策思路-总体目标-目标体系-方法措施-预期效果"等信息展开，层次分析法、专家评分法、德尔菲法、系统分析法
	构建政策评价指标体系	
	完成评价实施计划	
	落实评价所需资源	
实施评价计划	收集所需资料	实验法、常规资料提取法、社会调查方法、意向论证法
	资料质量控制	调查质量控制措施、数据质量与代表性检验方法
综合分析	数据库的建立与资料录入	不同软件要求、条理
	数据库整理与描述性统计	常规统计方法
	综合分析、定量表达	对比分析、单因素统计分析、多因素统计分析
完成评价报告	推导评价结论	逻辑推导、因果分析法、报告格式
	撰写评价报告	

（七）确定政策去向

政策去向（policy direction）即政策的可能归属。关键要回答以下几个问题：第一，建立政策去向的一般标准，它是科学确定政策去向的前提条件，并指导整个操作过程；第二，明确政策评价的信息反馈思路和过程；第三，运用标准结合反馈信息，如何判断确定特定政策去向的思路和过程。形成"领域-众多问题-问题界定-优先顺序（重要性-严重性-可解决性）-关键问题-政策问题-影响因素-根源-机制-危害-政策思路-总体目标-目标体系-方法措施-可行-最优-预期效果-实施-价值-去向"之间的逻辑动态关系。具体的步骤以及常用的方法见表2-7。

依据政策评价对政策价值的判断，确定政策去向。如果政策价值被肯定，即效果非常明显，则意味着原有问题被相当程度上解决或缓解，这时，领域内的问题优先顺序会出现新的变化，新的问题可能替代老的问题成为关键或焦点问题，这时政策制定者和研究者的侧重或工作重点也必然会随之转移，而该政策方案面临着是延续、法律化还是终结的选择；如果政策有效但效果并不是非常明显，这时面临的将是调整（加大力度或调整方案）；如果在政策实施后并没有预期的价值体现，甚至还有极大的社会振荡或负反应等，该政策方案面临着是终结还是寻找新的方案替代的选择。所以，确定政策去向，在理论上是一个特定政策科学制定过程的结束，在现实中又可以是酝酿新一轮特定政策科学制定过程的开始。

表2-7 确定政策去向的步骤及推荐方法

步骤	步骤基础	步骤主要结果	推荐方法
信息准备	政策去向标准理论体系；政策系统评价结果	搜集到结合政策实际确定的政策去向指标相关评价信息，明确了指标的实际值或实际状态；明确或给出各指标在评价阶段所应有的状态或数值（范围）	视具体情况可以采用各种成熟的方法，涉及比较多的有资料整理方法、调查方法、分析方法和政策评价的各种方法等。在计算指标现值的过程中，可能用到一些统计方法和有关定量方法。具体方法比如归纳演绎分析、统计方法、数学方法、时间序列分析、抽样调查和典型调查等方法
明确特定政策的基本去向	政策去向变化规律；政策去向标准理论；明确了特定政策去向指标的实际值或实际状态；明确或给出各指标在评价阶段所应有的状态或数值（范围）	以微观指标以及政策去向标准为基础明确了"政策价值"的基本状况，并以此为基础，初步确定了政策去向	本步骤中所使用的基本方法是比较的方法，其他常用的方法是推理和分析论证的方法，如归纳、演绎的方法、模型方法、意向调查和专家咨询等
确定特定政策的去向	明确了特定政策的大致去向；特定政策宏观和微观信息；政策去向标准理论体系	明确相应的具体调整内容或终结内容，从内容层面丰富了相应政策去向的内涵，最终确定政策去向；或通过论证政策法律化条件而使政策进入立法程序	主要是逻辑演绎的方法，还可能用到前述步骤中使用的方法和其他环节，如方案研制、政策执行有关的理论和方法

第三节　中国卫生政策变迁

一、卫生工作方针

1. 新中国的卫生工作方针

新中国成立初期，国家经济落后，人民健康水平普遍低下，急、烈性传染病流行，人口死亡率为20‰，婴儿死亡率200‰，人均出生期望寿命只有35岁；卫生人员数量少，质量低，卫生机构少，分布不平衡，广大农民缺医少药。当时的卫生状况，亟须制订指导全局工作的"卫生工作方针"（当时称"卫生工作原则"）。

1949年9月的全国卫生行政会上，初步确立了卫生功能建设的总方针："预防为主，卫生工作的重点应放在保证生产建设和国防建设方面，面向全国农村、工矿、依靠群众，开展保健工作"。1950年8月，第一届全国卫生会议，确定我国卫生工作的三大原则，"面向工农兵，预防为主，团结中西医"。1952年12月，第二届全国卫生会议，将"卫生工作与群众运动相结合"列入我国卫生工作原则之一，这样就形成了我国卫生工作的四大原则，即"面向工农兵，预防为主，团结中西医，卫生工作与群众运动相结合"。

2. 卫生方针的发展与变化

随着社会政治、经济、文化、科学技术的发展，卫生工作的方针也在发生着变化，在20世纪50年代后的一段时期，卫生工作方针发生了变化和发展。

（1）中医工作方针

1956年，毛泽东指出"要以西方近代科学来研究中国传统医药学的规律，发展中国新医药学"；1958年毛泽东进一步指出"中国医药学是一个伟大的宝库，应当努力发掘，加以提高"。1959年1月25日《人民日报》发表了《认真贯彻党的中医政策》的社论，详细阐明了发展传统医药学的必要性，现代医药学与传统医药学的关系，以及传统医药学的继承与研究提高的关系。这一段时间中医工作的中心是研究如何"发展中国新医药学"，从而产生了西医学习中医的高潮，同时培养出了一批中西医结合的高级人才，产生了一批中西医结合的研究成果。

为了推动中西医工作的进展，1981年11月成立了全国中西医结合研究会，1982年11月在石家庄召开会议，制定了《关于加强中西医结合工作的意见》。这一时期的中医工作方针变化的特点是由"团结中西医"向"中西医结合"的方向发展，并取得了明显的成绩。但是，中医药本身的发展受到了影响，表现在中医药机构和人员都在相对减少，1985年6月29日，中共中央书记处在《关于卫生工作的决定》中指出："根据'发展现代医药和传统医药'的规定，要把中医和西医摆在同等重要的地位。一方面，中医药学是我国医疗卫生事业发展的特点和优势，中医不能丢，必须保存和发展；另一方面，中医必须积极利用先进的科学技术和现代化手段，促进中医药事业的发展，要坚持中西医结合的方针，中医、西医互相配合，取长补短，努力发挥各自的优势。"

1986年1月4日，国家决定设立中医管理局。1988年5月国务院常务会议决定成立国家中医药管理局，将原属医药管理局的中医部分划归国家中医药管理局，为了协调中西医工作，国家中医药管理局由卫生部归口管理。从此，中医工作走上了"把中医和西医摆在同等重要地位"的轨道，进入了新的发展时期。

(2) 农村卫生工作方针

1965年6月26日,毛泽东同志发出:"把医疗卫生工作的重点放到农村去"的指示。同年8月,卫生部部长钱信忠等率领农村卫生工作队到北京通县、江苏句容县、湖北麻城县进行农村卫生试点工作。随后全国各地派出大批医疗队奔赴农村巡回医疗,开展防病治病工作,培养农村不脱产的卫生员、接生员和半农半医人员,深受广大农民群众的欢迎。农村三级医疗网普遍建立,形成了一支以半农半医为基础的"赤脚医生"队伍,合作医疗保健制度得到了普及。这些农村卫生工作的经验曾得到了世界卫生组织的认可和好评。在这一时期,由于"文革"的影响,我国的卫生工作受到了较大冲击,对卫生工作而言,这一时期有惨痛的教训,也有可喜的经验,但"把医疗卫生工作的重点放在农村"的卫生方针却得到了国内外的一致公认和赞扬。

3. 新时期的卫生工作方针

中共中央国务院1996年12月召开了全国卫生工作会议,这次会议解决了我国卫生事业改革与发展的大政方针问题,指出了卫生事业在我国经济社会发展中的地位和作用;明确了我国卫生事业的性质和卫生工作的方针;强调卫生机构必须坚持为人民服务的宗旨,正确处理社会效益和经济效益之间的关系;明确了从我国实际情况出发,卫生事业发展必须与国民经济和社会发展相适应;明确了卫生改革的目的和指导思想。

会议讨论通过的《中共中央、国务院关于卫生改革与发展的决定》(以下简称《决定》)明确指出,我国新时期的卫生工作方针是:以农村为重点,预防为主,中西医并重,依靠科技与教育,动员全社会参与,为人民健康服务,为社会主义现代化建设服务。这个指导方针的核心是为人民健康服务,为社会主义现代化建设服务。这是党和政府对卫生事业改革和发展的基本要求,也是卫生工作必须坚持的正确方向。农村卫生、预防保健、发展中医药是我国卫生工作的战略重点。

4. 深化医药卫生体制改革的指导思想

2009年3月,面对"城乡和区域医疗卫生事业发展不平衡,资源配置不合理,公共卫生和农村、社区医疗卫生工作比较薄弱,医疗保障制度不健全,药品生产流通秩序不规范,医院管理体制和运行机制不完善,政府卫生投入不足,医药费用上涨过快,个人负担过重"等我国医药卫生事业发展与人民群众健康需求及经济社会协调发展要求不相适应的突出矛盾,中共中央、国务院发布了《关于深化医药卫生体制改革的意见》(简称《意见》)。《意见》明确深化医药卫生体制改革的指导思想:"坚持公共医疗卫生的公益性质,坚持预防为主、以农村为重点、中西医并重的方针,实行政事分开、管办分开、医药分开、营利性和非营利性分开,强化政府责任和投入,完善国民健康政策,健全制度体系,加强监督管理,创新体制机制,鼓励社会参与,建设覆盖城乡居民的基本医疗卫生制度,不断提高全民健康水平,促进社会和谐";改革应坚持"坚持以人为本,把维护人民健康权益放在第一位"、"坚持立足国情,建立中国特色医药卫生体制"、"坚持公平与效率统一,政府主导与发挥市场机制作用相结合"、"坚持统筹兼顾,把解决当前突出问题与完善制度体系结合起来"的基本原则。

二、具体政策

(一) 卫生经济政策

1. 新中国成立初期

1951年中央人民政府卫生部发布"中央及各级行政区卫生部门应有计划地健全和发展

全国现有的卫生院所。……所需要之经费,应根据国家财政情况,由中央与地方政府逐步设法解决"的决策。并规定了以下原则:

(1) 县卫生院所人员已经列入国家行政人员编制者,其薪金由国家行政费支付;

(2) 区县卫生院所的日常开支、建设费、初级卫生人员培训费由地方附加粮中酌量解决;

(3) 区县卫生院所的防疫保健业务和免费医疗补助等费用,由省卫生事业费补助之;

(4) 卫生院所酌情收取较低的医药费和住院费,对贫困患者则提供免费医疗。

与此同时,国家允许私人开业行医,并适当鼓励私人联合经营医疗机构。这样,新中国成立初期就形成了公立医疗卫生机构为主体,其他所有制的医疗卫生机构为补充的卫生体系格局。政府除了以全额拨款、差额补助、专项拨款等形式支持公立医疗卫生机构的维持费用和发展费用外,还免收医疗机构的工商业税、供给计划物资(相当长的时间里,医疗卫生机构所需的水、电、燃料、住院患者所需的粮油等实行低于市场价格的计划价格),政府对儿童计划免疫提供基础疫苗。

这些以卫生经济为核心的政策措施,反映了新中国成立初期宏观卫生政策的特征,并且在计划经济时期一直得以体现。具体可以概括为:

(1) 在卫生事业的属性上突出了福利性。尽管当时政府对卫生事业的属性没有作特别的表述,但可以从诸如国家或集体投资办卫生并以财政支持其运作、免税政策、国家承担公共卫生等一系列带有明显福利性质的政策措施得到反映;

(2) 所有制结构突出公有制为主体;

(3) 资源分配突出公平性。卫生机构建设和卫生工作的开展主体围绕缺医少药的基层,工作的重点是预防保健。

2. 转型时期

学术界普遍认为在20世纪后20年,中国医疗卫生改革经历了扩大供给和调整结构两个阶段。

扩大供给阶段的改革在80年代至90年代初。20世纪80年代,随着社会经济发展和人们收入水平提高,社会对医疗卫生服务的需求迅猛增加,而短缺经济下被压抑的需求也在80年代中期释放出来。一则由于"文革"以来卫生体系的严重破坏,二则因为国家财力有限的情况下仍然实行严格的计划体制下补偿机制,医疗机构补偿不足的状况越来越严重,兼之长期计划经济体制下的低效率,医疗卫生服务供给远远不能满足社会的需求。供求矛盾成为当时卫生改革与发展面临的主要问题。这一时期卫生改革的重点是扩大卫生服务的供给,解决看病难、住院难和手术难的问题。

宏观决策部门和卫生行政部门相继出台一系列鼓励扩大卫生服务供给的政策,政策内容可以概括为:鼓励多渠道办医,并给医疗机构下放一定的自主权;调整医疗收费标准和结构。关于这一时期宏观卫生政策的整体效果争论颇多。从积极的方面看,在鼓励扩大供给的改革政策引导下,城市初步形成了多渠道、多层次筹资,多形式、多渠道办医的格局;医疗机构规模扩大,人力增加,装备改善,服务供给能力增强。但是,在解决"看病难"问题的同时,"看不起病"的问题又出现。补偿不合理、医药不分家,在"以药补医"的传统政策刺激下,医药费用迅猛增长。而由于资源配置不合理,导致整体资源不足和局部过度利用并存的两难局面形成。有学者认为,我国后期的主要卫生问题大部分是当时卫生政策的负面效应所导致的。在探索当时卫生政策的理念根源时,又有学者提出,是在尚未充分认识医疗卫生服务的产品性质的情况下，盲目、过度利用市场的结果。

20世纪90年代以后，卫生改革进入结构调整期，要解决的问题是体制、结构上的重大调整，包括卫生管理体制、卫生服务体系、卫生资源配置、医疗机构运行机制等一系列深层次矛盾。然而，有学者认为，90年代的卫生调整收效有限。由于以往政策负面效应的强大惯性，导致医疗卫生资源利用效率下降，而医药费用过快增长的势头难以遏制。在通货膨胀期（90年代前5年），卫生总费用的增长速度与经济基本同步，在通货紧缩期（90年代后5年），卫生总费用的增长速度是经济增长的2倍以上。对于这些市场现象，来自卫生部门的分析主要强调有效需求不足和服务补偿的历史欠账，政策调整回避了卫生体制和医疗卫生机构的产权制度等重要环节，而寄希望于卫生服务体系的局部调整所引发全局性变革。政府出台的一些政策和措施仍然以"清理外围"为主，对卫生管理体制的改革和卫生事业结构的调整等深层次问题还停留在讨论上，并没有真正触及；对一些重大的理论和政策问题还存在较大的分歧。

1997年下发了《中共中央、国务院关于卫生改革与发展的决定》和《关于城镇医药卫生体制改革的指导意见》、《关于农村卫生改革与发展的指导意见》；1998年国务院颁布了《关于建立城镇职工基本医疗保险制度的决定》；2000年国务院办公厅批转国务院体改办等8部门《关于城镇医药卫生体制改革的指导意见》。90年代末一系列政策文件发布，表明政府希望运用宏观卫生政策对卫生事业的要素（卫生资源与人民群众的医疗服务需求、卫生服务供方的利用三方）进行政策的宏观调控。

3. 新世纪

世纪之交，政府提出卫生改革总目标：用比较低廉的费用提供比较优质的服务，努力满足广大人民群众基本医疗服务的需要。同时推出医疗保险体系、医疗服务体系改革和药品流通体系"三项改革"配套联动的改革措施。"三医联动"的政策在一定程度上为卫生改革理清了思路，虽然方向正确，但在改革逻辑、主次矛盾突破、部门利益和协调、制约因素（如绕不开的财政补偿机制）等方面存在严重不足，由此造成改革步伐缓慢。

中共中央、国务院《关于深化医药卫生体制改革的意见》中，明确"公共卫生机构收支全部纳入预算管理"；政府举办的基层医疗卫生机构"要明确收支范围和标准，实行核定任务、核定收支、绩效考核补助的财务管理办法，并探索实行收支两条线、公共卫生和医疗保障经费的总额预付等多种行之有效的管理办法，严格收支预算管理，提高资金使用效益。要改革药品加成政策，实行药品零差率销售"；公立医院要"推进医药分开，积极探索多种有效方式逐步改革以药补医机制"，"采取适当调整医疗服务价格、增加政府投入、改革支付方式等措施完善公立医院补偿机制"。

(二) 医疗保障制度

1. 城镇职工医疗保障制度

公费医疗是1952年由国务院颁布实施的职工医疗保健制度，是对国家机关和事业单位的工作人员及大专院校学生实行的一种免费的医疗保健制度，其经费来源主要是由国家通过财政预算所集中的一部分国民收入，属于国民收入再分配的范畴。劳保医疗是我国劳动保险制度的组成部分。劳动保险制度是国家以法律的形式对暂时或永久丧失劳动能力的劳动者给予物质帮助的制度，它是1951年由原政务院发布实施的。劳保医疗制度是为保护工人和职工身体健康而实施的一种福利制度其经费来源于企业的收入。

我国的公费医疗和劳保医疗制度，对于保证职工身体健康曾发挥了积极作用。但是随着经济体制向社会主义市场经济转轨,这种制度存在的缺陷日益表现出来,甚至十分突出。由国家和企业包揽职工的医疗费用,使得医疗费用增长过快,造成卫生资源浪费,并难以遏制,形成国家和企业的极大负担。当部分企业经营发生困难时,一些职工又得不到基本医疗的保障。并且这种医疗保障制度覆盖面比较窄,仅限于机关、事业单位和全民所有制企业及部分集体所有制企业,社会化程度低,也不利于促进劳动力资源的合理配置。职工医疗保障制度必须改革,已成为大家的共识。

通过在江苏省镇江市和江西省九江市进行的建立社会统筹与个人账户相结合的职工医疗保险制度改革试点,取得初步效果。1998年12月14日国务院发布《国务院关于建立城镇职工基本医疗保险制度的决定》(简称《决定》),职工医疗保险改革在全国范围内推开。《决定》重申改革的四条原则,即"基本保障,广泛覆盖,双方负担,统筹结合"16字方针。《决定》调整了基本医疗保险的缴费率,用人单位为在职职工工资总额的6%左右,职工为工资收入的2%;确定用人单位缴纳的基本医疗保险费30%左右划入个人账户,其余部分建立社会统筹基金。并划定两部分基金各自支付范围,不得相互挤占。统筹基金用于医疗费的起付标准,控制在职工年平均工资的10%左右;最高支付限额控制在年平均工资的4倍左右。

国务院《医药卫生体制改革近期重点实施方案(2009—2011年)》规定,三年内城镇职工基本医疗保险参保率均提高到90%以上;积极推进城镇非公有制经济组织从业人员、灵活就业人员和农民工参加城镇职工医保;将城镇职工医保最高支付限额提高到当地职工年平均工资的6倍左右。

2. 农村合作医疗

合作医疗是我国农民在自愿互利、互助共济的基础上,依靠集体经济和农民集资,以解决农村居民基本医疗保健为目的的医疗保健制度。合作医疗与城镇的公费医疗及劳保医疗共同形成了覆盖我国城乡大多数居民的医疗保障体系。

我国农村医疗保健制度最早可追溯到1938年陕甘宁边区创立的保健药社和次年创立的卫生合作社。1950年前后,东北各省为解决广大农村无医无药问题,积极倡导采用合作制和群众集资兴办医疗机构。随着农业合作化的发展,山西、河南、河北等省农村出现了一批由农业生产合作社举办的保健站。从1958年人民公社运动起,全国掀起了合作医疗的第一个热潮,全国合作医疗村覆盖率稳定上升。1966年毛泽东批示了湖北省长阳县乐园公社坚持办好合作医疗的经验。20世纪60年代末到70年代中期,我国广大农村地区普遍建立了县、乡(公社)及村(生产大队)三级预防医疗保健网,全国90%以上的农村行政村(大队)都实行了合作医疗,实现了全国合作医疗的"一片红"。

合作医疗解决了农民"看不上病"和"看不起病"的困难,推动了农村三级医疗卫生网的建设,促进了我国医疗保健制度结构形成,对于保障贫困地区农民健康,推动农村卫生事业发展起了重要作用。合作医疗(制度)与农村三级预防医疗保健网(机构)和乡村医生队伍(人员)一并被国际称为发展中国家农村卫生事业的"三大法宝"和"三大支柱"。

20世纪80年代初农村家庭联产承包责任制的实施,使家庭重新成为农业生产的基本经营单位,以农业合作社为依托的合作医疗制度出现了滑坡的局面。1985年的调查结果显示,全国实行合作医疗的行政村从过去的90%猛降至5%。被世界银行和世界卫生组织誉为"发展中国家解决卫生经费唯一范例"的中国农村合作医疗制度,面临解体的危险。农村合作医疗制度的滑坡,农村医疗保障制度的缺失,引发了农村居民医疗需求相对萎缩、经济风险增加等一系列问题,成为导致农民"看病难"的重要原因。

各级政府尽管为恢复合作医疗制度付出很大努力,然而成效不大。据相关资料显示,到1996年2月,全国农村合作医疗的覆盖率仅为10%左右。直到《关于建立新型农村合作医疗制度的意见》(国办发[2003]3号)的发布,新型农村合作医疗开始试点,截止到2009年年底,参加新农合农民达到8.33亿人,参合率为94%。

与传统合作医疗制度相比,新型农村合作医疗制度的特点可以概括为:

(1) 在筹资机制上明确政府的责任;

(2) 在保障机制上明确保障重点是"大病";

(3) 在管理体制上明确以县(市)为单位进行统筹;有别于传统合作医疗的"村办村管"、"村办乡管"、"乡村联办"等较低层次的统筹管理体制。

为了保证制度的稳定性,《意见》明确了"农民为参加合作医疗、抵御疾病风险而履行缴费义务不能视为增加农民负担"。与此同时,中央相关文件还就"加大监督力度"、"明确合作医疗和医疗救助及商业保险之间的关系"等问题提出了指导性意见。

(三) 农村初级卫生保健

初级卫生保健的雏形起源于中国。毛泽东所倡导的农村卫生、大众卫生、国民卫生运动,其基本思想和方法与初级卫生保健思想完全吻合。当它被世界卫生组织采纳并向全世界推广后,实质上已成为全球卫生领域的一场思想革命。

自1978年世界卫生组织向全球提出"2000年人人享有卫生保健"的战略目标后,中国政府积极响应。1983年,我国政府郑重承诺"我国将作出努力响应世界卫生组织提出的'2000年人人享有卫生保健'的战略目标,要努力在中国尽早实现这个目标。"1988年再次声明"'2000年人人享有卫生保健'是世界卫生组织提出的全球性战略目标,我国政府已宣布支持世界卫生组织为之所做出的一切努力,把保护农民健康纳入社会经济发展总体目标,使卫生事业与经济的发展同步增长"。在此后的第七届、八届、九届全国人大历次会议上的《政府工作报告》,多次提到要继续实施初级卫生保健,保证"2000年人人享有卫生保健"规划目标的实现。

中国自1980年开始的"农村初级卫生保健",主要工作是完善农村三级医疗卫生预防保健网,加强对乡村医生队伍的正规培训,改善农村卫生设施与环境卫生等。在进行试点的基础上,制定了《我国农村实现"2000年人人享有卫生保健"的规划目标》、《初级卫生保健工作管理程序》和《"2000年人人享有卫生保健"评价标准》,于1990年由卫生部、国家计委、农业部、环保局、爱委会5部委联合下发执行。1991年,《中华人民共和国国民经济和社会发展十年规划和第八个五年计划纲要》要求,"到1995年,使全国50%的县达到《我国农村实现'2000年人人享有卫生保健'的规划目标》的低限标准;争取1996—2000年再有50%的县实现规划目标。"

2002年卫生部等7部委联合发布了《中国农村初级卫生保健发展纲要(2001—2010年)》,2007年11月,为纪念阿拉木图宣言发表30周年,卫生部与世界卫生组织在北京联合举办了"中国初级卫生保健发展国际研讨会",会上卫生部代表中国政府发出《北京倡议》,明确初级卫生保健是政府的责任,并对今后中国农村初级卫生保健发展作出承诺。

从总体上看,中国农村初级卫生保健取得了很大成绩。到1995年年底,全国1542个县(市、区)达到或基本达到《规划目标》的要求,占全国2404个农业县(市、区)的64%。北京、上海、天津已经全面实现了《规划目标》,中西部地区许多省份的初级卫生工作也有了很大的进展。

但近些年随着国内外政策环境的变化,尤其受国际上"新自由主义"思潮的影响,"初保"在工作中已鲜有提及。2008年的世界卫生报告《初级卫生保健:过去重要,现在更重要》(Primary Health Care: Now more than ever)再提初保,认真分析初保所遵循的"大卫生观、政府主导、部门协调、群众参与"的理念及其基本原则,与当前新医改的指导思想是不谋而合的,实事求是地总结几十年来我国初保的策略和措施、经验教训,对推动新一轮医改、建立健全"覆盖城乡居民的基本医疗卫生制度"不无裨益。

(王志锋 陈娟 简伟研)

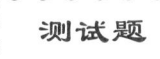

一、名称解释

1. 公共政策主体
2. 公共政策客体
3. 政策环境
4. 政策评价

二、单选题

1. 以"管理职能"为中心内容界定"公共政策"的代表人物是
   A. 泰罗和法约尔
   B. 拉斯维尔和安德森
   C. 斯密和马歇尔
   D. 孙光和陈振明
   E. 威尔逊和伊斯顿

2. 下列对公共政策与公共管理的关系表述最不正确的是
   A. 公共政策是公共管理的政策基础
   B. 公共政策是另一种形式的战略管理
   C. 公共政策与公共管理是完全独立的两套体系
   D. 公共政策过程即是公共管理的过程
   E. 公共政策功能体现了其公共管理功能

3. 在政策制定的程序中,促使关键问题能够优先进入政策议程成为政策问题的步骤称为
   A. 政策问题确认
   B. 政策问题根源分析
   C. 政策方案研制
   D. 政策执行
   E. 确定政策去向

三、简答题

1. 简述公共政策的功能。
2. 1996年,《中共中央、国务院关于卫生改革与发展的决定》明确了新时期我国的卫生工作方针。请简述我国新时期的卫生工作方针。
3. 简述政策方案可行性论证的阶段和步骤。
4. 简述政策问题根源分析的基本任务。

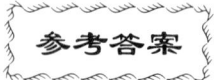

参考答案

一、名称解释

(略)

二、单选题

1. E   2. C   3. A

三、简答题

1. 答：公共政策的功能包括四个方面：指导功能、协调功能、控制功能和分配功能。

2. 答：我国新时期的卫生工作方针是：以农村为重点，预防为主，中西医并重，依靠科技与教育，动员全社会参与，为人民健康服务，为社会主义现代化建设服务。这个指导方针的核心是为人民健康服务，为社会主义现代化建设服务。

3. 答：政策方案可行性论证分为三个阶段，即准备阶段、实施阶段和结束阶段。在准备阶段，需要确定论证对象、制定论证计划和筹集与配置论证资源；在实施阶段，需要进行可行与否判断、确认可行方案并进行可行方案择优；在结束阶段，撰写可行性论证报告，并进行优选方案的抉择。

4. 答：政策问题根源分析需完成以下四个方面的基本任务：①如何运用卫生系统运作规律，定性推论特定政策问题的影响因素；②运用卫生系统运作规律中这些因素的关系，总结、推论和归类问题的根源、直接影响因素和间接影响因素；③总结在根源的作用下和影响因素的促发下，特定问题的发生、发展和演变过程，以及潜在危害，即问题的形成机制；以及④如何定量模拟和论证政策问题的形成机制。

第三章 卫生组织管理

> **学习目标**
> 1. 掌握组织和组织工作的概念；掌握基本的组织结构类型及其特点。
> 2. 熟悉组织制度与组织文化的作用意义及关系；熟悉组织分析的基本逻辑；熟悉中国卫生行政、卫生服务组织的结构和特点。
> 3. 了解中国社会卫生组织。

第一节 组织的基本理论

一、组织的概念和基本特征

在现实世界中，有很多事情是需要集合多个人的力量来完成的。为了一定的目标，将不同人和资源有机地结合起来，往往会产生"组织"；而这个产生组织的过程便是"组织工作"。由此可见，"组织"有"动词性"和"名词性"。其动词性是指"组织工作"的过程，而其"名词性"则是组织工作的结果，即形成结构性的组织。管理是在"组织"中发生的，因而，组织是管理的"载体"。

从管理工作的实践过程看，组织诞生的基本动力是为了完成既定的目标，而组织工作是将这个"高端"的目标落实成为若干个可操作的具体工作，然后配备相应的资源。因此，组织工作也可以看做是组织目标的"解码"。值得注意的是，相同的组织目标可以有若干种不同的"解码"方法，具体的环境和条件不同，需要不同的"解"与之相适应，于是便出现了形形色色的组织；很多组织的组织目标相近，组织形态却迥异。

组织是为了实现组织目标而存在的。高端的组织目标分解成为具体的工作后，便形成若干个"岗位"，每一个岗位都有相应的工作职责，同时配备有相应人、财、物的支持，不同的岗位分工合作，为达成共同的目标而努力。可见，每个组织都有自己的结构，不同构件又都有特定的功能。事实上，"组织目标"、"组织结构"和"组织功能"是组织的基本特征。目标是组织的愿景和任务；功能是实现愿景和任务的方法和手段；结构则是这些功能得以实现的物质基础。

二、组织的结构

一个组织内部主要的角色有三个：命令者、报告者和参谋人员。命令者决策并发出指令；报告者执行指令并向命令者报告；参谋人员不直接发布指令，却影响决策和指令。不同的组织当中，命令、报告和参谋的关系不同，形成不同的组织结构。

组织结构的基本形态有三种：直线型组织、直线参谋型组织和矩阵型组织。图3-1展示了一个三层结构的组织，高层是医院院长，中层是各科主任，基层是各科医生。（a）是直线型组织，在此组织中，高层与中层的关系是单线的命令与报告关系；中层与基层之间同样如此；医院院长与基层医生之间没有直接的命令和报告关系。

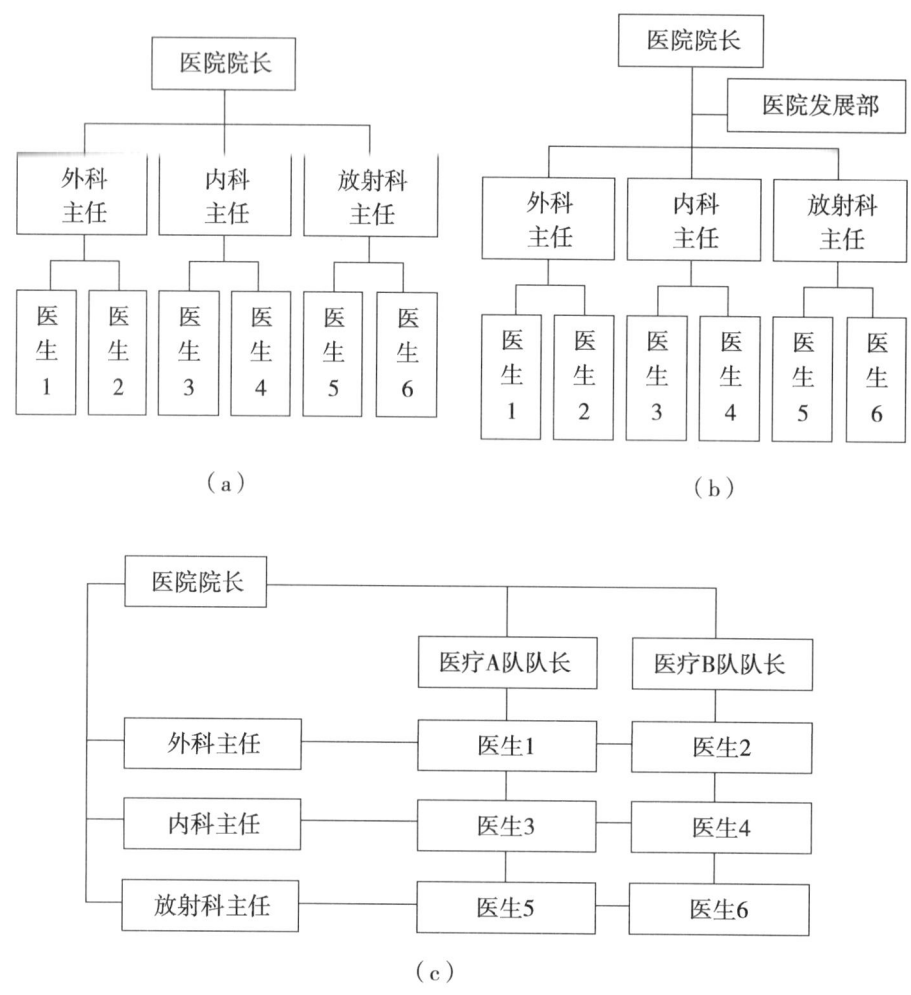

图3-1 三种基本的组织形态

(a. 直线型组织；b. 直线参谋型组织；c. 矩阵型组织)

假定这个组织新成立了一个"医院发展部"，其职责是辅助院长进行决策。从部门职能来看，医院发展部并不直接对科室主任和（或）医生发布指令，也不直接接受他们的报告，但医院发展部的工作却对决策和指令产生影响（如图3-1中b所示）。此时的组织形态成为"直线参谋型组织"。

假设当地发生了突发事件，这个医院需要临时组建两个医疗队承担现场救援任务。医院决定选拔两个"医疗队队长"，并从外科、内科和放射科抽调医生参加医疗救援工作，便形成了如图3-1中c的组织形态。在这样的组织中，每一个医生既要向原来的科室主任负责，又要向所在医疗队的队长负责。这样的组织成为"矩阵型组织"。如果说直线型组织是"单线"的命令报告关系，矩阵型组织中则是"双线"的命令报告关系。

总而言之，组织结构形态实质上是组织中命令和报告关系的表现形式。直线型、直线参谋型和矩阵型这三种基本形态在真实世界的组织中有不同的组合和变形，形成真实世界中多种多样的组织形态。

值得注意的是，不同的组织形态并无绝对的"好坏"之分。直线型组织中命令报告关系简单明了，但是在组织规模增大以后，层级数量增加，会影响组织中信息传导的速度和质量，从而使组织反应性受限。是否设立参谋的岗位，是看决策工作的难度和强度，不同的决策者需要根据面临的决策环境做出选择。随着社会经济的发展，"项目"越来越多，矩阵型组织也越来越普遍。这种组织是在应对项目工作的实践中产生的，在项目工作中发挥了积极的作用。然而，这种组织中关系较为复杂，多头管理，协调成本较高。可见，组织形态的选择需要根据组织目标的需要和当时当地的实际情况而定；组织目标一旦改变，或是组织内外部条件发生变化，组织形态需要做出相应的调整，这就是所谓的"组织变迁"。

影响组织形态的因素繁多，但有两条原则是值得关注的：第一，通过提高高层和中层管理者的本领，提升管理幅度①，并恰当运用现代技术（如信息科技），可以减少组织的层级，从而提高组织的反应性，此即为"组织的扁平化"；第二，更重要的是，尽管组织结构的出现是由于分工的需要，但分工不是目的（只是不得已而为之），彼此协作完成组织共同目标才是关键，因此，必须通过组织制度和组织文化强化部门之间的合作。

三、组织制度和组织文化

组织得以保持稳定和正常运转，归功于组织制度和组织文化；前者是看得见、摸得着"规则"，明确要求组织成员遵守和执行；后者则看不见、摸不着，是需要感知的"约束"，是组织成员共同的价值观和信念。

组织是组织目标的具体化后形成的岗位结构，因此，组织制度的核心内容便是各个岗位的职责和权力。一般来说，岗位的权责是经过一定的正式程序赋予的；每个岗位都有相应的职责表。例如，香港特别行政区首长由国务院通过委任状的方式正式任命。香港特区《基本法》对香港特首的权责有明确的规定，包括："领导香港特别行政区政府；执行香港基本法和香港特别行政区法律；签署、公报并向中央人民政府备案由香港立法会通过的法案和政府的行政指令；建议中央任命或免去主要官员、各级法院法官及公职人员的职务；赦免或减轻刑事罪犯的刑罚及处理请愿、申诉事项……"

文化可以理解为是一个群体的价值观，常常表现为这个群体对某些事物有着共同认知和喜恶。文化的表征可能是衣着、仪式等。文化有时间性（如商周文化、秦汉文化）和地域性（如地域文化）。组织是在某个特定的时间和特定的地点出现的相互关联的人财物组合，因而，组织内部往往会有其独特的"文化"。

对于组织文化，以下几点值得注意：① 文化可以理解为是为了保障这个组织的生存和发展，成员之间形成的一种"默契"；②文化的形成是一个长期的过程，比建立制度困难得多；③领导者对组织文化的形成起着举足轻重的作用；④文化形成一种氛围，与之不协调者会感觉不舒服；⑤与有形的"制度"相比，文化约束更为含蓄，但往往更为有力。

另一个值得注意的问题是，组织制度和组织文化之间应该是彼此协同的关系。一个组织

---

① 管理幅度（span of management）是指一名主管人员有效地管理其直接下属的人数。

的组织制度确定岗位职责的过程实质上明确了组织成员的分工。然而，如前所述，分工是手段而非目的，只有保障组织成员之间的协同合作，才可能达成组织目标。而促进组织成员之间的合作往往需要靠组织文化来完成。总而言之，无论是制订组织制度还是建立组织文化，都需要从组织目标的高度出发；组织目标解码的方式是制订组织制度的依据；弥合岗位之间"三不管地带"，减少各个职能部门的本位主义，则是建立组织文化的基本出发点。

第二节　卫生组织的基本框架

一、卫生组织的目标和实现路径

组织过程是组织目标的"解码"，因此，要认识卫生组织，需要从卫生组织目标开始。关于卫生组织的目标不同人有不同的阐述。对于依靠提供卫生服务而谋生的提供者而言，其目标可能是获取更多收益；对于一些非营利社会卫生机构而言，其目标可能定位于社会效益上面；对于政府建立的公立机构而言，其目的可能是完成政府的指令。从卫生系统的高度，有学者提出将提升本地人民的健康水平作为最终目标。而有些学者则考虑到"目标"的可测量性，提出所谓的"绩效指标"，用于判断卫生组织绩效，进而引导卫生组织合理确定自身的目标。绩效指标也多种多样，有些指标关注卫生服务的提供（如卫生服务的可及性），有些指标则强调卫生服务的结果（如期望寿命、孕产妇死亡率等指标的变化）；有些指标强调服务对象主观的"满意度"；有些则强调客观的健康状态。

考虑到"健康"的不容易度量，而且，影响健康的因素超过"卫生组织"的范畴，本章对卫生组织目标的阐述是"提供适宜的卫生服务"。换句话说，卫生服务是卫生组织的核心产品；卫生组织的管理工作是为了保障这一核心产品合理而有效地提供。这一目标与"健康"的主要联系与区别是，卫生服务影响着健康，但健康不完全决定于服务。同时，这一目标强调卫生组织所提供服务的"适宜性"，即卫生组织的目标是基于当时当地的条件，从服务对象的健康出发，提供符合其健康需要的服务，而非以"盈利"为目的。再者，与服务对象的主观满意度相比，"适宜性"是较为客观的指标。

确定了卫生组织的目标后，紧接着一个问题便是如何去实现这样的目标。分析实现目标途径的方法有很多，本节从管理学中基本的"投入-产出"思维出发。从"投入-产出"的角度，卫生组织要提供适合的卫生服务，遵循以下的逻辑：为了产出卫生服务（包括公共卫生服务和医疗服务），需要有人力、财力、物力等资源的投入；同时，需要有相应的药品和设备支持系统，辅助其服务提供；为了让这个卫生服务的"生产"过程更为高效，并且保持卫生服务的适宜度，需要有"监管"（图 3-2）。换言之，卫生组织要实现其提供适宜卫生服务的目标，必须进行筹资、服务、支持和监管四项基本工作。

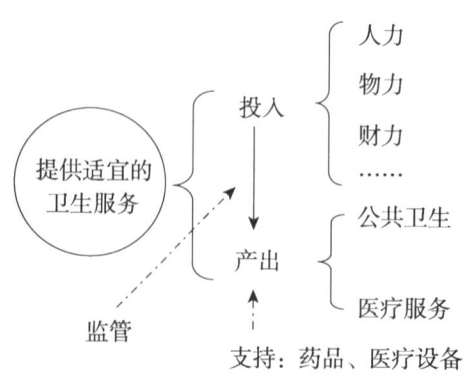

图 3-2　从"投入-产出"的角度解码卫生组织的目标

二、卫生组织的结构和功能

组织目标实现途径的分析过程，实质上是解码组织目标的过程。在上述分析的基础上，可以进一步推知卫生组织的基本结构。既然要实现卫生组织的目标需要做筹资、服务、支持和监管四项基本工作，那么，一个卫生组织的内部就至少需要四个不同的职能部门，分别承担筹资、服务、支持和监管的职能；对于某些基本职能，根据实际需要可能有更细的分工，如人力、财力和物力等不同资源的筹资调配可能由不同的分支部门负责。

从宏观层面看，如果将一个国家国民健康或接受的卫生服务作为观察指标，那么，可以借助上述对卫生组织的分析手段来分析这个国家的卫生系统。以当前的中国为例，各级教育部门、卫生部门、人事部门和各级编制委员会（办公室）在卫生人力培养和准入上发挥各自的作用，从而影响卫生人力规模和质量；各级财政部门、卫生部门和发展与改革委员会，通过相关的政策制度影响卫生基础设施和硬件的投入，从而影响卫生组织的物力动员；卫生组织的财力则与各级财政部门、人力资源与社会保障部门密切相关。基本的公共卫生服务由社区卫生服务机构提供，各级疾病预防控制中心（CDC）负责技术指导，高技术的检测工作也由 CDC 的实验室完成。医疗服务由医院和社区卫生服务机构提供。药厂、器械商等机构在卫生服务过程中提供药品和医用材料作为支持。各级卫生行政部门在卫生服务过程中发挥监管的职能。

表 3-1 当前中国卫生相关部门和机构的职能分工

	基本职能	相关部门和机构
资源动员	人力	卫生部门、教育部门、人事部门、编制委员会
	物力	财政部门、卫生部门、发展与改革委员会
	财力	财政部门、人力资源与社会保障部门
服务	公共卫生服务	疾病预防控制中心、社区卫生服务机构
	医疗服务	医院、社区卫生服务机构
支持		药厂、器械商
监管		卫生部门、中医药管理局

从微观层面讲，任何一个卫生相关组织也会涉及筹资、服务、支持和监管四类基本职能，因而在组织结构上出现承担这些职能的部门。不同卫生组织在具体工作上有不同的侧重，有些组织以服务为主，因而提供服务的部门较为强大；有的则以监管为主，于是在监管工作上出现更多的分支部门。以医院为例，医院的临床科室是提供医疗服务的部门，也是医院的主体；医院的计财处、经营处等职能部门主管医院的筹资相关事宜；医院的药剂科、装备处等部门负责药品和设备；医政处（科）、监察部等职能部门负责医院内部的监管。

总而言之，基于"提供适宜卫生服务"的目标定位，卫生组织的基本结构包含筹资、服务、支持和监管四个基本职能。从宏观层面看，一个国家的卫生相关部门和机构是执行这些职能的主体；在微观层面上，即具体卫生组织的内部结构，同样会有这样的职能分工。值得注意的是，微观层面不同的卫生组织在其主要职能上不同，因而，在组织结构上有很大的差别。具体而言，第一，该职能将成为构成这个组织的组织目标，于是，围绕这个具体的组织目标，再进行"解码"，形成具体的组织结构；第二，体现该组织主要功能的部门分工比较细致，结构也比较复杂。

三、卫生组织的分类

在宏观层面上，如果将一个国家或地区的卫生系统看做一个大的"卫生组织"，当地的卫生相关部门和机构分工执行筹资、服务、支持和监管功能，共同支撑这个卫生系统达成"提供适宜卫生服务"的目标。在中观和微观层面上，这些卫生相关部门和机构都可以作为"独立"的卫生组织进行分析。由于这些部门和机构具体的职能不同，于是便出现了卫生组织的分类问题。遵循上述的组织目标解码结果，卫生组织可以分为筹资、服务、支持和监管四类。

不过，中国目前的行政部门和机构设置并没有按照这种分类来分工，存在职能交叉，比如筹资部门包括财政、保障、卫生、发改委等多个部门。因此，简单起见，习惯上把行政职能局限于卫生领域的政府机构称作卫生行政部门，其他与卫生相关但职能并不局限于卫生的部门称作卫生相关部门；提供卫生服务机构称作卫生服务机构。另外，还有些社会组织并非行政机构也非专业的卫生服务机构，却在卫生服务组织和提供过程中发挥着作用，称为社会卫生组织。从经费来源看，卫生行政组织属于财政全额拨款单位；卫生服务组织中，提供公共卫生服务的疾病预防控制机构属全额拨款单位，而多数的公立医院属于差额拨款单位；社会卫生组织多数依靠捐赠或者会员费作为主要经费来源。在以下的内容中将会分别介绍中国的卫生行政组织、卫生服务组织和社会卫生组织。

第三节 中国卫生行政组织

一、中国卫生行政组织结构

专职于卫生领域的政府行政机构，称为卫生行政组织。在中国目前的行政体制下，主要的卫生行政组织包括卫生部和各级卫生局、各级中医药局和各级人口与计划生育委员会（简称"计生委"）。根据政府组织法规定，国家卫生行政机构按行政区划设立。中国的各级人民政府均设有卫生行政组织机构，这些机构受各级政府领导，受上级卫生行政机构指导。各级卫生行政机构设置见图3-3。

图3-3中除了列出各级政府的卫生行政部门以外，还相应地列出了与卫生有关的其他行政部门，一部分部门是国务院管理的部、委、办（如国家计划生育委员会）。国务院直属机构分为三个层次，委员会级别最高，其次是部，再次是局，在图3-3中也表示出这种级别关系。另一部分部门是卫生部管理的局，如国家中医药管理局。下面分别介绍国家卫生部、省（自治区、直辖市）卫生厅（局）、地（市）卫生局、县（区）卫生局的部门和职能、直属单位；与卫生有关的其他行政部门。

中央层面的卫生行政组织按照职能分工形成各自的内部结构，卫生部、国家中医药局和国家计生委都下设司，司又下设处。地方层面的卫生行政组织在组织结构上往往参照中央单位的机构设置来设置自身的处和科，如卫生部设有"医政司"，地方卫生局则对应设置"医政处"。这些"对口"的部门具体体现上级部门对下级部门"指导"与"被指导"的关系。

值得注意的是，从图3-3展现的架构来看，高层（国务院和部级单位）是直线型组织结构，部级单位之间的协同可以通过国务院来解决（事实上，无论卫生部、国家中医药局还是国家计生委，在其"机构职责"的最后一条都是"承办国务院交办的其他事项"或类似阐述）。而在地方层面则更像矩阵型组织结构，地方卫生行政组织受当地政府领导，同时受上级机构指导。因此，在地方层面，上级部门与地方政府的协同显得尤为重要，否则就会出现所谓的"条块分割"、"政令不通"的情况。

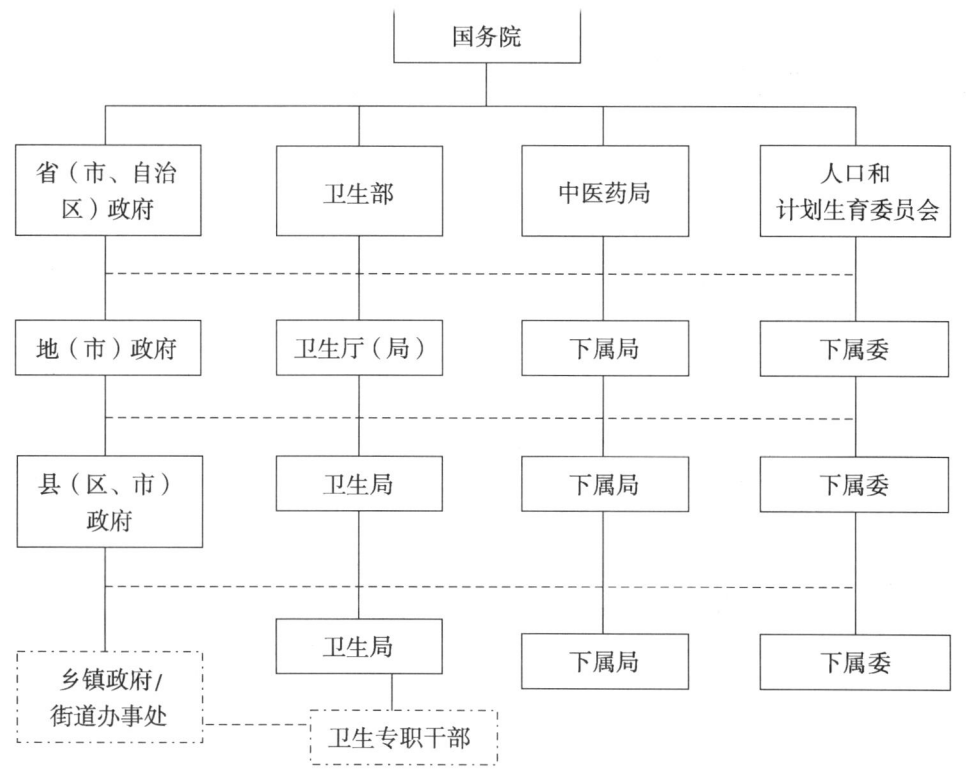

图 3-3 中国卫生行政机构设置
（虚线代表领导关系，实线代表业务指导关系）

二、各级卫生行政部门的主要职能

卫生行政部门的职责主要是与卫生相关的计划、组织和协调工作，具体如下：

1. 资源配置

卫生资源配置的引导和调整，一直是卫生部门的核心工作。目前，从卫生部到地方卫生局，都将"统筹规划和协调卫生资源配置"作为中心工作之一，卫生部着眼于全国，更多是从规划上着手；地方卫生局着眼于辖区，在"实权"更容易体现。例如，卫生部在统筹规划卫生资源的职能是"指导区域卫生规划的编制和实施"和"组织制定并实施农村卫生发展规划和政策措施"；而在地方层面则是地方卫生行政部门对辖区卫生人力、物力和财力的直接"干预"。卫生人力的干预体现为"制定卫生系统人才培养、科教工作和科研规划。组织辖区卫生专业技术资格考试报名工作。依法监督检查本系统职工教育"和"依法对辖区内执业医师、护士进行登记、注册审批"①。对物力的直接干预体现在"负责依法实行医疗机构和装备贵重医疗设备许可证审批，并实施监督管理"。对财力的直接干预体现在"编制卫生系统预决算，负责对局属单位预决算、财务收支等情况进行监督审计"。

2. 公共卫生

对公共卫生措施的干预是各级卫生行政部门另一个重要职能。同样，在卫生部层面，主要负责规划和信息管理工作，包括："制定社区卫生、妇幼卫生发展规划和政策措施，规划并指导社区卫生服务体系建设，负责妇幼保健的综合管理和监督"、"制定实施重大疾病防治规划与策略，制定国家免疫规划及政策措施，协调有关部门对重大疾病实施防控与干预，发布法定报告传染病疫情信息"和"制定卫生应急预案和政策措施，负责突发公共卫生事件监测预警和风险评估，指导实施突发公共卫生事件预防控制与应急处置，发布突发公共卫生事件应急处置信息"。在地方卫生行政部门，除了制定辖区内公共卫生规划和卫生信息管理外，重点落实各项公共卫生举措，包括："组织对重大疾病的综合防治工作；对食品、公共卫生、饮用水、学校卫生、职业病、放射性防护的卫生监督管理"、"依法对从事婚前医学检查、遗传病诊断、产前诊断、助产、计划生育技术的单位和人员进行管理"，等等。

3. 卫生监管

卫生部强调"指导规范卫生行政执法工作，按照职责分工负责职业卫生、放射卫生、环境卫生和学校卫生的监督管理，负责公共场所和饮用水的卫生安全监督管理，负责传染病防治监督"，以及"负责医疗机构（含中医院、民族医院等）医疗服务的全行业监督管理，制定医疗机构医疗服务、技术、医疗质量和采供血机构管理的政策、规范、标准，组织制定医疗卫生职业道德规范，建立医疗机构医疗服务评价和监督体系。"。在地方层面的工作更为具体，例如，省卫生厅和直辖市卫生局"负责有关行政复议受理和行政诉讼应诉工作"；地方的卫生局"负责监督医疗质量和技术规范的实施"；有些卫生局甚至"依法管理医疗机构内部临床药事工作"。

4. 其他工作

卫生部的主要职能还包括协调中西医共同发展、医药卫生领域科技发展的规划与组织、中央保健对象的医疗保健工作等。地方卫生局的职能还包括当地的血液管理。

值得注意的是，卫生行政部门的职能受社会经济发展和宏观政策环境的影响，因而，不同时期卫生行政部门的职能有差异。例如，在当前新一轮医药卫生体制改革的背景下，卫生部的职能中强调"拟订卫生改革与发展战略目标、规划和方针政策"、"建立国家基本药物制度并组织实施，组织制定药品法典和国家基本药物目录"等内容。在地方卫生局的职能中，也添加了"研究指导区属医疗卫生机构进行医药卫生体制改革"等相关内容。

三、各级中医药局的主要职能

各级中医药局主要承担与中医药相关的卫生行政工作。其主要工作是与中医药相关的资源配置、准入和监管。例如，国家中医药局强调"拟订中医药和民族医药事业发展的战略、规划、政策和相关标准，起草有关法律法规和部门规章草案，参与国家重大中医药项目的规划和组织实施"、"组织拟订中医药人才发展规划，会同有关部门拟订中医药专业技术人员资格标准并组织实施"、"组织开展中医药国际推广、应用和传播工作，开展中医药国际交流合

---

① 本节中引用的资料均来自中央和地方卫生行政部门的网站。

作和与港澳台的中医药合作"等。在地方层面，除了辖区范围内的资源规划和协调，主要工作是上级规划的落实，例如，"负责本市设置中医、中西医结合、民族医医疗机构的资格审批和监督管理，承担中医医疗、预防、保健、康复、护理及临床用药等的监督管理责任，执行中医人员执业资格制度"、"指导并组织实施本市农村卫生、社区卫生服务中的中医药工作"等。

中医药是传承中国特色的医药技术，因而，中医药局另一项特色工作是"组织开展中药资源普查，促进中药资源的保护、开发和合理利用，参与制定中药产业发展规划、产业政策和中医药的扶持政策，参与国家基本药物制度建设"和"承担保护濒临消亡的中医诊疗技术和中药生产加工技术的责任，组织开展对中医古籍的整理研究和中医药文化的继承发展，提出保护中医非物质文化遗产的建议，推动中医药防病治病知识普及"。

中国卫生工作方针强调"中西医并重"。这一点在卫生行政机构及中医药局的机构职责中也有所体现。例如，国家中医药局的"机构职责"中有"承办……卫生部交办的其他事项"的条款；地方中医药局的"机构职责"中也有"承办……（同级别）卫生局交办的其他事项"。

四、各级人口与计划生育委员会的主要职能

计生委的主要工作职责是与人口和计划生育相关的计划、组织和协调工作，具体如下：

1. 研究与规划

拟订人口发展规划草案，研究人口发展战略，提出统筹解决人口问题的目标和任务建议，研究提出人口与经济、社会、资源、环境协调可持续发展的政策建议；起草人口和计划生育工作的法律法规草案和政策规定；研究提出促进人口有序流动、合理分布的政策建议，制定流动人口计划生育服务管理规划。

2. 组织

实施人口和计划生育中长期规划、年度计划和事业发展规划，对人口和计划生育规划执行情况进行监督和评估，稳定低生育水平；组织实施计划生育科学研究的总体规划，依法管理人口和计划生育技术服务工作，依法公布有关计划生育科学研究、技术服务重要信息，负责计划生育统计、信息分析工作，研究和依法规范计划生育药具管理制度；组织开展人口和计划生育宣传教育工作；推动实施计划生育的生殖健康促进计划，提高人口素质，协同有关部门降低出生缺陷人口数量。

3. 协调

负责协调推动有关部门、群众团体履行人口和计划生育工作相关职责，促进人口和计划生育方针政策在教育、卫生、文化、就业和社会保障等工作中的衔接配合，会同有关部门提出促进出生人口性别平衡的政策措施。

4. 监测

推动建立流动人口计划生育信息共享和公共服务工作机制；监测人口和计划生育发展动态，提出发布人口和计划生育安全预警预报建议，负责人口和计划生育的信息综合及信息化建设。

第四节 中国卫生服务组织

一、中国卫生服务组织的类型

专职向民众提供卫生服务的组织称作卫生服务组织。在中国，卫生服务机构有四类：疾病预防控制机构（CDC）提供公共卫生服务；医院提供医疗服务；妇幼保健院提供妇幼卫生服务；社区卫生服务机构在基层提供初级卫生服务。目前，这些组织中，CDC、妇幼保健、社区卫生服务机构及大部分的医院都是公立机构。这些公立机构往往按照行政区划设置，例如，CDC系统包括国家、省、地市和区县级；妇幼保健机构有省、市和区县级；医院也有卫生部直属的医院、省级医院、市属医院和区县属医院（图3-4）。在机构职能上看，CDC与医院交叉的部分较少，但妇幼保健机构与CDC和医院分别有职能交叉之处。

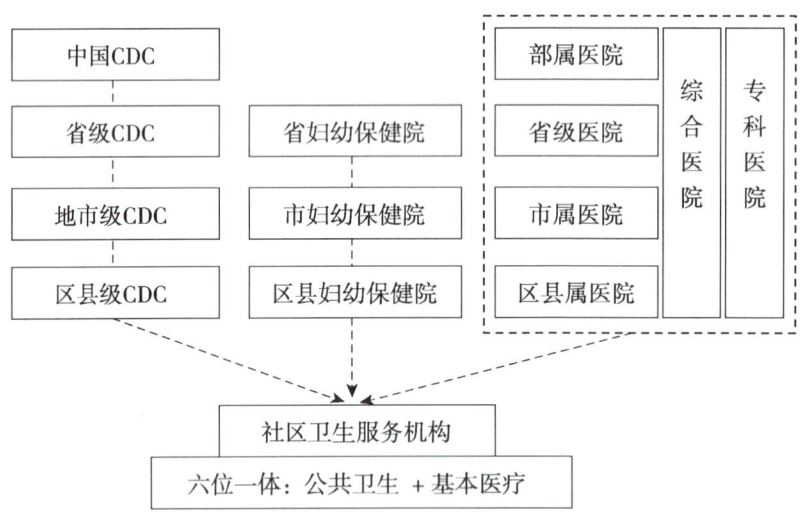

图3-4 中国卫生服务组织的基本结构

二、疾病预防控制中心

根据卫生部2008年印发的《各级疾病预防控制机构基本职责》，疾病预防控制中心（CDC）基本职责和主要工作任务包括七项：

1. 疾病预防与控制。开展疾病监测，研究传染病、寄生虫病、地方病、非传染性疾病等疾病的分布，探讨疾病的发生、发展的原因和流行规律，提供制订预防控制策略与措施的技术保障组织实施疾病预防控制工作规划计划和方案，预防控制相关疾病的发生与流行。

2. 突发公共卫生事件应急处置。开展突发公共卫生事件处置和救灾防病的应急准备，对突发公共卫生事件灾后疫病进行监测报告，提供预测预警信息开展现场调查处置和效果评估。

3. 疫情及健康相关因素信息管理。管理疾病预防控制信息系统，收集、报告、分析和评价疾病与健康危害因素等公共卫生信息，为疾病预防控制决策提供依据，为社会和公众提供信息服务。

4. 健康危害因素监测与干预。开展食源性、职业性、辐射性、环境性疾病监测，调查处置和公众营养监测与评价，对生产、生活、工作、学习环境中影响人群健康的危害因素进行监测与评价，提出干预策略与措施，预防控制相关因素对人体健康的危害。

5. 实验室检测检验与评价。研究、应用实验室检测与分析技术，开展传染性疾病病原微生物的检测检验，开展中毒事件的毒物分析，开展疾病和健康危害因素的生物、物理、化学因子的检测，鉴定和评价为突发公共卫生事件的应急处置、传染性疾病的诊断、疾病和健康相关危害因素的预防控制及卫生监督执法等提供技术支撑，为社会提供技术服务。

6. 健康教育与健康促进。开展健康教育、健康促进，普及卫生防病知识，对公众进行健康指导，协同有关部门和组织，对公众不良健康行为进行干预，促进公众掌握自我保健与防护技能。

7. 技术管理与应用研究指导。开展疾病预防控制工作业务与技术培训，提供技术指导、技术支持和技术服务，开展应用性研究，开发引进和推广应用新技术、新方法，指导和开展疾病预防控制工作绩效考核与评估。

不同级别的 CDC 围绕上述中心工作，"纵向"的分工主要体现在国家和省级进行"规划"及"制订方案"的工作较多，市级 CDC 重视对上级 CDC 相关规划和方案的"落实"，而县级 CDC 则更注重"执行"这些规划和方案。例如，在慢性非传染病的控制工作上，国家和省级 CDC 在"城市社区和农村基层卫生服务机构建立居民健康档案，开展疾病综合防控"的技术指导和方案设计上起主导作用；而对于"死因登记、报告和管理"、"病情和行为危险因素监测"以及"社会、心理、行为等危险因素干预"等具体工作则由市和县 CDC 具体落实和执行。

三、妇幼保健机构

根据 2006 年 12 月卫生部印发的《妇幼保健机构管理办法》，各级妇幼保健机构是由政府举办，不以营利为目的，具有公共卫生性质的公益性事业单位，是为妇女儿童提供公共卫生和基本医疗服务的专业机构；遵循"以保健为中心，以保障生殖健康为目的，保健与临床相结合，面向群体、面向基层和预防为主"的妇幼卫生工作方针。可见，面向妇女儿童提供公共卫生服务和基本医疗服务是各级妇幼保健机构的基本职责。

具体而言，根据《妇幼保健机构管理办法》，妇幼保健机构负责的公共卫生服务包括：①掌握本辖区妇女儿童健康状况及影响因素，协助卫生行政部门制定本辖区妇幼卫生工作的相关政策、技术规范及各项规章制度；②负责指导和开展本辖区的妇幼保健健康教育与健康促进工作；组织实施本辖区母婴保健技术培训，对基层医疗保健机构开展业务指导，并提供技术支持；③负责本辖区孕产妇死亡、婴儿及 5 岁以下儿童死亡、出生缺陷监测、妇幼卫生服务及技术管理等信息的收集、统计、分析、质量控制和汇总上报；④开展妇女保健服务，包括青春期保健、婚前和孕前保健、孕产期保健、更年期保健、老年期保健。重点加强心理卫生咨询、营养指导、计划生育技术服务、生殖道感染/性传播疾病等妇女常见病防治；⑤开展儿童保健服务，包括胎儿期、新生儿期、婴幼儿期、学龄前期及学龄期保健，受卫生行政部门委托对托幼园所卫生保健进行管理和业务指导。重点加强儿童早期综合发展、营养与喂养指导、生长发育监测、心理行为咨询、儿童疾病综合管理等儿童保健服务；⑥开展妇幼卫生、生殖健康的应用性科学研究并组织推广适宜技术。

基本医疗服务包括：妇女儿童常见疾病诊治、计划生育技术服务、产前筛查、新生儿疾病筛查、助产技术服务等，根据需要和条件，开展产前诊断、产科并发症处理、新生儿危重症抢救和治疗等。

妇幼保健机构由政府设置，分省、市（地）、县三级。上级妇幼保健机构应承担对下级机构的技术指导、培训和检查等职责，协助下级机构开展技术服务。

四、医疗机构

医疗机构提供临床服务的机构。疾病有大小之分，因而医疗服务就有了"层次性"，具体表现为有些疾病的诊断和治疗过程较为简单，有些疾病的诊断和治疗过程则比较复杂。新中国建立以后，分层次的"三级医疗网"逐步建立。1958年9月，毛主席批注《红旗》，发表《嵖岈山人民公社实行章程（草案）》，阐述了当时的农村医疗服务网："（公）社有中心医院，能够收容一般重病号；大队有门诊所，能够诊治轻病号；生产队有保健员和接生员，能够进行预防疾病、看护患者和为产妇接生的工作"。计划经济时期，城市地区的企事业单位大多数都有医疗室，处理职工及其家属的"小病"；较为严重的疾病则由医院负责诊治。1989年，中国开始实行"医院等级评审制度"。根据卫生部《综合医院分级管理标准（试行草案）》，按任务和功能的不同把医院分为三级，还根据各级医院的技术水平、质量水平和管理水平的高低，并参照必要的设施条件，分别划分为甲、乙、丙等。

一级医院面向所在社区的居民，提供基本医疗服务。目前，绝大部分的一级医院都转为"社区卫生服务机构"（详见下文），不提供住院服务。二级以上医院有住院床位，接受基层机构的转诊，诊治较为复杂的病例。一般来讲，级别越高的医院，规模和硬件设施越强大，诊治的疑难杂症也越多。换句话说，不同级别之间的医院是有"分工"的；政策上希望建立医院之间的"转诊制度"来实现这种分工。但是，目前不同级别医疗服务机构之间转诊并不顺畅。如何引导患者合理流动成为当前卫生改革的重要问题。

五、社区卫生服务机构

根据卫生部和国家中医药局2006年联合颁布的《城市社区卫生服务机构管理办法（试行）》，社区卫生服务机构以社区、家庭和居民为服务对象，以妇女、儿童、老年人、慢性患者、残疾人、贫困居民等为服务重点，开展健康教育、预防、保健、康复、计划生育技术服务和一般常见病、多发病的诊疗服务，具有社会公益性质，属于非营利性医疗机构。

针对辖区居民，社区卫生服务机构提供的公共卫生服务包括：

①卫生信息管理。根据国家规定收集、报告辖区有关卫生信息，开展社区卫生诊断，建立和管理居民健康档案，向辖区街道办事处及有关单位和部门提出改进社区公共卫生状况的建议；②健康教育。普及卫生保健常识，实施重点人群及重点场所健康教育，帮助居民逐步形成利于维护和增进健康的行为方式；③传染病、地方病、寄生虫病预防控制。负责疫情报告和监测，协助开展结核病、性病、艾滋病、其他常见传染病以及地方病、寄生虫病的预防控制，实施预防接种，配合开展爱国卫生工作；④慢性病预防控制。开展高危人群和重点慢性病筛查，实施高危人群和重点慢性病病例管理；⑤精神卫生服务。实施精神病社区管理，为社区居民提供心理健康指导；⑥妇女保健。提供婚前保健、孕前保健、孕产期保健、更年期保健，开展妇女常见病预防和筛查；⑦儿童保健。开展新生儿保健、婴幼儿及学龄前儿童保健，协助对辖区内托幼机构进行卫生保健指导；⑧老年保健。指导老年人进行疾病预防和

自我保健，进行家庭访视，提供针对性的健康指导；⑨残疾康复指导和康复训练；⑩计划生育技术咨询指导，发放避孕药具；⑪协助处置辖区内的突发公共卫生事件。

社区卫生服务机构提供以下基本医疗服务：①一般常见病、多发病诊疗、护理和诊断明确的慢性病治疗；②社区现场应急救护；③家庭出诊、家庭护理、家庭病床等家庭医疗服务；④转诊服务；⑤康复医疗服务。

第五节　中国社会卫生组织

一、社会卫生组织的角色和定位

根据1998年国务院颁布的《社会团体登记管理条例》，社会卫生组织是指中国公民自愿组成，为实现会员共同意愿，按照其章程开展活动的非营利性社会组织。概而论之，卫生社会组织的基本职能有二：

第一，作为卫生行政组织的补充，提供公共服务。关乎公众利益的事务通常由公共部门负责处理。政府作为主要的公共部门，承担者处理公共事务的职责。然而，政府提供公共服务同样受到"资源"的限制，因而会出现"春风不度玉门关"的情况。社会组织有其独特的优势，往往可以弥补政府提供公共服务不足的问题。例如，红十字会通过发动社会捐赠，成为卫生筹资的重要渠道，尤其在应对突发卫生事件和灾害时，发挥着重要的作用；再如，医疗行业的技术壁垒高，政府作为第三方实施监管需要面对"信息不对称"的问题；而医疗行业协会参与管理，可以发挥"内行管内行"的优势；同时，"行业自律"的文化一旦形成，对医疗服务提供者是强有力的约束；

第二，社会卫生组织是卫生相关利益集团表达声音的渠道。组织总是有其"组织目标"。对社会组织而言，是有着某些共同利益的人走到一起形成有结构和功能的有机体。每一个群体都有表达诉求的需要，社会组织正是满足这种需求的一个平台。

二、中国主要的社会卫生组织

1. 中国红十字会

中国红十字会于1904年成立，建会以后从事救助难民、救护伤兵和赈济灾民活动，为减轻遭受战乱和自然灾害侵袭的民众的痛苦积极工作，并参加国际人道主义救援活动。截至2009年，中国红十字会有31个省级分会、333个地级分会、2860个县级分会和新疆建设兵团分会，铁路和商业系统红十字会，香港和澳门特别行政区红十字会，有7万个基层组织，团体会员单位12万个，志愿者113.2万人，会员总数2398万人，其中青少年会员1549万人。

中国红十字会除了备灾救灾、弘扬"人道、博爱、奉献"的红十字精神、国际交往和港澳台事务等方面扮演重要角色以外，与卫生直接相关的职能体现在：首先，红十字会依法开展初级卫生救护培训和防病知识的宣传普及工作，在易发生意外伤害的行业和基层组织培训救护员，组织群众参加意外伤害和自然灾害的现场救护。第二，协助政府开展无偿献血的宣传推动工作，对先进单位和个人进行表彰。推动遗体（器官）捐献工作；开展艾滋病预防宣传和健康教育。进行卫生筹资，协助政府改善贫困乡村的医疗卫生条件，捐建农村博爱卫生院（站），培训乡村医生。

2. 中华医学会

中华医学会是全国医学科技工作者自愿组成并依法登记的学术性、公益性、非营利性法人社团；现有82个专科分会，43万余名会员，设有办事机构15个，建有医学图书馆1个，法人实体机构2个。

中华医学会的主要职能包括：

（1）医学学术研究和交流。组织重点学术课题探讨和科学考察等活动，密切学科间、学术团体间的横向联系与协作。编辑出版医学学术、技术、信息、科普等各类期刊、图书资料及电子音像制品。发展与国（境）外医学团体和医学科技工作者的联系和交往，开展与国际、台港澳地区医学学术交流与合作。

（2）医学培训和宣传。开展继续医学教育，组织会员和医学科技工作者学习业务，更新医学科技工作者医学科技知识，提高医学科学技术业务水平。开展医学卫生科普宣传、健康教育活动，提高人民群众医学卫生知识水平，增强自我保健能力。

（3）医学考核和评审。参与开展专科医师培训、考核等工作。开展医疗事故技术鉴定工作。开展医学科技项目的评价评审工作，开展临床应用新技术的评价与论证工作，开展医学科技决策论证，提出医药卫生科技政策和工作方面的建议，为政府科学决策提供依据。

（4）参与行业管理。宣传、奖励医德高尚、业务精良的医务人员。表彰、奖励在医学科技活动中作出突出贡献的会员和在学会工作中成绩突出的学会工作人员。反映医学科技工作者的意见和要求，依法维护会员与医学科技工作者的合法权益。举办为会员服务的事业和活动。

3. 中国医师协会

中国医师协会是经国家民政部登记注册，由执业医师、执业助理医师及单位会员自愿组成的全国性、行业性、非营利性的群众团体。《中国执业医师法》规定"医师可以依法组织和参加医师协会"。在此背景下，2002年1月，"中国医师协会"成立。中国医师协会的主要职能定位在"服务、协调、自律、维权、监督、管理"六个方面。具体来讲：

（1）团结和组织全国医师，贯彻执行《中华人民共和国执业医师法》；维护医师在执业活动中的合法权益，尊重和保护医师的处方、诊断和治疗权利，保障医师在执业活动中其人格尊严、人身安全不受侵犯；开展对医师的终身医学教育。

（2）履行行业协会职责，加强行业自律性管理，规范医师执业行为。主动协助卫生行政部门制定医师执业标准，建立医师培训、考核、考试体系，审查、认证医师执业资格，监督检查医师执业情况，推进我国专科医师培养和准入制度的建立；表彰奖励在医疗、预防、保健工作中做出突出贡献的医师以及优秀的协会工作人员。对违反医师执业规则和职业道德的会员以及协会工作人员予以惩戒。

（3）为会员和会员单位服务，兴办咨询服务机构。介绍推广医药新技术、新成果，创办杂志、报刊，促进医学科学技术的提高和普及；开展与国际及港澳台地区的医学交流与合作。

（4）针对医师队伍的发展现状和要求，积极开展调查研究，向政府提交研究报告，为政府制订医师队伍管理和医疗服务管理的政策、法律或法规提供科学依据；搭建医师与政府、人民群众沟通的平台，促进医师与社会各界的交流和联系，努力营造并构建和谐有序的医疗环境和医疗秩序，为人民健康提供服务保障。

4. 中国医院协会

中国医师协会是由依法获得医疗机构执业许可的各级各类医疗机构（不含农村卫生院、

卫生所、医务室）自愿组成的全国性、行业性、非营利性的群众性团体，是依法成立的社团法人。2005年年底，中国医院协会成立。其主要职能包括：

（1）参与行业管理。协助政府行政部门加强行业自律性管理，依法维护医疗行业的合法权益，维护医院及有关医疗机构及其管理人员的合法权益，努力营造和谐有序的经营环境和秩序；受卫生行政部门委托，开展医德医风、医疗质量和医疗安全等行业监督管理工作。

（2）参与技术指标和相关政策的制定和实行。协助制订行业管理规范、技术标准和开展相关评审。开展医疗行业的调查研究工作，为法律、法规和相关政策的制订以及宏观决策提供科学、客观依据。

（3）部门协调。促进医院及有关医疗机构与行政主管部门、有关社会团体、社会各界和广大人民群众的联系，促进医院及有关医疗机构之间、医院及有关医疗机构与社会有关团体之间的联系与协作、交流与合作。

（4）改善医院内部管理。开展医院管理及相关专业领域继续教育、岗位培训，提高医院管理人员的专业水平；协助建立健全医院管理人员的考核体系，进行医院管理人员从业资格培训及认证。改善与促进医院及有关医疗机构的经营管理；开展医院及有关医疗机构财务审计、资产评估，进行相关产品、服务品牌认定和其他相关业务咨询与服务。

（简伟研　宋文质）

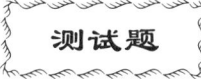

测试题

一、名称解释

1. 组织工作
2. 组织变迁

二、单选题

1. 下列对组织制度表述最不正确的是
   A. 组织制度是看得见、摸得着规则
   B. 组织制度是组织成员共同的价值观和信念
   C. 组织制度的核心内容是职责和权力
   D. 组织制度一般需要通过正式程序颁布实施
   E. 组织制度是保持组织稳定和正常运转基础之一

2. 下列对组织文化表述最不正确的是
   A. 组织文化是组织成员共同的价值观和信念
   B. 组织文化是保持组织稳定和正常运转基础之一
   C. 领导者对组织文化的形成起着举足轻重的作用
   D. 组织文化是看得见、摸得着规则
   E. 组织文化的约束含蓄但有力

3. 卫生组织要实现其"提供适宜卫生服务"的目标，必须进行一系列基本工作。这些基本工作不包括
   A. 宣传
   B. 筹资
   C. 服务
   D. 支持

E. 监管

4. 对社会卫生组织的角色和定位表述最正确的是
   A. 社会卫生组织代表卫生行政部门行使职权
   B. 社会卫生组织是私营机构
   C. 社会卫生组织是卫生相关利益集团表达声音的渠道
   D. 社会卫生组织代表了全体民众的意愿
   E. 社会卫生组织包括医疗机构和社区卫生服务机构

三、简答题

1. 简述组织结构的基本形态及其特点。
2. 简述中国卫生行政部门的主要职能
3. 简述中国卫生服务组织的类型。

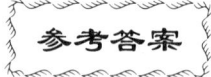

一、名词解释

（略）

二、单选题

1. B   2. D   3. A   4. C

三、简答题

1. 答：组织结构三种基本形态：直线型、直线参谋型和矩阵型。组织结构是指组织内的命令与报告关系。命令、报告和参谋是组织内三种基本角色，不同的组织结构是这三种基本角色的不同组合。单线关系是直线型结构，双线关系则形成矩阵型结构。直线参谋型组织仍然是单线关系，其中参谋不直接给予指令，但参与决策。

2. 答：中国卫生行政部门的主要职能包括：①卫生资源配置的引导和调整；②公共卫生；③卫生监管；④其他工作。例如卫生部的主要职能还包括协调中西医共同发展、医药卫生领域科技发展的规划与组织、中央保健对象的医疗保健工作等。地方卫生局的职能还包括当地的血液管理。

3. 答：专职向民众提供卫生服务的组织称作卫生服务组织。在中国，卫生服务机构有四类：疾病预防控制机构（CDC）提供公共卫生服务；医院提供医疗服务；妇幼保健院提供妇幼卫生服务；社区卫生服务机构在基层提供初级卫生服务。

第四章 卫生计划

> **学习目标**
>
> 1. 掌握计划及其相关概念，掌握制订计划的原则。
> 2. 熟悉制订计划的依据、制订计划的程序。
> 3. 了解计划的特点、种类和意义。

第一节 概述

一、计划

计划既是管理过程的首要步骤，也是管理的重要职能，制订计划是任何一个管理者都应具备的基本技能。为了使组织以及组织成员更有效地在一起工作，最主要的任务就是要明确该组织在未来一定时期的目标以及实现目标的方法，这就是计划工作的职能。

计划是对未来行动方案的一种统筹设计。从广义来讲，计划指制订计划、实施计划和检查监督评价计划三个阶段的工作过程。从狭义来讲，特指制订计划的过程，即根据实际情况，通过科学的预测，权衡客观需要和主观可能，指出在未来一定时期内要达到的目标及其实现目标的方法。简言之，任何一个完整的计划都应说明预期达到的目标是什么，有什么样的策略来确保目标的实现，有什么样的组织活动，由谁来实施，需要多少资源，在什么时间范围内达到既定目标。

二、计划的特点

1. 计划的领先性和主导性

计划的主导性既反映在管理过程中，也反映在管理职能中。美国著名管理学家戴明（W. E. Deming）在20世纪50年代提出管理过程的理论，管理活动大体经历4个阶段：计划（planning），实施（do），检查（check），总结阶段（assemble）。计划是首要的一个步骤，而其他三个步骤都与计划密切相关。计划是实施的前提和依据，也为检查提供了准则，总结也是看计划的实现程度。因此计划在管理过程中具有领先性和主导性。

管理职能包括计划、领导、指挥、协调、控制，计划工作是全部管理职能中最基本的一个职能。在卫生管理中，计划是对卫生发展各方面工作的统筹设计。它与其他四个职能有着密切联系。计划目标决定了需要什么样的组织结构，需要什么样的人员，何时需要，怎样有效地组织这些人员，同时计划提供了控制活动的标准。

2. 计划的普遍性

计划是管理职能中最基本的职能,哪里有管理,哪里就需要计划工作。无论高层次的管理,还是低层次的管理,无论什么样的工作,都需要计划。只是由于管理能级的不同,而从事不同内容的计划工作。高层管理更侧重于制定宏观的政策和策略,而基层工作更多的是活动计划,侧重于可操作性。

3. 计划的效率

任何时候,资源都是有限的,而组织的使命是无限的。在一定时间内,组织要从众多的目标中做出选择,确定最主要的目标,在此基础上,采取相应的策略和措施,以低投入获得高产出,以期有效利用有限资源,同时在特定的时间内实现组织目标,这就是计划的职能,也是计划的贡献。

三、计划的意义

1. 有利于组织目标的实现

任何一个组织都承担着一定的社会使命,而这一社会使命是通过达到一系列不同方面、不同时期的目标来实现的。如卫生部门的社会使命是保护和增进人民健康水平,而这一使命是通过控制疾病的发生、发展、和康复等一系列工作目标的实现来完成的。每个计划及派生而来的计划,明确了组织目标,同时将组织活动对准目标。它能预测哪些行动能导致最终目标的实现;哪些行动会背离目标,哪些导致相互抵消等。从而保证组织目标的实现。

2. 弥补不确定性和变化带来的问题

计划的本身是面向未来的,而未来是不确定的。计划工作的重要性就在于如何适应未来的不确定性。通过调查研究及预测分析,使未来的不确定极小化,以便更好地把握未来。

3. 有利于更经济地进行管理

由于在计划中强调了经营的效率和一贯性,所以计划使组织经营活动的费用降到最低限度,从而实现对各生产要素的合理分配,使人力、财力、物力紧密配合,发挥更大的经济效益。

4. 有利于控制

计划和控制是一个事物的两个方面,未经计划的活动是无法控制的。主管人员如果没有计划规定的目标作为测定的标准,就无法测控制活动。因为控制就是通过纠正脱离计划的偏差,使活动保持既定的方向。

四、计划的分类

计划的分类方法很多,以不同的标识就会产生不同的分类方法。常见的计划分类方法有如下几种:

(一) 按时间分

1. 长期计划 一般指十年以上,甚至更长的计划。该类计划规定了组织的使命、发展方向、战略目标,方针政策等。其特点为:时间长、宏观,强调方向性、政策性。如《中国卫生改革发展纲要》。

2. 中期计划 一般为五年的计划。涉及范围较广,周期较长,统筹安排全局的工作。如中国卫生事业第十个五年规划、××卫生发展规划等。也有一些较长周期的项目计划也属于这个范畴,如世界银行贷款项目计划等。

3. 短期计划　指短时间的工作安排及短时间内能完成的计划。一般为一年以内。其特点为：时间短，内容具体、单一，可操作性较强。一般卫生服务的计划多属于此类范畴。如××年度妇幼保健工作计划。

（二）按范围分

1. 全面工作计划　指一个组织系统所有一切工作的总体计划。
2. 专项工作计划　指为完成某项具体工作而制订的计划。任务明确，措施具体。

（三）按对执行的约束力分

1. 指令性计划　具有较强的约束力，既规定了目标，也对实现目标的具体作法都一一作了严格规定。
2. 指导性计划　只规定目标方向、要求和指标，对实现目标的手段不作硬性规定。

（四）按职能分

1. 程序　规定了工作步骤和操作顺序；如计划免疫程序、治疗规程等。
2. 实体计划　对有形的物体的设计；如医院的设计蓝图等。
3. 组织计划　侧重于组织结构、信息交流及活动安排。
4. 功能计划　为完成组织某一重要的功能而制订的计划；如各单位的财务计划就属于功能计划。

五、卫生计划

卫生计划是指以卫生资源为基础、以提高卫生服务能力为手段、以保护和发展人民健康为目的而制订的一系列行动方案。常见的卫生计划包括卫生项目计划、卫生机构计划和卫生发展计划。

卫生项目计划：是在特定的时间内，应用一定的资源，针对具体的卫生问题所采取的干预措施及其行动方案。一些国际组织（如世界卫生组织、世界银行、联合国儿童基金会等）在我国实施的各种项目的方案多属于此类计划。

卫生机构计划：为了实现组织机构的使命而制订的一系列行动方案。如医院的发展规划、疾病控制中心的发展规划等。一般来说，机构计划包括事业发展计划、人力资源发展计划和园区发展计划。

卫生发展计划：发展意味着不断进步，不断完善，不断提高的过程。世界卫生组织在《2000年人人健康全球策略》一书中写道："依照联合国大会对卫生是发展的组成部分的确认，来源于良好健康状况的人的能力必须用于持久的经济和社会发展，而经济和社会发展又必须为提高人民健康水平服务。"一般说来，卫生发展包涵了三个层面上的改进和提高：

1. 生产要素的增长，即卫生资源的增长；
2. 卫生机构提供服务能力的增长；
3. 人民健康水平的提高。

因此，卫生发展计划是从现代卫生发展的战略思想出发，在一个国家或地区的环境和资源容许的范围内，为了改善居民的健康状况，提高居民的健康水平，按照一定目标为居民提供必需的卫生服务所采取的措施，方案。常见的卫生发展计划如"中国卫生事业发展第十个五年规划"、"××地区卫生事业发展规划"等。

第二节 制订计划的原则和依据

一、基本原则

1. 整体性原则

整体原则也称系统原则,就是把规划的地区看成一个整体,考虑这个地区中各部分及其相互关系,也要考虑它与其他相关系统的关系,按照它们之间的必然联系,合理规划,统筹发展。例如卫生事业是社会大系统中的一个子系统。在制订卫生发展规划时,一定要要根据当地宏观经济环境和社会发展水平与速度,以及国民经济与社会发展规划中对人群健康的要求,确定与社会经济发展水平相适应的居民健康和卫生发展的目标、发展规模与速度。另一方面,需要将卫生事业及其各个组成部分视作相互联系的系统。卫生计划的目的是提高相应卫生系统或子系统的绩效,使得有限的卫生资源发挥更大的效率。

2. 分类指导原则

我国幅员辽阔,人口众多,各地经济发展不平衡在卫生资源的拥有量、卫生服务利用及居民的健康水平等各方面都不尽相同,在制定规划时要从本地区的具体情况出发,从居民的健康需求和卫生资源的实际拥有量出发,必须适应经济和社会发展需要,因地制宜,量力而行。经济、社会发展程度不同的地区,人民健康状况不同,面临的主要问题和挑战不同,卫生发展目标、规模和速度也应有所区别,各有侧重。

3. 前瞻性原则

任何计划都是对未来的打算。目标是预期达到的效果,是对未来行动的抉择,因此必须具有前瞻性。首先目标的确立应具有一定的高度和难度,使之具有挑战性,有奋斗的动力。但同时也应注意难易适度,否则难度太大就会令人望而生畏,因而丧失了奋斗的勇气。

4. 科学化原则

即合理可行,有科学依据,可操作。这种科学性包括需要我们在制订计划时,不但包括实事求是地做好调查研究,在此基础上科学地搞好预测,从而做出科学决策。而且包括科学地配置资源,科学地进行评价。

5. 滚动调节原则

计划是面向未来的,而未来是不确定的。由于未来的不确定性,决定了计划不可能一成不变,要随着现实的变化不断调整完善。除了形势和环境发生变化外,实施的过程还可能发现计划制订的不当之处,计划就要随着实施的过程不断完善。这也是与时俱进的原则的一种体现。

6. 可持续发展的原则

可持续发展是人类对社会、经济发展的现代要求。可持续发展取决于两个方面的因素,分别是系统内部的持续能力和环境的持续能力。在制订卫生计划的过程中,要强调可持续发展理念,必须既满足当前卫生需求,同时兼顾将来的卫生需求;不仅能够解决现有的卫生问题,还必须尽可能地防止卫生问题的再次出现,解决可预见的将来的卫生问题,或者是避免新的卫生问题的出现。可持续发展关键在于建立和完善机制。

二、制订卫生计划的原则

1. 与国家的社会经济发展相适应原则

卫生发展要从国情出发,与当地国民经济和社会发展相适应。卫生计划也要与当地社会经济发展计划相一致。要按照居民卫生服务的实际需求,合理配置资源,调整服务方向和服务内涵,努力实现供需之间的平衡。

2. 兼顾政府责任和与市场作用的原则

以提高人民健康水平为中心,以满足社会需求为导向。根据不同卫生服务领域特征,为了保证健康公平,在公共卫生、妇幼保健、基本医疗服务、医学科技和教育等领域充分发挥政府的调控作用,以解决重大的资源配置与利益调整,体现卫生服务的整体性和公平性。在服务提供机制上,应充分运用市场供求、价格和竞争机制来调整卫生服务微观运行环境,满足居民多层次的医疗卫生服务需求。

3. 公平与效率相兼顾原则

公平和效率是政府工作的基本原则。如果没有效率,卫生工作就不可能持续发展;但是如果没有公平,就与卫生发展的目的背道而驰。因此,制订卫生计划一定要兼顾公平与效率。既要追求资源利用的最大效率,也要充分关注到社会各阶层、尤其是弱势群体在拥有卫生资源、利用卫生服务及其健康水平等方面的公平。当前要控制城市卫生机构规模,面向农村、面向预防保健、面向基本卫生服务,使有限的资源得到合理的利用,保障居民都能获得基本卫生服务。

4. 均衡发展与突出重点相结合原则

区域规划要充分体现综合性和全方位特点,既要包括预防、医疗、保健、康复、卫生监督、医学教育、科技、药品、器械等领域的协调发展,又要突出农村卫生、预防保健和中医药三大战略重点,在发展的初级阶段,尤其要向基本卫生服务、基层和建立于完善工作机制倾斜。

三、制订卫生计划的依据

1. 国内外卫生发展的理论、相关政策及卫生发展趋势

无论是卫生发展规划、机构发展计划还是卫生项目计划,都要明确相应的卫生发展的基本理论、相关政策和该领域或该卫生问题的发展趋势是什么。例如,我们要制定卫生发展规划,一定要熟悉《中共中央、国务院关于卫生改革与发展的决定》(简称《决定》)。《决定》指出了卫生事业在我国经济社会发展中的地位和作用;明确了我国卫生事业的性质和卫生工作的方针,强调卫生机构必须坚持为人民服务的宗旨,正确处理社会效益和经济效益之间的关系;确定了从现在起到2010年卫生工作的奋斗目标;明确了卫生改革的目的和指导思想。这些都是我们制订计划需要明确的前提和需遵循的依据。此外,作机构发展规划时,要明确国内外该类卫生机构的发展水平。同样,进行项目计划时,也应首先明确国内外该类项目的发展水平及其发展趋势。

2. 中国政府承诺的国际社会发展目标

世界卫生组织关于21世纪人人健康的全球卫生发展的目标和指标应成为我们制订计划的重要依据。世界卫生组织在其行动策略中提出:将卫生列入可持续发展计划、不同部门间卫生政策要相一致、在所有环境中促进健康以及向贫困作斗争也正是制订卫生计划的重要原

则。联合国2000年提出的千年发展目标，包括儿童死亡、孕产妇死亡、艾滋病控制、基本药物的提供、全球合作等一系列健康目标在内的社会发展目标，也得到了我国政府的承诺，这些也应该作为制定本地区卫生发展计划的依据。

3. 当地社会经济发展水平及发展规划

正如《中共中央、国务院关于卫生改革与发展的决定》中指出的那样，卫生事业的发展明确了，卫生事业发展必须从我国实际情况出发，必须与国民经济和社会发展相适应。一方面，卫生发展受制于社会经济的发展，另一方面，卫生发展对社会经济发展也有促进作用。因此，制定卫生发展规划，应将当地社会经济发展规划作为重要的参考依据。在制定卫生发展目标时，只有全面考虑当地社会经济发展水平，才能确保卫生发展的可行性和可持续性。

4. 当地人群健康状况、卫生服务水平及拥有的和潜在的卫生资源状况

提高人民健康水平是卫生发展的根本目的，也是制定、实施卫生计划的目的。而提高卫生服务水平和卫生资源的保障是达到这一目的的途径和基础。在制订卫生计划时，无论是确定目标、策略、措施，还是资源配置，都应以当地服务人群的卫生需求为根本出发点，以提高人群健康水平为目的。

第三节 制订计划的程序

计划的制订依内容的不同而异，但基本程序大同小异。计划的基本程序包括：形势分析、确定目标、选择策略、制定措施、预算、评价和进度。制订卫生计划的具体方法与步骤如图4-1所示。

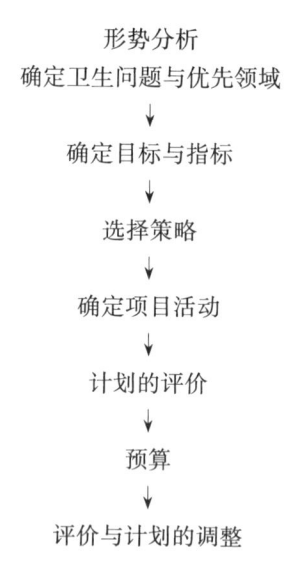

图4-1 制订卫生计划的步骤

一、形势分析

形势分析是对区域内人群健康状况、卫生服务及其影响因素，以及这些因素的性质、范围、作用和变化做出全面正确的分析判断。形势分析的目的在于找出本地区的主要卫生问题，确定重点问题，确定卫生投资重点，为计划的制订提供依据。

(一)形势分析的内容

尽管不同类别的计划形势分析的内容不同,但是基本的框架可以用SWOT分析来概括。S(Strength 优势):该地区或该单位所具有的优势是什么;W(Weakness 劣势):该地区或该单位所具有的劣势是什么;O(Opportunities 机遇):发展中的机遇是什么;T(Threats 威胁):发展中所遇到的威胁和挑战是什么。

SWOT分析最早用于企业管理,通过对优势、劣势、机会和威胁加以综合评估与分析得出结论,然后再调整企业资源及企业策略,来达成企业的目标。后来,SWOT分析已逐渐被运用到许多领域的形势分析及策略开发。

具体就其内容来讲,卫生发展计划的形势分析应包括对区域自然生态环境和社会经济形势、社会经济发展政策及卫生政策、人口增长和结构变化、居民健康状况和卫生服务需求、卫生资源配置和利用效率分析等情况。所需要的具体信息包括:

1. 社会经济基本状况 包括经济发展水平(例如人均国内生产总值、人均国民收入、人均国内生产总值年增长率、就业率、城市化程度等)、人口指标(例如人口总数、农业人口数、人口自然增长率、老龄化系数等)、文化教育(成人识字率、适龄儿童入学率等)、政策状况(例如政府对卫生工作承诺的决定、卫生总费用占国内生产总值的百分比、享受各类医疗保险的人口比例等)、生活条件(如安全饮用水普及率、卫生厕所普及率、人均住房面积、恩格尔系数等)等。

2. 卫生资源情况 包括卫生机构、卫生设施、卫生人力和财力资源。

3. 卫生服务状况 包括卫生服务数量(医疗服务、预防保健服务、康复服务)、卫生服务的质量、效率及对卫生服务的利用情况。

4. 人群健康状况 包括人口动态(粗死亡率、婴儿死亡率、5岁以下儿童死亡率、孕产妇死亡率、前十位死因构成、平均期望寿命等)和疾病和伤残状况(如主要疾病的报告发病率、患病率、伤残率等)。

(二)形势分析的基本思路

形势分析要不仅要从宏观分析卫生事业发展的社会经济环境和政府工作中心,还要从微观经济分析卫生服务供需双方,不仅要对卫生服务供方,包括医疗、预防、保健、康复等服务范围、水平、费用和利用效率,还要对卫生服务或其他有关因素导致居民健康、疾病模式的变化进行详尽分析。这种分析不仅要比较健康需求与服务供给之间的差异,而且要比较现状与国家和本地区标准间的差异以及与其他区域之间的差异,找出存在的问题。

形势分析的结果要回答:当地存在的卫生问题是什么?造成该问题的主要原因是什么?

具体要做:问题分析、需求分析和资源分析。

1. 问题分析

本阶段的主要任务是确定主要卫生问题与优先领域。问题是对一种状态或条件下不满意的感觉和认识。通过形势分析,发现存在的卫生问题,并且按问题的严重性大小排序,决定哪些问题是本区域主要的卫生问题。发现问题,有助于确定组织目标,并决定计划所要达到的效果。

(1)问题分析的内容包括:

1)问题的指标,出现的程度、性质、表现形式。

2)导致该问题的原因是什么?问题出现的先兆是什么?

3)问题导致什么后果?引出什么新问题?

4）各个问题中，最主要的问题是什么？

在问题分析中，至少要问 5 个为什么，目的是通过追根溯源，找出原因的原因。

（2）对问题发展趋势做出科学预测

在分析中，预测问题的发展趋势是非常重要的一个步骤。预测的内容包括：如不采取措施，发展趋势如何？若采取了干预措施，将对问题产生何种影响？其中哪些是解决问题的有利因素？有哪些是不利因素？在此基础上确定主要卫生问题。

问题分析的预测方法可以应用定量方法，如趋势外推法；也可以应用定性方法，如专家咨询法。

（3）现阶段确定主要卫生问题的基本原则

现阶段确定主要卫生问题的主要依据：

- 疾病的严重性；
- 疾病的发病率；
- 控制的可行性；
- 社区接受的可行性。

具体说来是指那些引起居民过早死亡或危害居民健康、造成健康损失的主要疾病及危险因素；这些疾病的病因学和流行规律已经或基本清楚，并有符合成本效益的干预措施；能够制定目标和指标加以测量、监测和评价，并具有达到这些目标和指标的社会经济条件和资源能力。除此之外，还应该根据区域使用政策、干预措施和利用资源的能力来调整主要卫生问题的优先级，那些社区认为是重要和关心，最常见、最严重，并随时间变化频率上升的卫生问题是优先考虑的领域。

2. 需求分析

需求分析的目的在于描述问题在社区的人群、空间、时间分布。

需求评估假设现有卫生资源低于满足需求所需要的数量。

（1）需求的种类：

1）表达需求（expressed need） 通过测量未满足的服务而获得的那部分需求，通过对现有服务模式的分析而反映出的需要。如卫生服务的利用等。

2）标准需求（normative need）：即专家定义的需求，实际服务的提供，实际资源利用与标准的差距。例如，每 500 人需要一个全科医生，而某地区 1500 人才有一个全科医生，这之间的差距就是需求。

3）认识到的需求（felt need）：人们自我认识或感觉到的需求。例如，在卫生服务研究的调查中，人们提出本居民区附近需要口腔医生，以方便就诊。

4）相对需求（gap need）：通过比较不同人群的条件而得到的需求，多为主观需求（比如医疗服务的攀比现象）。例如某地区，人们每年看 6 次医生，但全国的水平是 8 次。

（2）需求分析的原则：

1）公平原则：体现卫生服务和卫生资源分配和利用的公平性。

2）高危人群原则：即评价那些过多地接触危险因素和暴露于致病因素的人群的需求。

3. 资源分析

分析哪些是现有资源，哪些是潜在资源？可动员的内部资源是什么？有哪些可发掘的外部资源，要同时分析资源的质和量。

例如：某地区在制订卫生计划进行问题分析时发现：该地区的孕产妇死亡是影响妇女健

康的一个大问题,孕产妇死亡率连续 5 年高于全国平均水平 1 倍。死亡原因多为产后出血和产科并发症,死亡地点多为家中。住院分娩率只有 30%。因此可以认为住院分娩率低,孕产妇得不到及时的就治是造成孕产妇死亡的直接原因。而进一步分析住院分娩率低的原因主要有两个方面:①需方:对分娩过程的危险性缺乏足够的认识,同时经济条件差,居住地区偏远。②供方:乡镇卫生院缺乏基本的住院分娩条件。这一问题的分析就为确立目标及制定策略奠定了基础。

二、确定目标和指标

1. 确立目标

目标是组织活动要达到的最终结果和效果,是计划的关键一环。只有有了明确的目标,才能明确组织的行动方向;阐明各项活动与结果间的联系。明确工作的理由;表达工作的期望;加强了承诺;明确所需的合作。目标是评价的依据;控制的标准和决策的前提。

确定目标时要注意目标的特征:即时间性、可测量性、可考核性。

确定目标时,要注意明确目标的层次和等级体系。

目标等级体系包括:总目标、政策目标、项目目标、资源目标、实施目标。卫生目标大体可分为:健康状况目标;预防疾病目标;治疗疾病目标;工作目标以及资源配置目标。

明确目标的内涵:包括 5W1H:目的(Why);目标内容,针对的问题和性质(What);目标人群是谁(Whom),行动的领导者、操作者和实施者是谁(Who);目标人群所分布的地区(Where);完成活动的期限(When);数量和质量的标准是什么(How many, How much)。同时要明确目标的效果:即目标实现的程度。

例如,在上述案例中,如果该地区把孕产妇死亡率高的问题作为当地主要卫生问题,那么在形势分析的基础上,确立的目标就应该是:到××时候为止,将孕产妇死亡率降低到什么水平。

2. 明确指标

指标是目标的细化,测量指标可以反映目标的实现程度。因此指标的设立要紧密围绕目标,要注意其可靠性、灵敏性和特异性。根据目标的等级和层次,常见的卫生指标可包括以下几类:卫生政策指标(如政府出台的社会保障政策)、卫生资源指标(如每千人医生拥有率、人均卫生经费)、卫生服务指标(如孕产妇系统管理率,儿童系统管理率)和人群健康指标(如婴儿死亡率、孕产妇死亡率)。

三、制定策略和方案

(一)制订备选方案

1. 目的 提出尽可能多的对策和备选方案以解决存在的问题,确保目标实现。
2. 原则 要与问题分析,需求分析,目标确定,以及限制因素分析相一致,相匹配。
3. 备选方案的内容
(1)方案的主要特征;
(2)描述主要服务内容;
(3)被利用的资源种类;
(4)估计各种备选方案的成本和代价;
(5)对危险因素和障碍因素的估计;

(6) 方案本身的优缺点。

4. 制订备选方案时应注意的问题

(1) 应吸收不同层次人员参加；

(2) 同时考虑硬件（资源）与软件（管理，信息系统，技术等）；

(3) 针对关键提出解决措施和方案；

(4) 制订备选方案无固定程序可循，方案的具体程度因问题的性质、种类、严重程度、范围、可获得资源和技术，以及主要限制因素不同而异。

(二) 限制因素分析

1. 目的　找出限制规律，以便采取相应对策。

2. 分析内容　一般要将下面两方面的内容进行综合分析：

(1) 问题系统本身在发生发展过程中的每一环节都有可能出现的限制因素；

(2) 实施系统的限制因素：属于客观因素，包括人、财、物等资源；时间是否充足；社会经济环境等。

(三) 策略方案的评价和选择

1. 目的　从众多的备选方案中选择一个最佳方案。

2. 评价方法　技术效果分析、成本效果分析及管理可行性分析。

卫生计划的目的就是要通过最有效率和效益的途径去提高人们的健康水平，正确选择实施卫生发展目标的途径、手段和方法是制定卫生计划的关键。选择发展战略和干预策略应该是多学科、多领域和多部门的共同参与，要立足过去的经验，着眼于未来。不论区域所面临的主要卫生问题是传染病、感染性疾病，还是慢性、非传染性疾病的问题，都应该采取综合防治策略，争取通过符合成本效益原则的干预措施和选择均衡的发展战略和重点领域，公平地向全体人民提供质量好，国家、集体和个人都承受得起的卫生服务。

3. 方案的选择

一般而言，均衡卫生发展战略应包括以下策略选择：

(1) 增进健康和经济有效的干预措施以防止疾病产生的一级预防。如健康教育、保护环境、合理营养、良好的生活方式、体育锻炼、预防接种、消除病因、保护高危人群、提高免疫功能等。

(2) 早期发现、早期诊断、早期治疗以防止或减缓疾病发展的二级预防。可通过首诊接触和群众自我检查，以符合成本-效益的原则有选择地进行遗传缺陷、结核、失听、语言、视力障碍、宫颈癌、高血压病和职业病的筛查等方式进行。

(3) 对症治疗、防止伤残、加强康复的三级预防。包括对明显疾病的诊治、预防和减少因病伤造成伤丧失生活能力的伤病员的日常护理和定期指导以及抑制病痛、延缓生命的终末期护理。

上述不同策略适用于疾病的不同阶段，需要不同的资源，由不同机构以不同的成本去实施，产生的健康效益也不同。为了更好地预防和控制疾病的发病率、死亡率及致残率，应该对各类疾病的一级、二级和三级预防措施进行分析，选择更符合成本-效益的干预措施。许多疾病的控制可采取一级和二级预防措施，不少干预措施可在医务人员的指导下以较低的成本在社区进行，从而可减少医疗机构的负担。在区域发展规划中，应首先重视一级预防。二级预防（通过首诊接触，疾病与危险因素筛查）可能对某些疾病有效，但必须在确实符合成本-效益的原则下谨慎地进行。随着我国疾病流行模式的变化及慢性疾病对卫生保健负担的增加，医疗服务无疑会越来越重，重点更应放在效率更高、更符合成本-效益原则的一级预防，而不是二级和三级预防上。

由于卫生发展是社会经济发展的一部分，在考虑卫生发展策略时，还应该考虑如何通过社会动员、通过政府跨部门的行动，来整合社会卫生政策，形成以人民健康为中心的政策和策略，即将健康融于所有的政策之中应该成为最重要的发展策略。

四、确定实施具体措施

实施规划是制定规划的唯一目的。规划的科学性、正确与适宜程度也只能在实施中得到检验，并不断地修正、补充和完善。

措施是在策略的指导下实现目标的具体手段和方法。首先，计划中所采取的措施必须与策略和目标相一致，活动的实施有利于目标的实现，而不是无关紧要甚至是背道而驰，那样只会是造成资源的浪费。此外，与策略相比，措施更应强调具体、可行和可操作。好的措施应能使执行者非常明确：应该做什么？为什么做？活动发生在哪一级？谁来做？何时做？例如，为了实现降低孕产妇死亡率的目标，社会动员是所采取的项目策略之一。这确实是一个很好的策略，但是在措施中就应详细阐明：动员的对象是谁？（孕产妇及其家人、村长、妇联主任、村妇幼保健人员……）用什么方法动员（开会、讲课、发放动员材料、咨询等）？由谁来进行动员？（医生、健康教育工作者、妇女干部……）还需要创造什么环境、需要开展什么样的活动等。

五、监督和评价

计划的具体实施中要注意：

1. 确保所设计的方案中的活动都得到实施；
2. 确保这些行动以正确的顺序实施；
3. 确保重点任务首先得到实施；
4. 确保工作人员能将自己的工作与他人的工作协调起来；
5. 以有限的投入达到最大的效果。

为了达到上述目的，在实施过程中，管理部门要对计划的实施及时进行监督和评价。监督和评价应该贯穿规划从制定到执行的全过程，包括对规划的适宜性、充分性、进度、效率、效果及对健康的作用进行分析。区域内还应建立年度评价的机制，以指导当前和未来计划活动的人力与财力的分配。根据监督、评价结果，可能需要对规划做出调整，或修订执行进度。计划中要明确监督评价的对象、内容、层次、频度和方法。

具体评价方法详见"卫生评价"一章。

六、编制活动预算

预算是用财政术语（如收益、支出和资本）或非财政术语（如直接工时、原材料和服务提供量）来说明预期成果。有时人们把预算说成是货币化的计划。

编制活动预算的基本思路是：

1. 详细列出各种卫生服务的提供量或项目活动量；
2. 测算每个活动各种卫生资源的投入量；
3. 并用货币的形式将这些资源表示出来；

4. 根据实施计划，进一步汇总所需的一次性投资及经常性费用；

5. 落实经费来源。

七、确定活动日程表

制定活动日程表，是为了使组织中每个工作人员明确何时该完成什么样的工作，并协助工作人员有效地安排时间。活动时间图（甘特图）是最常用的活动日程表。甘特图是用于工作计划的最古老的、最有用的工具之一。具体表达方式见下图：横坐标表示时间，纵坐标表示工作任务，中间的黑线表示具体进度。

现场调查的活动时间图——甘特图（Gantt Chart）图题示

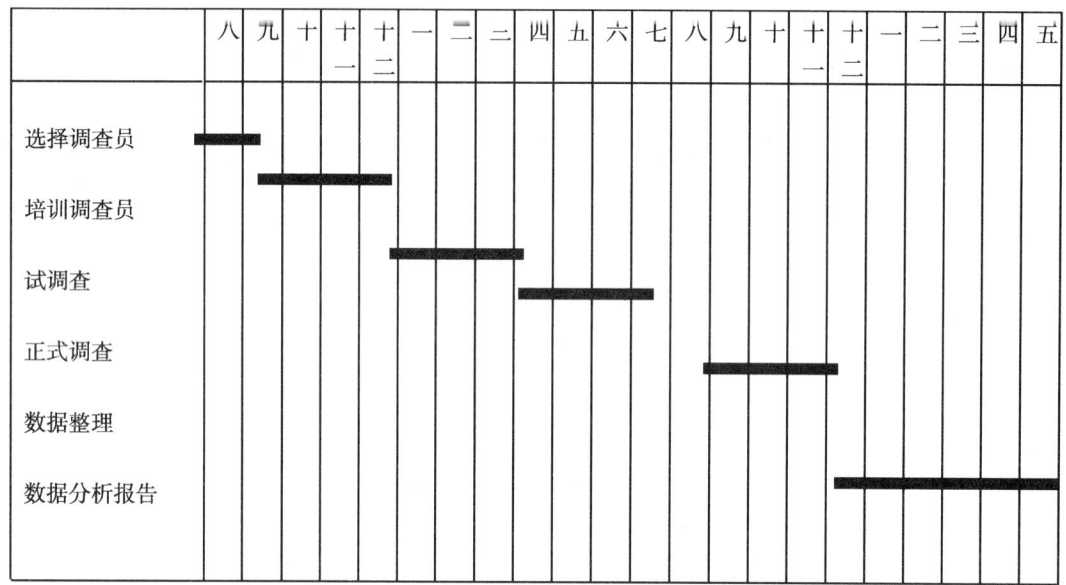

第四节 区域卫生规划

一、区域卫生规划的特征和意义

区域卫生规划是 20 世纪 80 年代中期以来提出的社会卫生发展的先进思想和科学管理模式。

区域卫生规划的内涵是在一定的区域范围内，根据自然生态环境、社会经济发展、人群疾病负担、主要卫生问题和卫生服务需求等因素，确定区域内卫生发展目标、模式、规模和速度，统筹规划、合理配置卫生资源，改善和提高区域内卫生服务质量和数量，向全体居民提供公平、有效卫生服务过程。实行区域卫生规划的目的是从各地的实际出发，优化配置、有效利用资源，改善和提高医疗预防保健综合服务能力，逐步满足人民群众日益增长的健康需求。

（一）区域卫生规划的特征

1. 规划从区域和人群出发，以居民的主要卫生问题为规划依据，规划以居民健康指标为目标，而不是以床位、人员增长为目标。从而正确地确定区域卫生发展的目标和方向，促进卫生事业健康、有序、持续、协调的发展。

2. 规划以优化配置区域卫生资源为核心，围绕区域人群健康目标这个中心，对区域各项卫生资源"规划总量、调整存量、优化增量"，特别是对存量卫生资源从结构、空间分布上进行横向和纵向调整，推行卫生全行业管理，按照公平、效率的原则合理配置，使有限的卫生资源得到充分的利用。

3. 规划采取产出决定投入的计划模式，要求采取的干预措施符合成本—效益原则，推动卫生资源向成本低、效益高的卫生服务领域流动，更好地提高卫生事业的社会效益和经济效益。

4. 规划着眼于提高卫生系统的综合服务能力，明确各层次各类医疗卫生机构的地位、功能及相互协作关系，形成功能互补、整体的、综合的卫生服务体系。

5. 规划从编制、实施到评价有其一套科学的管理程序。重视卫生管理体制、管理制度、技术措施和运作机制等方面的改革，注重建立管理信息系统，并充分利用这个系统为规划服务。

（二）推行区域卫生规划的重要意义

1. 实施区域卫生规划是卫生事业适应社会主义市场经济体制的需要

当前，中国正处于经济体制和经济增长方式两个根本性转变的历史新时期，卫生事业发展必须主动适应社会主义市场经济体制的建立。区域卫生规划改变了计划经济体制下形成的卫生计划模式，有利于促使卫生事业从强调数量、规模、速度的粗放型增长模式转向注重质量和效益的集约型增长模式。另一方面，由于卫生事业的性质和卫生服务的特殊性决定它不能单纯依赖市场机制调节供求关系，在这种状况下，区域卫生规划也是政府宏观调控的重要手段。

2. 实施区域卫生规划是深化卫生改革的需要

长期以来，由于现行管理体制的制约和宏观管理不力，造成条块分割，机构重叠，导致卫生资源重复配置，不少地方卫生服务供给与需求失衡。这些问题成了卫生改革与发展迫切需要研究解决的深层次矛盾和问题，而区域卫生规划管理能较好地解决这些矛盾和问题，通过规划对卫生资源的结构调整，对现有医疗卫生机构的布局、分级分工、服务网络和服务方式等方面进行调整和改革，改变现有卫生管理体制，促进卫生全行业管理。

3. 实施区域卫生规划是政府主管部门转变职能、实现对卫生事业宏观调控的主要依据和重要手段

政府在卫生事业发展中承担着重要责任，必须对卫生事业的发展，卫生资源的配置实行宏观调控，区域卫生规划使政府减少对卫生机构服务过程的直接管理和干预，通过法律、行政、经济的手段，逐步强化对卫生事业的宏观调控力度，实现领导职能由"办卫生"向"管卫生"、由部门管理向行业管理、由行政管理向法制管理的过渡。

4. 实施区域卫生规划是优化卫生资源配置和实现卫生全行业管理的需要

改革开放以来，我国卫生事业的发展速度很快。但是，由于缺乏必要的宏观调控和行业管理，以致医疗卫生机构、床位、人员膨胀过快，使卫生资源配置不合理，利用效率不高。另外，受现行体制的影响，约有三分之一卫生资源分散在企业和社会各部门，难以纳入统一的、宏观的调控，导致卫生事业发展的失控。在医疗技术配置上，一些医疗单位盲目攀比，重复购置高精尖大型设备，造成卫生资源总量不足和闲置并存的现象。通过区域卫生规划的实施，为卫生全行业管理提供了有效途径，从而促进卫生资源的优化配置和卫生事业的协调发展。

5. 实施区域卫生规划是完善医疗保障制度的需要

医疗保障制度改革实行医疗保障社会化、属地化,并引进竞争机制,必然对现行医疗机构的布局、分级分工、服务体系和服务方式等产生重要影响,从维护医疗消费者权益和降低医疗费用过快增长出发,职工通过"选择"供给者的手段,要求供方(医疗单位)提供优质高效、费用合理的服务,"择优选择"的结果使供方优胜劣汰,客观要求对医疗供给系统的布局、人力、物力等进行结构性调整。故医疗保障制度改革迫切需要区域卫生规划,而医疗保障制度改革又是一个契机,它将有力地推动区域卫生规划的实施。

二、区域卫生规划的任务

(一)确定区域卫生发展目标与发展策略

1. 确定区域卫生发展目标

在对历史、现状及未来发展分析研究的基础上,正确选择今后若干年内区域卫生工作的指导思想和奋斗目标,目标的选择既要符合国家卫生工作方针和卫生事业发展总目标,又要符合当地国民经济和社会发展总体规划以及居民对卫生服务的需求。

2. 区域卫生发展策略的选择

正确选择实施卫生发展目标的策略是区域卫生规划的关键,通过形势分析来确定主要卫生问题和优先领域,同时,遵循均衡发展、突出重点,按照公平与效率、成本与效果相统一的原则来选择基本发展战略和重点领域,均衡卫生发展战略包括如下的策略选择:

(1)以健康促进为目的的经济有效的干预措施来防止疾病发生的一级预防。

(2)早期发现、早期诊断和早期治疗以防止或减缓疾病发展的二级预防。

(3)对症治疗防止伤残和促进康复的三级预防。

(二)优化卫生资源配置

优化资源配置是现阶段区域卫生规划的核心,是经济体制转轨时期卫生事业改革和发展的难点与重点。当前要从实际出发,以增量优化配置为重点,分阶段、有步骤地进行不合理的存量调整,根据卫生服务供给和需求分析,确定失衡原因,正确选择资源优化方式,逐步加以调整。为了实现资源优化配置,必须积极探索优化资源配置的途径与方法。

1. 积极探索优化资源配置的途径

卫生资源的配置包括初次配置(增量配置)和再次配置(存量配置),优化资源配置的难点在于合理布局和结构调整。现阶段,优化资源配置要从实际出发,依据区域资源的拥有量、资源的利用和居民的医疗卫生服务需要量三者的综合评价,确定本地区供需模式的类型,有针对性地采取相应的调整机制和途径。供需模式一般划分为三种类型,不同类型供需模式有其相应的调整途径:

(1)资源供需平衡或基本平衡型:指区域内居民卫生服务的需求量与资源供给量相等或基本平衡。资源配置的重点是调整不合理的存量,其次是对必要的增量实施优化配置,这类地区宜以政府规划为主导,辅以必要的市场调节手段,进行机构调整,加强薄弱领域,提高卫生综合服务能力和服务质量。

(2)资源短缺型:指区域内卫生资源不能满足居民对卫生服务的需求。这类地区主要分布在经济不发达的农村地区或经济迅速发展的新型城市地区。卫生资源配置的重点是增量的优化配置,同时对不合理的存量进行必要调整。这类地区宜以规划管理、增加政府投入为主,统筹规划、合理布局,使增量从开始就能按区域优化的原则配置。对于资源短缺而利用率不高的地区，还必须提高管理能力和现有资源的利用。

（3）资源过剩型：指资源的存量已超过居民对卫生服务的需求量，表现为总量过剩，结构不合理、资源闲置和浪费。资源配置的重点是控制总量、调整存量，发展社区卫生服务和薄弱环节。这类地区要在区域规划指导下，运用计划和市场两种手段，一方面采取一些鼓励政策，引导资源向社区、农村或薄弱领域流动；另一方面通过引进市场机制，优胜劣汰，促使资源达到合理布局、优化配置状态。

2. 积极探索资源优化配置的方法

资源优化配置着眼点和重点要放在存量资源的调整和优化组合上，从各区域的特点和实际情况出发，积极探索存量调整的方法，促使资源结构趋向合理。

（1）改组：即重新组合、调整不合理的卫生服务机构。对布局不合理、功能相似（近）、重叠设置、使用率低的机构实施关、停、并、转、迁。在医院集中的城市，可将相对集中的医院组合，实行总医院制，精简机构，减少重复，后勤服务社会化；也可以"大带小"，大小结合，或作为大医院的分支。

（2）改制：即转换管理体制和经营机制。改变政府包揽过多的办医格局，在资源过剩的地区，逐步减少公立医疗机构的比例，对一些规模小、功能单一以及从企业分离出来的医疗卫生机构，可以实行产权制度的改革，采用股份制、租赁等方式，实行自主经营、自负盈亏、自我发展，政府在政策上扶持，依法加强监督管理。

（3）改向：即通过调整卫生经济政策和资源投资导向，促使过剩的医疗机构改变服务方向。改革经济的补助和拨款方式，引导资源流向预防保健、社区和农村，促使基层医疗机构深入社区，进入家庭，开展社区卫生服务。

（三）加强区域卫生规划与管理能力

1. 建立统筹规划、协调、全行业管理的机制。在目前管理体制下，建议成立由政府主管领导、政府有关部门参加的区域卫生规划领导小组。其主要职责是：负责审议《区域卫生规划》以及规划的实施进度、结果；审议和批准与实施规划有关的重大政策措施；向当地人民代表大会提交有关法规的议案。区域卫生规划要提交当地人大，按照立法程序经地方人民代表大会批准，形成区域内具有法律约束力的法规，由各级政府组织实施。卫生行政部门建立区域卫生规划领导小组规划办公室，负责具体制订、实施、监督与协调工作。

2. 建立资源配置的管理和约束机制。政府和卫生行政部门要转变职能，运用行政、法律、经济等手段，对区域内卫生发展实行统一管理、统一监督，对不符合区域卫生规划的新建机构设施不立项、不审批、不补助、不定点、不转诊、就诊医疗费用医疗保障制度不予报销，并对从事的活动按法规进行管理。

3. 加强区域卫生规划的宣传，达成共识。实施区域卫生规划是当前和今后若干年卫生改革的重点，要广泛宣传区域卫生规划的思想，特别是对各级领导和各个管理部门十分重要。要采用报告会、研讨会、培训班等多种形式，解放思想、更新观念、排除阻力、达成共识。

4. 建立健全信息系统，加强统计信息资料的收集、整理和分析。区域规划的制定和实施的监测与评价均需要信息的支持，卫生信息系统通过数据的收集、整理、储存、传递和分析，对规划的制订、实施进行监测与评价。区域市、县卫生行政部门要建立健全卫生信息系统，作为区域卫生管理的重要组成部分。

5. 加强区域卫生规划及其相关的改革政策研究与试点。实行区域卫生规划，需要一系列配套的政策和改革措施。要根据"中共中央、国务院关于卫生改革与发展的决定"和医疗保障制度改革的精神，结合实施区域卫生规划的难点和问题，积极探索相关政策和改革措施，在试点的基础上逐步加以推广。

三、区域卫生规划编制程序与内容

（一）形势分析

是对区域内人群健康状况、卫生服务及其影响因素，以及这些因素的性质、范围、作用和变化做出全面正确的分析判断。内容包括对区域自然生态环境和社会经济发展、人口增长和年龄结构变化、居民健康模式转变和卫生服务需求、卫生资源配置和利用效率等情况进行调查分析和变化趋势的预测。形势分析要从卫生服务供需双方入手，不仅要对卫生服务供方，包括医疗、预防、保健、康复等服务范围、水平、费用和利用效率，更主要对社会经济发展、卫生服务和其他有关因素导致居民健康、疾病模式的变化进行详尽分析。通过健康需求与服务供给之间，以及与其他区域之间的比较，找出存在的问题和差距。形势分析要依靠信息的支持，区域卫生信息系统应在信息收集、分析与提供有关决策依据等方面发挥重要作用。

（二）确定主要卫生问题与优先领域

通过形势分析，发现存在的卫生问题，按问题的严重性大小排序，决定那些问题是本区域主要的卫生问题。现阶段确定主要卫生问题的基本原则：引起居民过早死亡或危害居民健康、造成健康损失的主要疾病及危险因素；这些疾病的病因学和流行规律已经或基本清楚，并有符合成本效益的干预措施；能够制订目标和指标加以测量、监测和评价，并具有达到这些目标和指标的社会经济条件和资源能力。除此之外，还应该根据区域使用政策、干预措施和利用资源的能力来调整主要卫生问题的优先级，那些社区认为是重要和关心，最常见、最严重，并随时间变化频率上升的卫生问题是优先考虑的领域。

（三）制定区域卫生发展战略目标和指标

实施区域卫生规划，首先要求各地在对历史、现状及未来发展分析研究的基础上，确定今后若干年内区域卫生发展目标。由于我国不同区域自然生态环境、社会经济发展不平衡，所面临的主要卫生问题不尽相同，因此，区域卫生发展目标的选择既要符合国家卫生工作方针和卫生事业发展总目标，又要适应当地国民经济和社会发展的总体规划及居民对卫生服务需求，提出本区域可以量化的目标、指标。建立目标、指标要注重正确处理历史与未来、内涵与外延、局部与整体、有利条件与制约因素、科学性与可行性的关系，因地制宜、量力而行。

（四）区域卫生发展战略和干预策略的选择

区域卫生规划的目的就是要找出最有效率和效益的途径去提高健康状况，正确选择实施卫生发展目标的途径、手段和方法是区域卫生规划的关键。选择发展战略和干预策略应该多学科、多领域和多部门的共同参与，要立足过去的经验，着眼于未来。不论区域所面临的主要卫生问题是传染病、感染性疾病，还是慢性非传染性疾病的问题，都应该采取综合防治策略，争取通过符合成本效益原则的干预措施和选择均衡的发展战略和重点领域，公平地向全体人民提供质量好，国家、集体和个人都承受得起的卫生服务。

不同策略适用于疾病的不同阶段，需要不同的资源，由不同的机构以不同的成本去实施，产生的健康效益也不同。为了更好地预防和控制疾病的发病率、死亡率及致残率，应该对各类疾病的一级、二级和三级预防措施进行分析，选择更符合成本-效益的干预措施。许多疾病的控制可采取一级和二级预防措施，不少干预措施可在医务人员的指导下以较低的成本在社区进行，从而可减少医疗机构的负担。在区域卫生规划中，应首先重视一级预防。二级预防（通过首诊接触，疾病与危险因素筛查）可能对某些疾病有效，但必须在确实符合成本-效益的原则下谨慎地进行。随着我国疾病流行模式的变化及慢性疾病对卫生保健负担的增加，医疗服务无疑会越来越重，但是，重点仍应放在效率更高、更符合成本-效益原则的一级预防，而不是二级和三级预防上。

区域发展战略目标和干预策略的选择要突出农村卫生、预防保健和中医药三大战略重点，强化基本卫生服务和社区防、保、医、康和卫生管理一体化，走以内涵发展为主、内涵与外延相结合的发展道路。区域卫生规划在发展模式上，要从扩大规模为主，转到提高服务质量和效率为主，调整结构，优化资源配置，提高卫生服务的综合效益；在重点选择上，把农村卫生、预防保健、振兴中医药作为长期战略重点，加强基层卫生，突出社区卫生服务；在策略导向上，强化政府对人民健康的责任，动员全社会参与，建立和完善多层次的医疗保障制度，公平普及基本卫生服务；在发展的基本措施上，依靠科技进步、人才培养、改革政策、完善法制、增加投入、强化管理、实现卫生事业的健康、持续、协调发展。

（五）制订实施计划和经济预算

制订了目标与指标，选定了策略后，便要制订实施计划。实施计划要求明确某一项活动在哪一级、由什么机构、用什么资源（房屋、设备、人员、经费）、采用什么方法来完成。县、乡级按照区域卫生规划和资源配置标准制定年度执行计划，并按计划编制预算。根据实施计划，汇总所需的一次性投资及经常性费用，并落实费用来源。

（六）区域规划的实施、监督和评价

实施规划是制定规划的唯一目的。规划的科学性、正确与适宜程度也只能在实施中得到检验，并不断地修正、补充和完善。要实施好规划，必须做到组织落实、政策落实、技术措施落实、任务落实和经费落实。在实施过程中，区域卫生委员会和各级卫生行政部门要对规划的实施进行监督和评价。监督和评价应该贯穿规划从制定到执行的全过程，包括对规划的适宜性、充分性、进度、效率、效果及对健康的作用进行分析。区域内还要建立年度评价的机制，以指导当前和未来计划活动的人力与财力的分配。根据监督、评价结果，可能需要对规划做出调整或修订执行进度。调整后的规划，由区域卫生委员会审核批准后实施。

四、区域卫生规划的资源配置

1. 区域卫生资源配置的基本原则

（1）总量配置要与规划期内社会经济发展水平和人民健康需求相适应，以居民卫生服务的实际需求及其变化趋势确定配置标准，最高限额不超过需要量（供需平衡原则）。

（2）确定结构和布局要突出战略重点，优先发展和保证基本卫生服务，体现社区卫生服务的综合性（可及性、布局和结构合理原则）

（3）根据服务人口及服务面积设置机构配置资源，而不是根据部门的隶属关系。资源配置要与其层次、功能相适应。要强调整体功能的强化，而不是仅仅强调个体机构的加强。即强调内涵型的发展道路，注重效率和效益。要符合成本效益，提倡资源共享，提高质量和效率，不要求层层对口。

2. 卫生资源配置的基本方法

(1) 卫生机构配置的基本要求

根据我国卫生事业发展，特别是十多年来许多市（地）区域卫生规划试点改革经验，区域卫生机构设置要有改革、开拓和长远发展的战略思想，从构建精简、效率高、方便群众的卫生服务体系出发，边规划、边调整，逐步使卫生机构设置趋向合理。

1）基层医疗卫生机构：基层医疗卫生机构是以社区、家庭为服务对象，负责管辖区内居民健康管理和健康咨询，一般常见病、多发病的诊断治疗，传染病和慢性非传染病预防，妇幼卫生保健和计划生育技术服务，社区康复等。医疗上既可向上级医院转诊患者，也能接受上级医院回转患者，对居民和患者的服务是连续性的。城市以街道为一个社区卫生服务单位，直接向社区居民提供医疗、预防、保健和康复综合服务；农村中心乡镇卫生院重点要提高疾病诊治能力和医疗服务质量，一般乡镇卫生院应根据实际情况，调整服务方向，重点加强预防保健和健康教育等工作。

2）县及县以上医疗机构：按照《医疗机构管理条例》，规定各个层次医疗机构的功能和规模。县（市、区）医疗机构承担辖区常见病、一般疑难性疾病以及基层医疗卫生机构转诊患者的门诊、住院和手术治疗，并扩大社会卫生服务功能，协助基层卫生组织开展社区卫生服务。市级医疗机构主要从事急危重症和疑难病症的诊治，结合临床实践开展医学教育和科研工作，成为区域医疗、教学、科研相结合的技术中心，提供专科和综合性医疗卫生服务。要通过建立严格的双向转诊制度、运用价格和补贴政策、分流患者就诊层次。城市应按照适宜人口和城市功能控制大型医疗机构的数量，一般市（地）原则上只需在市区设置一至两所相当规模和能级的中心医院、一所中医院和若干专科医院，并设急救中心（或挂靠在一所医院内）；市（地）所在地的行政区，应弱化区医院建设，加强社区卫生服务建设；县级设一所综合医院，有条件可设中医院，未建中医院的县可加强综合医院中医科，不设其他专科医院和急救中心；区域内应选择二至三所综合医院设立区域检验、影像中心，减少和避免重复投资。现有企业卫生机构是卫生资源的重要组成部分，要根据实际情况区别对待、分类指导，逐步实现企业卫生机构的社会化。

3）疾病控制机构：机构设置提倡综合性，改变现有一病设一机构（如职业病、结核病、性病、麻风病、血吸虫病等）的状况。原则上一般市（地）级只设一所疾病控制机构，确因必要设立专科疾病防治机构（如职业病、结核病、血吸虫病等），需报省卫生行政部门批准；人口相对集中的市（地）所在地的市区也可不设区疾病控制机构，其功能可由市（地）疾病控制机构承担；县原则上只设一所疾病控制机构，不设专科疾病防治机构。市（地）级疾病控制机构要强化技术指导和监测能力，对辖区内各类急、慢性疾病预防、控制和健康促进等工作进行全面规划、管理和技术指导；县级疾病控制机构要重点加强其提供基本预防服务、传染病和慢性疾病监测与控制、进行健康促进和公共卫生管理的能力。

4）妇幼卫生保健机构：根据实际需要，市（地）、县可设立妇幼保健机构。市（地）级妇幼保健机构要强化妇幼保健技术指导和监测能力，对辖区内妇幼保健工作统一规划、监督和评价，开展市区内或地段内妇幼保健工作；县级妇幼保健机构要完善围产期保健，婴幼儿保健和妇女卫生工作，逐步扩大孕产妇和儿童系统管理覆盖面，提高妇幼保健能力和质量。新建、改建妇幼保健机构应注意改善妇女、儿童健康监测和管理的设施条件和保健门诊，使其具有与任务相适应的业务用房和设备。

(2) 医院床位的配置依据和配置标准的测算方法

医院病床指乡镇（街道）卫生院及以上各级各类医院病床统称（不包括疗养院和预防保健机构床位数）。医院病床配置标准是区域卫生规划的主要指标，也是确定各医疗机构规模的重要指标，由此决定各医疗机构的性质、机能、科室设置、人员配备、器械装备、技术等级、设施建设和资金投入等。如何确定一个区域医院病床总数或每千人口医院病床配置标准，是区域卫生规划中值得认真研究和充分征求各方面意见的问题。影响医院病床需要或需求的因素诸多，包括自然环境，社会经济发展程度和收入水平，人口规模及其年龄、文化结构、健康状况、医疗保险制度和卫生服务能力等。

1) 配置依据

①居民医院病床需要量、需求量和潜在需求量：医院病床需要量指经医生诊断需要住院诊治的患者（或非患者）全部住院诊治所需要的医院病床数；需求量是指有支付能力、住院诊治的患者（或非患者）实际占用的医院病床数；潜在需求量是指在增加医疗保险覆盖范围、增长经济收入、改变住院条件和其他因素等情况下，引起的需求弹性变化，即住院患者可能增加所需求的病床数。

②医院病床使用效率和合理利用度：不同级别、不同类型的医院病床的利用效率受多种因素的影响，对病床使用率、平均住院天数、病床开放日数的要求均有所区别。

③医院病床合理布局和结构比例：确定病床配置总量时，既要考虑病床合理布局和结构比例对配置总量的影响，又要根据住院患者流向和转诊制度建立，在区域内不同能级医疗机构进行合理布局，使居民对病床的利用在时间和空间上更为方便；在不同科室或病种病床构成上趋向合理，不同层次上满足居民的需要。

④医院病床要考虑城市地区人口流动因素和基层患者逐级转诊住院治疗，边远农村地区地广人稀的特点。

2) 计算方法

①计算公式

$$\text{医院病床需求量（实际利用量）} = \frac{\text{人口数} \times \text{实际住院率} \times \text{平均住院天数}}{\text{平均每张医院病床年开放日数}}$$

②指标解释

人口数：指区域实际人口数。

住院率：指每千人口中年实际住院人次数。

平均住院天数：指住院患者实际住院天数与实际住院人次数之比。

平均每张医院病床年开放日数：指年内各医院每日夜晚12点开放病床数之和与365之比。

医院病床需要量：指居民因病、健康检查、分娩等因素应该住院的总人数全部住院治疗所需要的医院病床数。

③考虑因素

潜在因素：根据未住院原因、需求弹性（城市0.33，农村0.17）等因素分析，估算城市医院病床潜在需求为实际利用量的20%，农村为10%。

人口流动：根据国家卫生服务调查和流动人口调查结果估算，推荐在实际利用量基础上，大城市增加10%、中等城市增加5%、小城市增加3%。

人口密度：各地根据本区域人口情况，适当增加配置比例。

④应用举例

以大城市为例计算每十万人口医院病床需要量和实际利用量

- 已知：人口数（P）＝100000

  居民需要住院人数（AN）＝69.9‰

  居民实际住院人数（AD）＝49.0‰

  平均住院天数（d）＝20天

  病床年工作日（b）＝300天

- 公式：

$$医院病床需要量 = \frac{P \times AN \times d}{b}$$

$$医院病床利用率（需求） = \frac{P \times AD \times d}{b}$$

$$每十万人口医院病床需要量 = \frac{100000 \times 0.0699 \times 20}{300} = 466（张）$$

$$每十万人口医院病床利用量（实际利用量） = \frac{100000 \times 0.0490 \times 20}{300} = 327（张）$$

- 配置参考标准：

实际需求量 ＋ 潜在需求 ＋ 人口流动因素

327 ＋（327×20%）＋（327×10%）＝425

即：每千人口为4.25张。

(3) 医疗机构医生配置标准测算方法

1）配置依据

①居民现实医生需求量和潜在需求量；

②医生结构、工作负荷、医生标准工作量和合理利用程度；

③考虑城市人口流动因素、基层患者转诊及边远农村地广人稀等因素。

2）计算方法和公式

①计算公式

- 医生需求量＝门诊医生需求量＋住院医生需求量

- 门诊医生需求量＝

$$\frac{人口数 \times 两周患病率 \times 两周平均就诊次数 \times 26 \times 实际就诊比例 \times（1＋非日常医生比）}{每个全时门诊医生平均处理门诊人次数}$$

- 住院医生需求量＝$\frac{人口数 \times 实际住院率 \times 平均住院日 \times（1＋非日常医生比）\times K}{每个住院医生年均负责病床日}$

K：调整系数，指住院医师与主治、副主任医师、主任医师的比例按照卫生部规定县级以上医院为8∶4∶2∶1，主治医师及以上的医师数应为住院医师的7/8，由于不同城市和农村这些比例不同，据此计算出调整系数K，如大城市高中级医师的比例较卫生部规定的高，调整系数为17/8（中等城市16/8、小城市15/8、一类农村地区14/8、二类农村地区13/8、三类农村地区13/8、四类农村地区12/8）。

②考虑因素
● 潜在因素：根据未就诊原因、需求弹性（城市0.33.农村0.17）等因素分析，估算城市医院医生潜在需求为实际利用量的30%，农村为15%。
● 人口流动：根据国家卫生服务调查和流动人口调查结果估算，推荐在实际利用量基础上，大城市增加5%、中等城市增加4%、小城市增加3%。
● 人口密度：各地根据本区域人口情况，适当增加配置比例。由于各级卫生行政管理部门比较注重医院（包括街道、乡镇卫生院），计算时可以根据患者就诊的流向，从就诊患者中扣除在基层卫生单位（如村卫生室、个体开业、门诊部所和各单位卫生室）就诊数。具体方法是在门诊医生需要量公式的分子中乘以 $1-x/100$，$x/100$ 是患者在基层卫生机构就诊的比例。

③应用举例
◇ 门诊医生
以大城市每十万人口为例计算门诊医生需要量和实际利用量
● 已知：人口数（P）＝100000
两周患病率（IN）＝20.1%
两周平均门诊就诊次数（N）＝1.8次/患者
需要就诊患者占患者总数的比例（RN）＝92%
实际就诊患者占患者总数的比例（RD）＝60%
平均每个门诊医生年门诊量（S）＝3750人次
从事非日常临床医疗工作的门诊医生比例（TS）＝13%

● 公式：

$$门诊医生需要量 = \frac{P \times IN \times N \times 26 \times RN \times (1+TS)}{S}$$

$$门诊医生需求量 = \frac{P \times IN \times N \times 26 \times RD \times (1+TS)}{S}$$

$$每十万人口门诊医生需要量 = \frac{100000 \times 0.201 \times 1.8 \times 26 \times 0.92 \times (1+0.13)}{3750} = 261$$

$$每十万人口门诊医生需求量 = \frac{100000 \times 0.201 \times 1.8 \times 26 \times 0.60 \times (1+0.13)}{3750} = 170$$

● 若配置标准中考虑到潜在需求和人口流动因素：
实际需求量＋潜在需求＋人口流动因素

$$170 + (170 \times 30\%) + (170 \times 5\%) = 230$$

即：每千人口门诊医生数为2.3
如果仅考虑到医院（包括街道、乡镇卫生院）的门诊医生
$230 \times 78.8\% = 181$（78.8%指此比例的就诊在医院）
即：每千人口医院门诊医生数为1.81。

◇ 住院医生
以大城市每十万人口为例计算住院医生需要量和实际利用量
● 已知：人口数（P）＝100000
需要住院率（AN）＝69.9‰

实际住院率（AD）＝49.0‰

平均住院日（d）＝20 天

每个住院医师分管病床数（S）＝10

病床年工作日（b）＝300 天

非日常临床医师的比例（TS）＝13％

调整系数（K）＝17/8

- 公式：

$$住院医师需要量 = \frac{P \times AN \times d \times (1+TS) \times K}{S \times b}$$

$$住院医师需求量 = \frac{P \times AD \times d \times (1+TS) \times K}{S \times b}$$

$$每十万人口住院医师需要量 = \frac{100000 \times 0.0699 \times 20 \times (1+0.13) \times 17/8}{10 \times 300} = 112$$

$$每十万人口住院医师需求量 = \frac{100000 \times 0.049 \times 20 \times (1+0.13) \times 17/8}{10 \times 300} = 78$$

- 若配置标准中考虑到潜在需求和流动人口因素：

实际需求量＋潜在需求＋人口流动因素

$$78 + (78 \times 30\%) + (78 \times 5\%) = 105$$

即：每千人口住院医生数为 1.05。

如果门诊与住院医生相加，有 2.3＋1.05＝3.35/千人口。

（4）大型医疗卫生设备配置

卫生设备的配置要严格控制高科技设备在一般医疗卫生机构普遍使用。对于大型医疗设备的配置，各省要根据本地人口规模和经济发展水平，规定总量，合理规划和布局。要优先考虑现有设备的维护、保养与改造，而不是盲目购置高、精、尖的设备；要优先购买国内生产的适宜设备，而不是优先考虑进口设备。所有的大型设备要纳入管理的范围，对于已超过标准的地区，要通过控制大型医疗设备的更新换代实现总量调整，同时，适当降低大型医疗设备检查定价，扭转盲目购置和过度使用的倾向。新增和更换大型医疗设备要报省级主管部门批准。各省、自治区、直辖市要依照国家有关规定，严格执行审批、管理制度，防止医疗费用迅速上涨。

（5）卫生经费的配置

卫生经费的配置在卫生资源优化配置中有举足轻重的作用，要通过改革卫生事业经费补助办法，按照《中共中央、国务院关于卫生改革与发展的决定》确定的经济政策原则，并结合服务人口数、工作量和工作效率等因素，对卫生机构实行分类补助标准，优化卫生经费供应方式和结构。在保证各类卫生机构正常经费的基础上，要优先考虑对预防保健、城乡社区卫生服务等卫生资源短缺的领域倾斜，优先考虑对可以解决、成本效益好的干预措施倾斜，优先加强软件（即提高管理能力、加强人员培训、提高监测系统能力）建设。使卫生费用的投向有利于促进卫生资源结构优化。

卫生经费配置没有绝对的统一标准，因为决定卫生经费的多少和配置是否合理的因素很多。我国国内发达和落后地区的卫生经费相差悬殊，而且现在常规用卫生经费占财政支出比这个指标并不能全面反映需求真相，如有的较发达地区和城市（珠江三角洲、长江三角洲等），卫生经费虽仅占财政支出的 3%～4%，其绝对值已有数千万元乃至数亿元之多，人均投入近百元或超过百元；有的贫困地区，虽然卫生经费已占财政支出的 8%或以上，其实际经费仅有数百万元，人均投入仅数元或数十元，因此，该标准应该是因地而异、因地制宜。

（陈育德 郭 岩）

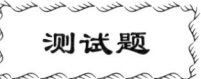

测试题

一、名称解释

1. 卫生计划
2. 区域卫生规划

二、单选题

1. 对于"长期计划"的特点，表述最为准确的是
   A. 时间短，内容具体、单一，可操作性较强
   B. 只规定目标方向、要求和指标，对实现目标的手段不作硬性规定
   C. 侧重于组织结构、信息交流及活动安排
   D. 时间长、宏观，强调方向性、政策性施
   E. 对有形的物体的设计

2. 如果没有效率，卫生工作就不可能持续发展；但是如果没有公平，就与卫生发展的目的背道而驰。这要求制订卫生计划要坚持
   A. 与国家的社会经济发展相适应原则
   B. 公平与效率相兼顾原则
   C. 兼顾政府责任和与市场作用的原则
   D. 均衡发展与突出重点相结合原则
   E. 分类指导的原则

3. 对于目标的表述最不正确的是
   A. 目标的制定不应受现有条件的限制
   B. 目标有时间性
   C. 目标需要可测量
   D. 目标是组织活动要达到的最终结果和效果
   E. 目标要能够被考核

4. 专家定义的需求属于
   A. 认识到的需求
   B. 表达需求
   C. 标准需求
   D. 潜在需求
   E. 相对需求

5. 制定区域卫生规划时，对于医院床位的配置的依据表述不准确的是
   A. 居民医院病床需要量、需求量和潜在需求量
   B. 当地公共卫生机构的服务能力
   C. 医院病床使用效率和合理利用度
   D. 医院病床合理布局和结构比例
   E. 城市地区人口流动因素

三、简答题

1. 简述计划的特点和意义。
2. 简述制订计划的基本原则。
3. 简述制订计划的基本程序。
4. 简述区域卫生资源配置的基本原则。

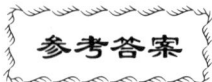
参考答案

一、名称解释

（略）

二、单选题

1. D 2. B   3. A   4. C   5. B

三、简答题

1. 答：计划有三个基本特征：①计划有领先性和主导性；②计划有普遍性；③计划要讲求效率。
   计划的意义在于：①有利于组织目标的实现；②弥补不确定性和变化带来的问题；③有利于更经济地进行管理；④有利于控制。

2. 答：制订计划要遵循以下六个基本原则：①整体性原则；②分类指导原则；③前瞻性原则；④科学化原则；⑤滚动调节原则；⑥可持续发展的原则。

3. 答：计划的基本程序包括：形势分析、确定目标、选择策略、制定措施、预算、评价和进度。

4. 答：区域卫生资源配置的基本原则包括：①总量配置要与规划期内社会经济发展水平和人民健康需求相适应，以居民卫生服务的实际需求及其变化趋势确定配置标准，最高限额不超过需要量（供需平衡原则）；②确定结构和布局要突出战略重点，优先发展和保证基本卫生服务，体现社区卫生服务的综合性（可及性、布局和结构合理原则）；③根据服务人口及服务面积设置机构配置资源，而不是根据部门的隶属关系。

第五章 卫生评价

> **学习目标**
> 1. 掌握评价的基本概念；评价研究的基本类型。
> 2. 熟悉评价的内容；熟悉评价的基本程序与方法。
> 3. 了解评价的目的；了解经济学评价，包括成本效果分析、成本效益分析、成本效率分析等。

第一节 评价的基本概念和目的

一、评价的基本概念

许多研究者从不同的领域或不同角度，对评价做出过界定。然而到目前为止仍没有一个公认的评价定义，从诸多评价定义所涉及的观点与内容，有很多相似之处。现选择诸多定义中几个有代表性的评价定义（表 5-1），并就评价概念中的几个基本要点介绍如下。

（一）评价是整个管理过程的重要组成部分，贯彻于整个管理过程始终

卫生领域里的评价是卫生事业管理的一种重要手段，也是卫生事业管理的重要组成部分。根据管理过程学派理论，管理过程包括计划、实施与评价三个阶段，评价是管理过程中的重要组成部分。管理过程是一个不断完善与提高的循环过程，评价工作与管理过程其他部分密切相关，互相依赖，任何一个部分都是不可缺少的。计划中的需求分析、完整的计划目标和指标体系的确立、策略的选择、在执行工作计划过程中实施质量监控等，这些不仅是制订计划和保证计划实施的重要条件，也是进行评价工作的前提。因此评价是计划工作的继续和发展，评价既是一个管理过程的终点，又标志着新的管理循环的开始。从项目计划的制订过程来看，评价工作渗透在每一个环节之中，可以认为评价工作是项目计划的保证，没有充分的评价工作就没有科学的计划。

（二）评价的基本原理是比较，其目的是在此基础上做出判断

只有通过比较才能鉴别，找出差异，分析原因，总结规律，改善管理，提高效率。如上述有关定义中提到的确定计划实施后达到预期目标的程度，只有通过与标准的比较才能实现。在评价中常见的比较有三种：与目标的比较、相互比较、自身比较。卫生事业管理中，通过比较，达到下述目的：

1. 判断计划的可行性

通过比较，明确和确定社区中所存在的卫生问题；明确和确定需要解决卫生问题的具体目标；建立切实可行的干预模式；确定被评价社区或人群的范围及分布特点。

2. 判断解决健康问题的各种方案的优劣

解决同一健康问题可能有各种方案，各种策略。通过效果、效率与效益评价分析，对这些方案的优劣进行比较，从中找出解决该健康问题的最佳方案、最佳策略。达到以最小投入获取最大效益与影响。

在卫生项目中，方案往往是一组干预措施。所谓干预措施是指在一个限定的时间和限定的人群范围内由于实施某一项目计划所采取的有关策略与措施，因而引起人群内一系列相应卫生变化（如卫生服务效率、人群健康状况等），这个项目计划中的有关策略与措施就是干预措施。干预措施可以是单一的措施也可以是一系列措施的组合。卫生管理中的社会干预措施往往是比较复杂的，因而对其效果的评价也是比较困难的。

3. 判断计划实施进度：通过项目计划实施过程的监控，及时发现问题，在此基础上决定需要做出哪些修正以及是否需要终止执行，以便更合理地分配与利用资源，以确保计划目标的实现。

4. 判断预期目标的实现程度。

5. 比较同一个项目计划在不同社区或人群中实施的结果，通过择优比较，可以总结经验，扬长避短，达到互相促进，推动工作和发展。

（三）确定价值是评价的前提

评价是在价值体系下的判断，是价值取向的直接反映。在评价中，价值往往体现在标准，进而又体现在一组具体的指标体系上。标准是衡量行动的尺度。只有确定了标准，才能明确和谁去比较，和什么去比较。价值的确立是在对问题本质的认识和把握的基础上的。在此基础上建立一套科学的可行的评价指标体系及各项指标的测量标准与方法。表 5-1 中的第 6 条定义提出了与"可接受的标准"比较，说明没有绝对的标准。项目计划目标与指标可以是国家在一定时期内设立一个共同的标准；也可以根据不同地区的经济发展状况，设立不同水平的标准；或以被评价地区间的平均水平为标准。总之标准的确立应实事求是使其起到激励作用，促进卫生事业发展与管理水平的提高。第 1~3 条定义中指出，评价是评估计划实施后达到预期目标的程度，所谓预期目标就是计划目标，计划目标通常以可测量的指标形式表示，它是经过专家评议或通过现况调查资料与既往常规资料分析与预测获得的，是有科学依据的。

表 5-1 几个有代表性的评价定义

作者（年代）	定义
1. J. S. Wholey（1970）	"评价是对一个正在执行的计划，估计达到其预期目标的程度；通过科学设计的调查研究方法判断计划的效果，以便完善和改进现行计划。"
2. R. H. Brook（1973）	"评价是对某一项目计划达到目标的程度，其中计划的关键变量相对的作用及其有关影响因素的测量。"
3. 美国公共卫生学会（1978）	"评价是确定成果达到其目标程度的过程。"
4. T. G. Rundall（1985）	"评价是为了确定某一计划执行情况，对信息的收集与分析的过程。"
5. P. H. Rossi（1989）	"评价是研究者应用社会学研究方法去判断和改进人类服务政策的途径，以及对计划从立项、设计、发展及实施的指导。"
6. Newman（1992）	"评价是对某一特定的目标与一个可接受的标准比较。"

（四）准确的信息是成功评价的基础

第4条定义中明确指出："评价是为了确定项目计划执行情况，对信息的收集与分析过程。"可见整个评价过程都需要信息的支持：一方面信息贯穿于整个评价过程始终，同时及时、准确、有效的信息是正确评价的前提。信息是比较的基础，决策的依据。所谓监督、控制和评价，是判断预定的卫生目标取得的数量、进展和价值的过程。它包括明确卫生目标、阐明实施取得的进展、测量卫生目标取得的效果，判断这一效果所取得的影响。所以信息是评价的客观依据和基础。

（五）调查测量是评价的重要手段

评价有赖于及时、可靠、有效的信息。而信息的获得又依靠好的测量技术。所谓测量是指按照一定规则把一个值分配给一个对象或时间。一个好的测量取决于：测量者、具体的测量规则和测量方法和测量工具。卫生管理的测量包括定性调查和定量调查。

（六）卫生项目评价具有很强的社会性和政策性

第5条定义中指出，评价应采用社会学研究方法去判断和改进人类服务的政策与途径。项目计划是在社会环境中产生与实施的，项目计划与社会两者关系密切（图5-1）。项目计划的制订是以社会需求为基础的；项目的实施要考虑社会资源的提供与利用状况；项目实施的结果必须是从社会角度判断其效益及影响的大小；项目实施的结果还要提出相应的技术建议和社会政策建议。

二、评价的目的

1. 判断计划达到预期目标的程度

通过评价判断计划预期达到目标的程度，以及需要做出哪些修正、是否需要终止执行做出决策。

2. 计划实施结果的比较

比较同一个项目计划在不同地区或人群中实施的结果，或为解决同一卫生问题，实施不同的项目计划，通过效果、效率与效益评价分析，选择其中最优者，达到以最小投入获取最大效益与影响。通过择优比较，可以总结经验，扬长避短，达到互相促进，推动工作和发展。

3. 完善管理过程

通过项目计划实施过程的监控与管理，改善与健全组织与信息管理系统，合理筹集、分配与利用资源，培训干部提高服务质量及科学管理水平。

三、评价研究的基本类型

评价的分类方法很多，人们根据不同的分类标识来确定不同的分类方法。

1. 按内容分

可分为恰当性评价、适宜度评价、进度评价和结果评价。

恰当性评价主要是评价所确定的卫生问题的针对性；适宜度评价实际是对卫生计划目标及其实施方案的一致性及其可行性，进行论证性评价；进度评价在项目计划实施后到总结评价之前进行，对计划的实施进度与过程进行监控与控制，评价的核心内容是检查项目计划干预措施的实施与落实情况，对覆盖率及其质量进行测量。结果评价或结局评价系指对项目计划实施所产生的结果进行评价；结果评价以项目实施所产生的效果为基础，必要时还要结合项目的投入做效率与效益评价。

2. 按时间顺序分

可分为事先、中间、事后、跟踪评价。

事先评价是指制订计划时的评价，关键在于确定需求、目标和策略。中间评价关注计划实施的过程，包括进度及其活动的质量。事后评价是在计划实施完成后进行的评价，关键在于确定是否实现了既定目标；跟踪评价是对计划实施后的远期影响或滞后效应及其可持续性进行评价。

3. 按方法分

可以分为定性评价和定量评价。

定量的评价用具体的统计数据来描述所要评价的事物；定量评价又可根据评价指标的多少分为单指标评价和多指标评价。定性的评价主要应用社会学方法进行评价，一般多关注评价结果产生原因、影响因素及其影响。

4. 按范围分

可分为宏观评价和微观评价。

宏观评价主要是针对一个国家、一个地区或一个单位的某方面的比较综合的评价；微观评价是针对某个具体目标、具体的干预措施或特定的问题进行的评价。

5. 按评价主体分

可分为内部评价和外部评价。

内部评价是指实施计划的主体的自我评价，外部评价是指他人对计划实施的客观评价。

第二节 评价的基本内容

一、恰当性评价

恰当性评价（appropriate evaluation）主要是评价所确定的卫生问题的针对性。如：①问题的发生率：是否高发、导致高发率的主要原因是什么。②问题的严重性：该问题是否会导致高死亡率、高残疾率；是否引起重大疾病负担；是否引起智力或工作能力的损害；是否引起人体发育障碍；是否会危害胎儿的生命。③涉及负面社会影响：包括带来政治上、社会经济上、人口学上的不利影响。④问题的分布。⑤卫生资源的可得性。

二、适宜度评价

适宜度评价（relevancy evaluation）主要通过论证方式进行，评价时间安排在项目计划正式实施之前。适宜度评价实际是对卫生计划目标及其实施方案的一致性及其可行性，进行论证性评价。一致性评价的重点是评价项目计划与现行的卫生政策、社会经济政策及社会经济卫生文化发展水平是否相适应；项目计划所提出的卫生问题及其目标与人群的客观需要是否相适应；项目计划所提出的卫生问题及其目标与人群的客观需要是否相适应；卫生资源的提供能否满足项目计划实施的需要。进行适宜度评价时，应深入现场主动调查或充分利用常规资料，该阶段的评价是建立在充分的数据分析基础之上进行的。必要时适宜度评价工作应在小范围之内进行预实验性观察，对项目计划、特别是其干预措施方案实施的可行性评价，主要包括技术可行性、经济支持的可行性、环境支持可行性（包括政策可行性）、管理可行性以及影响因素进行调查，对干预措施实施后能否达到预期效果做出评价。

三、过程或进度评价

过程或进度评价（process or progress evaluation）在项目计划实施后到总结评价之前进行，对计划的实施进度与过程进行监控与控制，评价的核心内容是检查项目计划干预措施的实施与落实情况，对覆盖率及其质量进行测量。进度评价关注三点：时间、活动及所消耗的资源。首先要看项目活动是否按时进行，是否按质按量完成项目任务，所消耗的资源是否合理，同时对影响项目计划实施的有关因素进行分析。通过上述内容的评价及时发现问题反馈给决策者，以保证项目计划的顺利实施，必要时对项目计划及时进行调整。

四、结果评价

结果评价（outcome evaluation）或结局评价系指对项目计划实施所产生的结果进行评价。项目计划的实施首先引起卫生服务的质与量的变化；继而产生人群健康状况变化或卫生问题得以逐步解决；上述人群健康或卫生问题的变化将持续一个时期并对社会卫生与经济产生影响。结果评价以项目实施所产生的结果为基础，但并不局限于结果，有时还要结合项目的投入做效率与效益评价。

结果评价在项目计划执行结束时进行或干预措施落实一段时间后至项目结束前，于不同间隔期重复进行。前者为一次性总结评价；后者为多次阶段性总结评价，其优点是可做结果动态性观察。结果评价包括以下四种类型：

1. 效果评价（effectiveness evaluation）

效果是指由于计划的实施对某一卫生问题或改善卫生状况所取得的卫生结果。效果可以用来评价项目计划中干预措施实施后，对目标卫生问题解决程度或达到计划预期目标的实际程度。所谓目标卫生问题是指制订项目计划时，根据人群的卫生需求所要解决的健康问题，如降低发病率、死亡率、患病率，提高期望寿命、生活质量等。而干预措施是针对目标卫生问题采取的策略与措施。效果评价的目的在于对项目计划的价值做出科学的判断。

2. 效率评价（efficiency evaluation）

效率评价是指干预措施实施后，卫生服务量与质的变化（产出）与项目实施所投入的资源之间的比较评价，也就是每提供单位资源所产生的符合质量要求的服务量。效率评价的目的在于改善与提高服务系统实施与管理水平。

效率与效果之间有联系，但无必然的因果关系，就是说高效率可以提高服务效果，但也可能与提高效果无关。例如计划免疫工作中，提高疫苗接种率，与降低某些传染病的发病率有关，但如果其他的疾病防治措施不能予以保证时，虽然保持较高的免疫接种率，传染病也难以保证得到控制。

3. 效益评价（benefit evaluation）

效益是指实施卫生计划所获得的结果以货币的形式表达。效益评价是指为实施项目计划所投入的成本与所产生的卫生效果或将卫生效果转换成货币量度之间比较分析，前者为成本效果分析，后者为成本效益分析，效益是在卫生效果的基础上测得的。

4. 影响评价（impact evaluation）

影响评价包含两层意思，一是项目某项干预实施后在项目实施地区内对卫生与社会经济发展的贡献和影响；另一是项目实施后，产生预期结果的可持续性（sustainability），此时干预措施仍在继续实施并发挥作用,特别是当去除干预措施中外来施加影响部分如资源支持后,转入常规运行,完全依靠项目产生的运行机制而产生的效果。项目的可持续性,在很大程度上取决于自身维持能力。一个好的卫生项目,应该是一个有很好自我维持能力建设的项目。不但项目实施之中能取得良好效果,转入常规运行后也能继续保持良好的运行态势,如较高的服务效率,满意的健康效果等。同时,也要关注本项目产生的经验是否对其他地区有推广价值。

影响项目可持续性的因素主要有三个:①项目机制完善的程度;②项目机制与政策环境的一致性;③社会人群对该项目的认同程度与参与程度。这三点越完善,项目的可持续性就越好。

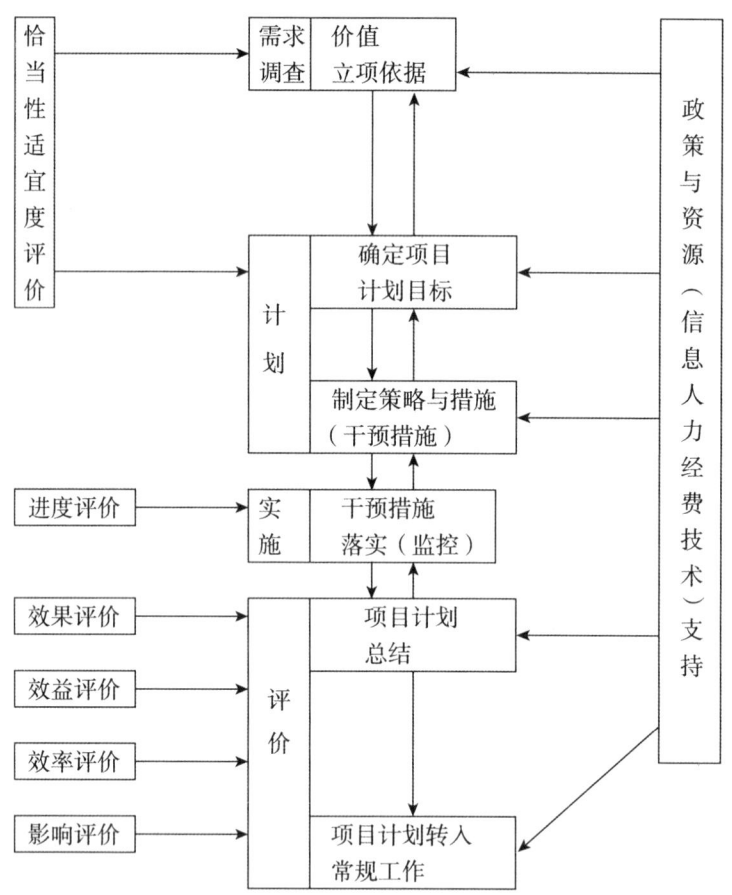

图 5-1 评价与项目计划关系示意图

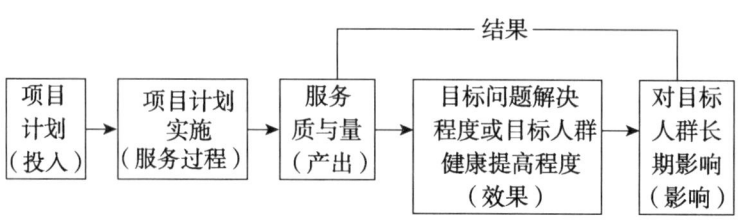

图 5-2 项目计划与结果关系示意图

第三节 评价的基本程序与方法

卫生项目计划评价，往往涉及多个方面，从宏观层面讲，卫生评价涉及社会经济环境对卫生发展的影响以及卫生发展对社会经济的贡献；从微观层面上讲，需要评价卫生服务的数量变化、质量变化，居民健康状况的变化，卫生问题解决的程度等。每一方面的变化都需要若干项指标进行测量。因此对卫生项目进行评价及资料分析时，必然涉及多个方面，应用多个指标进行综合评价。综合评价是把多个描述被评价事物不同方面且量纲不同的指标，转化为无量纲的相对评价指标，并综合这些评价值以得出对该事物一个整体评价的系统方法。

一、准备工作

1. 建立评价组织　评价组织可以和计划制定的组织结合或单独建立，这取决于评价的主体。评价组织包括评价领导小组、评价技术小组和评价实施小组。根据评价主题不同，范围不同，三个小组可以是合为一体或分开。评价领导小组负责评价的整体领导、组织和协调工作；评价技术小组负责评价计划的制订、资料收集、分析的技术指导及质量控制。评价工作小组负责实施评价方案。

2. 熟悉被评价对象的全部内容，收集相关的信息：无论是评价一个组织、一个计划还是评价一项政策，都需要评价者熟悉、把握被评价事物的本质、全貌和内在规律，包括计划制订的背景、计划实施的每一个环节、整个计划所涉及的利益相关者，以及计划实施可能带来的结果和影响。不仅要了解被评价对象的基本情况，也要了解国内外同类事物的发展现状和进程。

3. 筹集评价所需要的资源　评价的组织和实施设计人力、物力和财力资源。评价的组织者和实施者应该对所需资源有一个必要的估计和筹备，以确保评价的顺利实施。

二、制订评价计划

(一) 确定评价目的

要做好一个评价，首先要明确是要评价计划的可行性，评价实施的进度还是评价计划实施的结果。目的不同，对象不同，所应用的方法也不相同。目的不宜过泛、过大和过多，始终铭记有限资源、有限时间下的有限目标。确定原则请参照第一节评价的有关内容。

(二) 确定评价对象

卫生事业管理的评价对象，大多数都是以一个地区、一个单位或特定的人群、特定的项目或者特定的卫生政策为基本评价单位。

(三) 确定评价的价值标准、评价指标，建立指标体系

评价是在价值体系下的判断，是价值取向的直接反应。指标是反映变化的参数，是具体化可测量的目标，一系列系统化了的指标集合称之为指标体系。为了反映某一卫生问题或该问题的不同侧面现况，通常选用一组指标或若干组指标，按不同层次、不同等级、不同组合方式形成指标网络，即指标体系。指标体系的构建过程实际上是将价值标准转化为指标体系的过程。

1. 指标选择应考虑以下几点特征：

(1) 有效性：指标能够测量所要测量的事物；

(2) 可行性：指标对所要测量的事物可以进行实际测量，指标容易获得；

(3) 灵敏性：指标对所要反映的变化是敏感的；

(4) 特异性：指标只反映特定事物的变化；

(5) 可靠性：不同的人应用这一指标，结果都是一样的。

2. 确定指标体系应遵守以下几项原则：

(1) 全面与系统性：即指标体系要通过某事物的不同侧面、不同部分、不同层次以及相互逻辑关系反映某事物的总体全貌特征；

(2) 一致性：即指标体系中每组甚至每个指标应与评价目标相一致；

(3) 结构层次性：即指标体系结构清楚、层次合理；

(4) 指导性：即各项指标不仅要反映总目标的特点而且要符合当前卫生方针与政策要求，具有政策引导性。最后应特别指出的是，确定评价指标必须与干预措施相联系，即指标必须反映干预措施实施后可引起的健康或卫生问题的变化。指标体系应具有描述功能、监测功能和预测功能。

3. 指标体系的构建：指标体系的构建过程实际上是指标的筛选过程。

指标的筛选通常采用两种方法：①专家咨询法：一般应用 Delphi 法；②现场调查法：通过一定数量样本的调查对备选指标进行实际测量，然后对各项备选指标的实测值进行统计处理，根据统计的结果筛选指标。

常用的分析方法有：①变异系数法：这是从指标的敏感性筛选指标。变异系数太大，评价时区别力较差；变异系数过大，意味着有极端值的存在。通常选择的指标的变异系数介于最大值和最小值之间的指标。②相关系数法：这是从指标的代表性和独立性角度筛选指标，即计算有关备选指标的相关矩阵，判断任一项指标与其余指标的相关显著性，筛选相关显著个数多的和少的指标作为评价指标，因为前者为代表性提供了较多的信息，后者有独立性，为其他指标所不能替代；③聚类分析法：这是从指标的代表性角度筛选指标；④主成分分析法；⑤迭代替除分析法等。筛选指标的统计方法很多，也可以用几种方法分析结果，综合做出判断，不论何种方法筛选出的指标，均应反复通过实践加以验证。

(四) 确定指标权重

权重是以数量形式对比、权衡被评价事物在总体中诸因素相对重要程度。具体说权重反映了每个指标对总体综合评价结果所做出的贡献。目前确定权重的方法多采用经验判断方法，如通过专家评议的特尔菲法，通过百分权重法或层次分析等方法计算指标的权重值。

(五) 消除指标量纲

量纲即指标的测量单位。综合评价基本做法是将反映某一事物不同方面的指标进行"综合"，使之成为一个总的数值，以此数值代表某一事物的总特征。由于反映某一事物的不同指标的量纲可能不同，用一般的计算方法无法进行综合，因此必须将指标的实测值（有量纲的指标值），经过无量纲化成为指标的评价值（无量纲指标值），然后才能进行综合。所谓指标无量纲化即指标的标准化，它是通过简单的数学计算来消除指标实测值量纲的影响。常用的无量纲化方法有以下几类：

1. 极（阈）值法：

$$Y_i = X_i / MaxX_i \qquad \text{（公式 5-1）}$$

$$Y_i = (X_i - MinX_i) / X_i \qquad \text{（公式 5-2）}$$

$$Y_i = (X_i - MinX_i) / (MaxX_i - MinX_i) \qquad \text{（公式 5-3）}$$

式中：Y_i——第 i 项指标评价值；
X_i——第 i 项指标实测值；
$MaxX_i$——第 i 项指标实测值中最大值；
$MinX_i$——第 i 项指标实测值中最小值。

2. Z 值法

$$Z_i = \frac{X_i - \overline{X_i}}{S_{xi}} \quad \text{(公式 5-4)}$$

式中：Z_i——第 i 项指标评价值（相当于 Y_i）；
X_i——第 i 项指标实测值；
$\overline{X_i}$——第 i 项指标实测值之均值；
S_{xi}——第 i 项指标均值标准差。

3. 比重法

$$Y_i = X_i / \sum_{i=1}^{n} x_i$$

式中：Σ——累积和符号。

（六）指标评价值的综合

消除量纲后的指标评价值，应按照指标体系的框架，分层次地进行综合，反映某一事物不同部分的综合状况，最终综合成一总值，反映该事物的总体状况。

评价值综合方法有以下几种：

1. 加权线性和法

$$Y_c = \sum_{i=1}^{n} W_i Y_i \quad \text{(公式 5-5)}$$

式中：Y_c——综合指数；
W_i——第 I 项指标权重值；
Y_i——第 I 项指标评价值。

加权线性和法的特点：①部分之和等于总体，②各评价值间可以线性地补偿。③权数作用明显。④突出了评价值较大、权数较大的指标的作用。⑤对评价值的数据无特别要求，正、负或零均不影响综合值。⑥简便。

2. 乘法合成

$$Y_c = \prod_{i=1}^{n} W_i Y_i \quad \text{(公式 5-6)}$$

式中：Π——连乘符号。

乘法合成的特点：①适用于各评价指标间明显相关。②各项指标均很重要，不能有一项偏废。③指标权重不如线性加权法重要。④突出了较小评价值的作用。⑤对指标评价值的数据要求较高。

3. 加乘混合法

$$Y_c = \sum_{j=1}^{n} \prod_{i=1}^{n} W_{ij} Y_{ij} \quad \text{(公式 5-7)}$$

式中：j——指标体系内的层数或类数的序号；
i——层或类内的指标数序号。

该公式的特点是指标体系层或类内的指标评价值相乘；然后层或类之间的综合值相加。它具有加法与乘法两类合成方法的特点。

三、评价实施

在评价实施之前，要求所有的参与者熟悉评价方案，包括熟悉调查目的、调查对象、调查方法和调查表，以便使大家对评价方案的形式、内容、步骤达成共识。因此，调查员的培训是非常重要的，在一定程度上，培训的质量决定了评价的质量。实施是根据既定计划现场进行资料收集，同时需要现场判断。在管理领域中，评价的实施又不同于一般的调查，因为它除了收集必要的信息之外，还具有现场发现问题、指导工作的职能。除了定量调查外，定性调查是卫生管理中常用的评价方法。收集信息并去粗取精，去伪存真是评价现场工作的主要任务。

四、资料整理分析

1. 描述性分析　将综合评价值按指标体系不同层次或类别进行分布分析，被评价对象之间排序比较，找出差异，分析原因。

2. 经济学评价　将指标体系中按投入与产出指标评价值计算其各自的综合值，然后做产出/投入比较分析。如：

（1）效率分析：如前所述效率是指卫生服务量与质变化与资源投入间的比较；通常效率是效果的前提，但二者不一定存在必然的因果关系，也就是说，效果的产生，除了与为实施干预措施而投入的资源有关外，还存在着其他未能控制的影响因素。尽管实际评价工作中，非常重视对效果的评价，基于上述看法，有时不得不把效果评价放在次要位置（除非严格采用实验评价方法）而转向对项目产出即效率评价，效率评价虽然不能反映项目计划的效果，但它能较好地反映被评价地区在项目计划的影响下其卫生服务水平的变化。

（2）成本效果分析（cost-effective analysis）：成本效果分析时，投入成本按货币单位表示，产出的效果则以健康指标或卫生问题的改善来表示，实际是研究资源消耗与健康结果之间的关系，例如减少一例患者、延长一年寿命等所需资源成本。成本效果分析通常用成本效果比值（CER）表示。

（3）成本效益分析（cost-benefit analysis）：成本效益分析是在成本效果分析的基础上进行的，投入成本与产出效果都用货币单位计算，最后用效益成本比值（BCR）表示。

效益通常包括以下四个方面：①个体健康效益。如增加期望寿命、减少发病、减少失能等。②卫生保健资源效益。减少发病后可进一步减少卫生资源的消耗和利用，这种效益在预防疾病、促进健康方面投资更为明显。③经济效益。减少发病和失能，增加了工作时间和产出，这种间接效益是对社会发展的贡献。④社会效益。很多预防保健投资均表现为社会效益，增加了预防保健措施可及性及平等性。

（4）成本效用分析（cost-utility analysis）：效用是指人们所获得的满足感。成本效用分析是将各卫生计划的成本与效用联系起来考虑。成本效用分析在进行产出测量时，把各个不同方案的不同结果都转化成效用指标，如生命年、质量调整生命年、失能调整生命年等。

3. 投入、产出、效果三维分析　将指标体系中投入、产出、效果指标评价值，分别计算各自综合值，并分出高低等级，然后三者间做交叉分析，分出若干类型，如"低投入、高产出、高效果"，进一步分析优缺点及改进对策。

4. 效果指数计算（effect size，ES） 效果指数计算适用于有对照组的评价模式。

$$ES = \frac{Y_2 - Y_1}{S_{y_1}} \qquad \text{（公式 5-8）}$$

式中：Y_1——干预措施前指标评价值；

Y_2——干预措施后指标评价值；

S_{y_1}——干预措施前指标评价值之标准差；

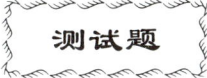——效果指数。

评价效果表达形式有以下两种：

①净效果＝ES（实验组）－ES（对照组）

②效果比值＝ES（实验组）/ES（对照组）

（马鸣岗　郭　岩）

测试题

一、名称解释

1. 影响评价
2. 进度评价

二、单选题

1. 下列对于"评价"概念的表述最不恰当的是
   A. 评价很少以调查测量为手段
   B. 评价是整个管理过程的重要组成部分，贯彻于整个管理过程始终
   C. 评价的基本原理是比较
   D. 确定价值是评价的前提
   E. 准确的信息是成功评价的基础

2. 对所确定的卫生问题的针对性进行评价，属于
   A. 适宜度评价
   B. 进度评价
   C. 恰当性评价
   D. 效果评价
   E. 效益评价

3. 对项目计划、特别是其干预措施方案实施的可行性评价不包括
   A. 问题的严重性
   B. 技术上是否可行
   C. 经济支持是否足够
   D. 政策环境是否允许
   E. 管理能力是否足够

三、简答题

1. 简述评价的目的。
2. 简述效果评价和效益评价的区别与联系。
3. 简述确定评价的指标体系的基本原则。

参考答案

一、名称解释

（略）

二、单选题

1. A 2. C 3. A

三、简答题

1. 答：评价的目的包括三个方面：①判断计划达到预期目标的程度，即通过评价判断计划预期达到目标的程度，以及需要做出哪些修正、是否需要终止执行做出决策；②对计划实施结果进行比较，选择其中最优者。通过择优比较，可以总结经验，扬长避短，达到互相促进，推动工作和发展；③完善管理过程，即通过项目计划实施过程的监控与管理，改善与健全组织与信息管理系统，合理筹集、分配与利用资源，培训干部提高服务质量及科学管理水平。

2. 答：效果是指由于计划的实施对某一卫生问题或改善卫生状况所取得的卫生结果。效果可以用来评价项目计划中干预措施实施后，对目标卫生问题解决程度或达到计划预期目标的实际程度。效益是指实施卫生计划所获得的结果以货币的形式表达。效益评价是指为实施项目计划所投入的成本与所产生的卫生效果或将卫生效果转换成货币量度之间比较分析，前者为成本效果分析，后者为成本效益分析，效益是在卫生效果的基础上测得的。

3. 答：确定评价的指标体系应遵守以下五项原则：①全面与系统性：即指标体系要通过某事物的不同侧面、不同部分、不同层次以及相互逻辑关系反映某事物的总体全貌特征；②一致性：即指标体系中每组甚至每个指标应与评价目标相一致；③结构层次性：即指标体系结构清楚、层次合理；④指导性：即各项指标不仅要反映总目标的特点而且要符合当前卫生方针与政策要求，具有政策引导性；⑤确定评价指标必须与干预措施相联系，即指标必须反映干预措施实施后可引起的健康或卫生问题的变化。

第六章 卫生服务研究

> **学习目标**
> 1. 掌握卫生服务研究的概念和意义；卫生服务需要、卫生资源、卫生服务利用的概念和测量指标。
> 2. 熟悉卫生服务研究的基本程序；影响卫生服务需要和利用的因素；卫生服务研究的方法。
> 3. 了解卫生服务评价的分类；卫生服务综合评价模型。

第一节 概述

社会经济、科学技术和卫生服务是影响人群健康的三个重要因素。社会经济因素和科学技术水平既能直接影响人群健康状况，又能通过卫生服务对人群健康状况产生深远的影响。由于世界各国的社会经济水平、文化背景、卫生服务体系、医疗保障制度、生活方式等不同，卫生服务所面临的问题也不一样。

卫生服务研究（health services research）是社会医学与卫生事业管理学科的一个重要内容和研究领域，主要任务是分析社会卫生状况，了解人群的卫生服务需求，分析卫生部门可能供给的资源，提高人群的卫生服务利用率，最大限度满足人群的卫生服务需要，努力提高卫生事业的社会效益和经济效益。在卫生服务研究领域内，需要有良好的卫生服务计划、实施和评价的手段，要有适宜的卫生服务组织、工作内容、制度和方式，才能使卫生资源发挥最佳的社会效益。卫生服务评价（health service evaluation）是卫生事业计划和管理工作的一种重要手段和组成部分。

一、有关概念

1. 卫生服务

卫生服务（health service）卫生服务是卫生部门为了一定的目的，使用卫生资源（卫生人力、卫生经费、卫生设备、卫生技术和卫生信息等），向居民提供卫生服务（医疗服务、预防保健服务和康复服务）的过程（管理过程）。

卫生服务也翻译成卫生事业，卫生事业从汉语的理解上看好像更广泛也更容易理解，通常我们认为卫生事业是国家和社会在防治疾病、保护和增进居民健康方面所采取措施的综合，也就是一些为人民健康服务或与人民健康有密切关系的组织和措施。而事业的解释之一是：人所从事的，具有一定目标、规模和系统而对社会发展有影响的经常性活动。

从管理学的角度看卫生事业和卫生服务实际上是从不同的角度对卫生事业的解释，即卫生事业是从管理职能的角度出发的,而卫生服务是从管理过程上对卫生事业的解释,所以我们可以认为,卫生服务是广义上的卫生事业研究,或者可理解为卫生服务即与人群健康有关的所有医疗卫生服务活动。

也有一些概念是从机构的角度去解释卫生服务,比如有人把卫生服务解释为:能够提供、组织及资助用于改善个人、社会健康状况服务的一切社会力量,无论是公立的还是私立的。

2. 卫生服务研究

卫生服务研究(health services research)是社会医学与卫生事业管理学科的一个重要内容和研究领域,主要任务是分析社会卫生状况,了解人群的卫生服务需求,分析卫生部门可能供给的资源,提高人群的卫生服务利用率,最大限度满足人群的卫生服务需要,努力提高卫生事业的社会效益和经济效益。

世界卫生组织(WHO)顾问委员提出,卫生服务研究是系统开发和分析各种影响卫生服务利用的因素,重点研究覆盖面(coverage)和服务可及性(accessibility)、医疗需求、卫生资源和服务利用等因素之间的相互关系,研究这些因素对卫生服务系统的影响,是一门介于社会科学范畴的交叉学科。卫生服务研究是获得对人群卫生服务结构、流程和效果知识的调查(研究)。

美国医学协会(American Medical Association)认为卫生服务研究是获得对人群卫生服务结构、流程和效果知识的调查(研究)。

美国医学研究所指出,卫生服务研究是研究各种影响服务提供的因素以及与居民健康状况之间的关系,达到改善卫生服务功能与提高卫生资源效益的目的。

另有学者指出,作为一个应用型的多学科领域,我们可以把卫生服务研究(health service research)定义为:它是关于从群体水平上研究卫生服务的资源(resources)、供应、组织、资金筹措(financing)和政策方面知识的科学探究。由于没有任何一个独立学科的概念性框架能够囊括这一研究的所有方面,也没有一门学科其内涵比其他学科包含更广的范围。所以,我们常常用一个包含不同方面观点的多学科混合体来成功地承载卫生服务研究。我们也可以把卫生服务研究看做是运用生物医学、社会学和其他学科知识来研究如何把卫生服务分配到不同群体的学科。

一般认为,卫生服务研究是从卫生服务的供方(provider)、需方(consumer)和第三方(third party)及其相互之间的关系出发,研究人群健康状况及卫生服务需要量;分析可能提供的卫生资源及卫生服务能力;研究卫生服务供需间的平衡;研究居民健康状况、卫生服务需要、卫生资源和卫生服务利用之间的关系。

卫生服务研究的重点是系统,即应用系统的观点和方法分析社区内卫生资源配置及卫生机构合理规划,分析人群的医疗需要及需求,影响卫生服务利用的因素;应用系统的观点从卫生服务的提供者(provider)和接受者(consumer),即供需双方研究服务供给与改善人群健康状况之间的关系,通过研究改善卫生服务系统的功能和提供卫生资源的效益,最终实现提高健康水平与改善生活质量的目的。

卫生服务研究从"公平(equity)"、"效益(efficiency)"和"效果(effectiveness)3个维度来论述卫生服务应该实现的理想境界。由于世界各国的社会经济水平、文化背景、卫生服务体系、医疗保障制度、生活方式等不同,卫生服务所面临的问题也不一样。目前世界各国在卫生服务领域中普遍关注公平、效益、质量,这是卫生服务研究的永恒主题。

综上所述，卫生服务研究是研究卫生部门为了一定的目的，使用卫生资源向居民提供卫生服务的过程。卫生资源包括卫生人力、费用、设备、技术和信息等。卫生服务提供的对象是所有的居民，而不仅仅是患者或特殊人群。卫生服务包括预防保健服务、医疗服务、康复服务以及健康教育和健康促进等。

卫生服务研究从宏观和微观两个方面，广泛采用比较的方法，侧重研究卫生服务需要、卫生资源供给、卫生服务利用三者之间的制约关系，人群卫生服务需要量和利用率水平及其影响因素，从而为各级卫生决策部门提供合理配置，有效使用卫生资源，科学组织卫生服务，制订卫生方针、计划、策略、政策的指导原则、基本程序和工作方法。

二、卫生服务研究的目的和意义

在医学模式的转变以及卫生服务日趋社会化和现代化的形势下，单纯依靠生物医学成就、先进的疾病防治技术和方法，并不能保证取得满意的防治效果和提高居民健康水平，还必须相应地调整、改进医疗卫生服务系统的组织结构、功能及工作方式、方法。要有适宜的卫生服务计划、实施和评价管理技术，才能够促进生物医学技术与方法充分地发挥作用，提高卫生服务的效益和效果。卫生服务研究的目的是为了系统地了解居民健康状况，卫生服务需要与需求量，卫生服务利用与费用，卫生系统的反应性，以及社会各方面对卫生系统的评价等信息，为制定卫生规划、卫生政策提供客观依据。

卫生服务研究的目标是寻求医疗需要、需求、利用和供应之间的平衡和一致关系；现实中，不一致性是绝对的、始终存在的，而平衡是相对的、暂时的；探索它们之间的不一致性和不平衡性，分析其原因并寻求解决的方法，是卫生服务研究的基本任务。

具体地讲包括：
- 研究合理地制定卫生管理的方针及原则，为卫生事业科学管理提供依据；
- 通过研究居民健康状况及人群医疗需要量，探讨合理分配卫生资源的原则和方法；
- 通过研究卫生服务利用程度，探讨医疗供需之间的矛盾与平衡状态；
- 通过研究居民健康状况，医疗需要，卫生资源及卫生服务利用之间的关系，综合评价卫生服务质量，使有限的卫生资源发挥更大的社会效益和经济效益。

WHO专家委员会提出卫生服务研究应实现下列目标：
- 促进多学科、多部门协作，强调应用社会科学知识；
- 改善各级医疗卫生系统工作，提高卫生事业的效益及效果；
- 帮助促进生物医学知识应用于卫生系统领域，使生物医学知识发挥充分的作用；
- 广泛采用比较的方法进行调查研究；
- 提供制定卫生计划及决策的基本程序和方法。

卫生服务研究的意义是在资源有限的前提下，充分利用现有资源以产生最佳的卫生服务，对于提高卫生事业的社会效益和经济效益具有特别重要的意义；通过卫生服务研究可以：①提高卫生服务的普及程度和居民接受卫生服务的能力，即保证卫生服务利用的公平性；②控制和降低医药费用，提高卫生服务的经济效益；③改进卫生服务质量，提高居民健康水平；④提高卫生服务效率。研究并解决这四个问题对促进我国卫生事业发展具有现实的重要意义。

三、卫生服务研究的内容

卫生服务研究从宏观与微观上，采用比较的方法，侧重研究卫生服务需要、卫生资源供给、卫生服务利用三者之间的制约关系，分析人群卫生服务需要量和利用率水平及其影响因素，以及合理配置、有效使用卫生资源和科学组织卫生服务的指导原则、方针、政策、基本程序及方法。

卫生服务研究可以将卫生服务需要和提供作为一个系统过程，运用系统分析的基本原理和方法，研究人群卫生服务需要，卫生资源投入及卫生服务利用水平及其联系，综合分析人群卫生服务需要量是否满足，卫生资源配置是否适度，卫生服务利用程度是否充分、过度或不足等，从而提出卫生服务的方向和重点，合理分配与使用卫生资源的原则和方法。此外，还可以将卫生服务投入量、服务过程、产出量以及效果作为一个系统来考察，或从卫生服务的组织、结构及其功能等方面进行系统研究。

在具体应用方面，卫生服务研究可以研究行为心理因素对卫生服务的影响，如研究健康者与患者的行为心理特征、医务人员行医行为、医患关系、医护关系、干群关系及个人、家庭、社区和卫生机构之间的协调，利益分配等。此外，还可以帮助促进生物医学成就应用于卫生领域，如临床试验疗效考核、新技术新方法推广应用对居民健康的影响、预防措施效果评价以及居民在利用这些新技术新方法方面存在差异的评价等。

根据WHO专家委员会提出的卫生服务研究内容，结合我国具体实际与实践，卫生服务研究的内容主要分为以下八个方面。

1. 评价人群医疗需要

了解人群的医疗需要量（包括已认识和未认识的医疗需要）及影响因素是卫生服务研究的重要内容。卫生服务最基本的任务是最大限度满足群众的医疗需要。研究人群医疗需要量不能满足的程度及影响因素，可以为改善卫生服务指明方向。

2. 社会因素对卫生系统的影响

探讨人群健康状况和卫生系统之间的相互关系是卫生服务研究的主要任务。社会因素对卫生系统有决定性影响。卫生系统主要包括卫生人力，卫生物力，机构和卫生知识四个方面，亦可称之为系统要素。优化组合系统要素，是卫生服务研究的重点。一个国家卫生系统的组织形式取决于历史传统、国家性质和组织结构的特征。

3. 合理分配和使用卫生资源

卫生计划的基本任务是根据人群的医疗需要，合理分配和使用卫生资源，包括卫生人力，卫生经费，设置机构，供应装备，提供知识，技术和信息等。在卫生资源中，人力是最宝贵的资源，需要长远规划，适当培训，加强管理，才能有效使用。卫生人力的数量、质量、结构和分布是卫生人力规划的研究重点。

4. 卫生系统的组织结构（卫生服务提供系统）

卫生系统的组织结构与功能是历史演变的产物。在不同时期根据具体任务建立的组织机构，并不一定与总任务相适应，需要根据新的任务进行改革。卫生服务研究促进政府卫生机构、群众卫生组织、企业卫生组织和私立卫生组织间的协调发展。

5. 卫生服务提供

提供服务的内容、性质及层次上，有大量值得研究的课题。例如PHC（最基本的卫生保健）与二、三级卫生保健（主要是指医院和医疗网）的分工和联系；一级预防、二级预防和三级预防之间的分工和联系；通科医疗和专科医疗之间的合适比例；门诊和住院医疗之间的协调等。妥善解决卫生系统这些纵向和横向的联系，有助于发挥卫生系统的效率和潜力。

6. 卫生系统的经济分析

分析卫生系统的经济活动是卫生计划的基本活动。对卫生经费的研究关系到卫生服务的全局，因为经费是开展服务活动的物质保障。卫生经费由国家、社会、个人等多方面筹集，研究卫生经费的来源、分配及其组成，是卫生决策者不可缺少的基础数据。

7. 卫生服务效果评价

人群健康状况是评价卫生服务效果的最终指标。对单项卫生服务项目，如预防接种及计划生育的效果评价，可用预防接种率、传染病发病率、死亡率以及计划生育率指标来评价；对综合性服务项目，如 PHC、门诊工作、妇幼卫生工作进行评价，指标体系比较复杂。

8. 社区参与

WHO 大力倡导鼓励社区参与卫生系统的工作和管理，包括怎样推动社区参与各级卫生系统工作、如何测定社区参与的效果、通过什么方式协助解决社区卫生工作中的问题等；鼓励因地制宜研究适合本地区的参与方法。

第二节　卫生服务需要

一、基本的概念

1. 需要

需要是一个经济学、社会学、心理学、行为学范畴，更是一个哲学范畴。马克思、恩格斯于 19 世纪初就对需要下过定义："需要是人对物质生活条件和精神生活条件依赖关系的自觉反映。"需要作为基本概念，在哲学中的范畴地位被真正确立起来。人们在频繁使用这一范畴的同时，也对其涵义进行了研究和探索。不同的学科对需要的理解和定义有所不同。

心理学作为人学的重要学科，不可避免地要接触和研究人的需要问题，其分支学科都有自己关于需要的定义。如普通心理学认为："需要是有机体的内部环境和外部生活条件的需求在人脑中的反映"，"需要是人对一定客观事物需求的表现"；社会心理学认为："需要是个体在社会生活中缺乏某种东西在人脑中的反映"。

行为科学从需要来寻求人的行为背后的原因，对需要的定义是："所谓需要，就是人们对某种目标的渴求和欲望。"行为科学认为人的行动（行为）是由思想（动机）支配的。思想是由需要引起的，每个人的行为都直接或间接、自觉或不自觉地满足某种需要。需要反映到人的头脑中，从而指引人们去活动以求满足。人们的行为都是在某种动机策动下为达到某个目标采取。社会学对需要的定义是："需要是人生存的一种状态，它表现为人对客观事物的依赖关系。"经济学上把人们对某种物品或服务的一种欲望或意愿称为需要。

2. 卫生服务要求（health services want）

反映居民要求预防保健、增进健康、摆脱疾病、减少残疾的主观愿望，不完全是由自身的实际健康状况所决定。

3. 卫生服务需要（health service need）

卫生服务需要（health need）是依据人们的实际健康状况与"理想健康水平"之间存在差距而提出的对医疗、预防、保健、康复等服务的客观需要，包括个人认识到的需要，由专业人员判定的需要，以及个人未认识到的需要。两者有时是一致的，有时是不一致的。

通常，个人只有觉察到自身的健康问题，才会有寻求卫生服务的需要；只有觉察到有卫生服务需要时，才有可能去寻求利用卫生服务。但是，当很多隐匿性疾病如高血压、糖尿病的患者在觉察到自己的健康问题时，疾病已发展到严重的阶段，治疗时机往往被错过。因此，发现那些还没有被觉察到的潜在需要（potential needs），无论对医疗服务还是预防保健工作都具有积极的意义。而发现未觉察到的卫生服务需要最有效的方法是进行人群健康筛检，以确定哪些是已经发现了的需要，哪些是还没有被觉察到的潜在需要。

个人认识到的卫生服务需要和由医学专业人员判定的卫生服务需要有时是一致的，如表6-1中的A和D；有时是不一致的，如表中的B和C。其中，D无卫生服务需要，因而不需要提供卫生服务；A有卫生服务需要，有必要得到卫生服务；C是个体认为有健康问题，而医学专业人员认为无卫生服务需要，主要是个体疑病或存在医学专业人员认为无需提供卫生服务的极小健康问题所致；B为个体实际存在的健康问题，但尚未被个体所认知和察觉，只有当医学检查时确诊存在某种疾病或障碍时才需要得到卫生服务，如贫血、高血压、糖尿病、神经症、乳房肿块、早期肺癌等，因此，这部分人就不会有寻求卫生服务的行为，这种情况对健康是十分不利的。

只有当一个人认识到有卫生服务需要，才有可能发生利用卫生服务的行为。因此，发现未认识到的卫生服务需要无论对于医疗服务还是预防保健工作都有积极的意义。

表6-1 个体与医学专业人员对卫生服务需要的确定

医学专业人员	个体	
	有卫生服务需要	无卫生服务需要
有卫生服务需要	A	B
无卫生服务需要	C	D

4. 医疗需要（medical need）

医疗需要是指人们因疾病影响健康，引起人体正常活动的障碍，需要接受各种卫生服务（如治疗、预防保健、康复）。

- 人们自己感到了疾病或症状的存在。
- 即使人们没有自我感觉，但经医学检查确诊，需要得到医疗服务。
- 是由医务人员对人群健康状况做出判断后得出的客观评价。

由于医疗服务的可测量性，所以通常所说的卫生服务需要多是指医疗服务需要。

二、卫生服务需要的测量指标

反映人群健康状况的指标有很多，包括疾病指标、死亡及其构成指标、营养与生长发育指标、心理指标、社会指标，以及由这些指标派生出来的一些指标，如生活质量指数、无残疾期望寿命、伤残调整生命年等。目前常用疾病指标和死亡指标来反映人群的卫生服务需要。比如常用的卫生服务需要量指标有反映疾病频率（度）的指标（疾病的发病率、疾病的患病率、各慢性病患病率、健康者占总人口百分比），疾病严重程度指标［疾病的病死率、伤残率、活动受限率、休学（工）率］。与疾病指标相比，死亡指标比较稳定、可靠，资料也比较容易通过常规登记报告或死因监测系统收集，并且可获得连续性资料。但是，死亡是疾病或损伤对健康的影响达到最严重时的结果，因而用死亡指标反映人群健康问题不太敏感。疾病指标的获得相对比较困难，比如某疾病的患病率需要做较多的人群调查才能获得，故而卫生服务研究中有专门的卫生需要指标。

世界卫生组织推荐7国12地区的卫生服务需要指标为：两周每千人患病人数即两周患病率、两周每千人患病日数、两周每千人患重患者数、每千人患慢性患者数即慢性病患病率、两周每千人卧床14天人数、每千成年人中至少有一种疾病（症状）人数、每千成年人中自报对健康忧虑人数等。

结合中国的实际情况以及指标的可得性，医疗需要指标包括两周每千人患病人（次）数，两周每千人患病日数，慢性病患病率，两周每千人因病伤卧床人数，每人每年因病伤卧床日数，每人每年因病伤休工日数，每人每年因病伤休学日数。

（一）疾病频率（度）指标

1. 两周患病率

用每千调查居民中两周内的患病人数或例数（人次数）来表示。国家卫生服务调查采用的是后者。

两周每千人患病人（次）数即两周患病率＝调查近两周内患病人（次）数/调查人数×1000‰

国家卫生服务调查将患病的概念定义为：①自觉身体不适，去医疗卫生单位就诊、治疗；②自觉身体不适，未去就诊治疗，但采取了自服药物或一些辅助疗法如推拿、按摩等；③自觉身体不适，未去就诊治疗，也未采取任何自服药物或辅助疗法，但因身体不适休工、休学或卧床一天及以上者（有些老年人明显精神不振、食欲减退或婴幼儿异常哭闹、食欲减退等者）。上述三种有其一者为"患病"。"两周患病"是指在入户调查当天的前十四天内被调查的家庭成员出现上述三种情况之一者；这里所谓的病还包括各种意外原因所造成身体的损伤或中毒而出现的身体不适（此为第四次国家卫生服务调查中明确的定义）。

2. 慢性病患病率

在卫生服务调查中慢性病患病率有两个定义：一是调查前半年内的患病人数与调查总人数之比；二是调查前半年内患病例数（一个人最多可以填写三种疾病）与总调查人数之比。国家卫生服务调查用的是后者。

慢性病患病率＝前半年内患慢性病患者人（次）数/调查人数×1000‰

慢性病的概念为：①被调查者在调查的前半年内，经过医务人员明确诊断有慢性病；②半年以前经医生诊断有慢性病，在调查的前半年内时有发作，并采取了治疗措施如服药、理疗等；二者有其一者为患"慢性病"。

3. 健康者占总人口百分比

即每百调查人口中健康者所占的百分比。健康者是指在调查期间无急慢性疾病、外伤和心理障碍，无因病卧床及正常活动受限制者，无眼病和牙病等。

（二）疾病严重程度指标

1. 两周卧床率＝前两周内卧床人（次）数/调查人数×1000‰
2. 两周活动受限率＝前两周内活动受限人（次）数/调查人数×1000‰
3. 两周休学（工）率＝前两周内因病伤休工（学）人（次）数/调查人数×1000‰

休工率：每千15～64岁在职人口中调查前两周内因患病休工的人次数。

4. 两周每千人患病日数＝前两周内患病的总日数/调查人数×1000
5. 两周每千人因病伤卧床日数＝前两周内因病伤卧床的总日数/调查人数×1000‰
6. 两周每千人因病伤休工（学）日数＝前两周内因病伤休工（学）的总日数/调查人数×1000

对于预防保健的需要量，通常可用传染病的发病率来反映。传染病发病率高的地区对预防保健的需要量高，反之，则低。传染病发病资料一般可以通过疾病登记获得。

三、影响卫生服务需要的因素

卫生服务需要量是人群健康状况的客观反映，凡是影响人群健康状况的各种因素，都直接或间接地影响人群卫生服务需要量，主要有下列一些因素：

1. 人口数量

在其他因素不变的情况下，接受服务人口数成为影响卫生服务需要量的决定因素，人口数越多，卫生服务需要量越大。

2. 人口组成

人口的年龄和性别组成是决定卫生服务需要量大小的重要因素。儿童和老年人患病率高，特别是50岁以后年龄组随年龄增加而患病率增加，老年性疾病的特征是慢性病和功能衰退，对门诊和住院要求高，医疗时间长，花费的医疗费用多。据美国报道，占人口9%的老年人，花费医疗费用约占总费用30%，美国医疗费用增长中，7%系由人口老化所致。性别是影响卫生服务需要量的另一个因素，死亡率男性高于女性，因此女性的平均期望寿命高于男性。但是15岁以前两性患病率差别不明显，从15岁以后，女性患病率超过男性。男性往往多因职业因素，生产事故和意外伤害等患病。女性患病率超过男性，主要是受月经、怀孕、分娩、产褥及哺乳等因素影响而产生的特殊卫生服务需要。

3. 医疗质量

提高医疗质量可以缩短医疗时间，提高治疗率，进而减少对卫生服务的需要。新技术和新方法的应用，医务人员的素质，医疗卫生机构设施及合理分布，良好的组织管理等因素，均可影响到医疗质量。

4. 预防保健工作

预防保健是医疗卫生工作的一个组成部分，预防保健是决定卫生服务需要量的因素。工作的成效在短期内不容易改变人群总的卫生服务需要量，但是从长远的观点看，预防保健工作奏效了，疾病减少了，从而减少了卫生服务需要量。

5. 文化教育

受过较多教育者对预防保健和自我意识疾病及早期治疗疾病的愿望要强于受教育少者，自我意识疾病而及时治疗形式上会增加卫生服务需要量，但是最终仍然会降低卫生服务需要量。城镇居民患病率往往高于农村居民，其中一个重要的原因是城镇居民文化程度高，居民对疾病自我认识的能力要强于农村居民。当然，研究文化教育对患病率的影响，将经济因素和文化因素结合起来考虑是必要的。连续4次的卫生服务调查均显示文化程度越低医疗需要越高，可能年龄是一个混杂因素，目前看老年人的医疗需要高，同时文化教育水平也比较低。

6. 气候地理条件

季节性疾病和某些多发病往往好发于某些时间，夏秋季多发肠道疾病，冬春季多发呼吸道疾病。某些疾病存在明显的地区性，只有在特定地区内才有对防治某些疾病的卫生服务需要，如血吸虫、克山病、甲状腺肿等。地势对健康有影响，海拔高度大于2000米可能出现高山适应不全。这些现象都表明不同气候和地理条件下，居民卫生服务需要量也有所不同。

7. 居住地点和条件

城市居民卫生服务需要量高于农村居民。在居住条件不良的地区，容易发生结核、佝偻病和支气管哮喘等疾病,对于卫生服务需要量,特别是住院服务需要量显得更为强烈;居住密度越高,卫生服务需要量越大。

8. 婚姻

有配偶者对卫生服务需要量要少于独身、寡鳏及离婚者。有配偶者可以缩短住院时间和减少住院次数。有时家庭照顾可以代替一部分住院治疗。另外多人口家庭可以减少卫生服务需要,特别对缩短住院天数更明显。

9. 行为心理因素

行为心理因素对疾病特别是慢性病的发生和发展有其重要作用。人群的行为心理特征是决定卫生服务需要量的因素之一。

四、卫生服务需要量指标的应用

1. 预测医疗服务需要量

假设两周内一次性抽样调查的结果对全年有代表性,可采用两周指标平均值乘 26,并除以调查人数,得出全年每人每年患病、休工(学)及卧床人数。由于疾病指标存在明显的季节性变动,用两周抽样调查的结果推算全年疾病发生的频率及严重程度会存在偏差。如果能够在 1 年内抽样调查若干次或采用连续性抽样调查方法,1 年内由调查员连续进行资料收集,计算出的疾病、休工及卧床指标就能更准确地反映全年目标人群卫生服务需要量及其变动规律。

两周抽样调查结果从时间上延长可以计算全年卫生服务需要量,从调查人群可以推论一个区域内总人口中疾病发生的频率及严重程度指标,作为制定区域卫生规划的依据。

2. 计算疾病造成的经济损失

每人每年因病休工天数乘以人均产值,再乘以该地区总人口数,可以得出因病休工而引起的间接经济损失数。

3. 为分析卫生服务利用和合理分配卫生资源提供客观依据

根据患病人数可以估算门诊服务需要量;根据因病休工及卧床人数可以推测需住院人数,为分析卫生服务需要量提供依据。人群患病率、休工率及卧床率指标不仅可以计算卫生服务需要量,还可以进一步计算病床需要量和医务人员需要量,作为设置病床、配备人员和分配经费的依据。

第三节 卫生服务需求和利用

一、基本概念

1. 需求(demand)

经济学把人们在一定时期内的一定价格条件下所愿意购买的商品或服务的数量称为需求。即形成需求有两个条件:一是人们的购买愿望,二是购买者或消费者的购买能力。

2. 卫生服务需求(health service demands)

卫生服务需求是指人们对卫生服务实际发生的有支付能力的卫生保健接触;是从经济和价值观念出发,在一定时期内、一定价格水平上人们愿意而且有能力购买的卫生服务量。是指当居民感到身体不适时采取的各种诊断治疗措施,包括到各级医疗卫生机构、个体开业就医，或没有就医，但采取自我医疗（如到药店买药治疗）等情况。只有通过卫生服务调查才能够得到人们的需求情况，因此，经常用来间接地反映需求。

3. 卫生服务利用（health service utilization）

卫生服务利用是卫生服务需要和供给相互作用的结果，是综合描述卫生服务系统工作的客观指标。卫生服务利用反映卫生系统工作，虽然不能直接反映卫生系统对人群健康状况的影响，但它直接描述卫生系统为人群提供卫生服务的数量，从而间接反映卫生系统通过卫生服务对居民健康状况的影响。分析卫生服务利用是评价卫生服务社会效益和经济效益的常用手段。对于医疗服务来讲，卫生服务利用是已经得到满足的医疗需求。这也是常用利用来反映需求的原因之一。

二、卫生服务需要、需求和利用的关系

在卫生服务研究中，医疗需要是指在调查的近两周内存在下面任何一项的都作为一个需要计算，即：①自觉身体不适，去医疗卫生单位就诊、治疗；②自觉身体不适，未去就诊治疗，但采取了自服药物或一些辅助疗法如推拿按摩等；③自觉身体不适，未去就诊治疗，也未采取任何自服药物或辅助疗法，但因身体不适休工、休学或卧床一天及以上者；上述三种有其一者为"一个需要"；卫生服务需求则是上述三中情况中的①和②，利用则只有①。其关系见表6-2。

表6-2 卫生服务需要、需求和利用的关系

当感觉身体不适时	医疗服务
①去医疗机构就诊	需要，需求，利用
②未就诊，自我医疗（如服药、按摩等）	需要，需求
③未就诊和自我医疗，但卧床休息一天及以上	需要

卫生服务需求（利用）也分为两类，一类是由卫生服务需要转化而来的需求。人们的卫生服务需要只有转化为需求，才会具有寻求卫生服务的行为，才有可能去利用卫生资源，需求才有可能得到满足。但在实际生活中，由于种种主观和客观的原因，并不是人们所有的卫生服务需要都能转化为利用，除取决于个体是否察觉有某种或某些卫生服务需要以外，还与个体的收入水平、家庭人口、职业、文化程度、社会地位、享有的医疗保健制度、地理与气候条件、交通便利程度、风俗习惯以及卫生服务机构的设置、提供的服务类型和质量等多种因素有关。如表6-1中的B，由于个体不知道自己已存在健康问题，因而不会有求医行为，需要不可能转化成需求。如一个患者由于收入低、支付不起医药费用而看不起病，或者由于交通不便、服务质量等原因而不愿意去看病。另一类是没有卫生服务需要的需求，包括表6-1中的C转化成的需求以及由医生诱导的需求。

现阶段，一方面在我国农村地区，尤其是贫困农村地区，还存在大量的卫生服务需要不能或难以转化为需求的现象。要将这部分卫生服务需要转化成需求，一是与社会经济水平有关，二是需要政府的作用，如建立适宜的医疗保健制度、资源的合理配置、控制医疗卫生服务的价格、提高卫生服务的质量和效率等。另一方面，由于经济利益的驱动，为了所谓的创收，卫生服务机构中医务人员诱导需求的现象屡见不鲜，通过做不必要的检查和治疗，从而导致没有需要的需求大量增加。这类需求往往是不必要的，具有这类需求的人常与真正需要

卫生服务的人竞争有限的卫生资源，导致卫生资源的浪费与缺乏。应该采取适宜方法和措施控制医疗卫生服务提供者的不良行为，防止诱导需求，从而尽量减少和消除这部分的过度需求。

卫生服务需求能否得到满足取决于卫生服务的供给量。当卫生服务供给量等于或大于需求量时，需求可以得到满足，但会导致卫生资源利用不足，如设备、床位和人员的闲置，卫生服务利用效率较低。当供给量小于需求量时，需求不能够得到满足，出现排队等待就诊与住院以及未能获得应有的服务等现象。事实上，由于卫生资源有限、配置不合理，以及存在服务质量差、效率低、资源浪费等现象，人们对卫生服务的需求都难以得到全部满足。改善卫生服务利用不足的问题，一方面要开源节流，合理配置卫生资源，提高服务效率和质量；另一方面要减少没有需要的需求，以有限的卫生资源最大限度地满足人们必要的需求。

三、卫生需求和利用的特点

1. 盲目性

一般商品市场中，消费者根据自己掌握的知识和商品信息，挑选并购买符合自己意愿的商品或劳务。因此，一般情况下消费者是有目的、有针对性的消费。但是，在卫生服务市场中，由于卫生服务的特殊性、专业性和复杂性，消费者和医务人员之间的信息严重不对称。一方面，消费者身体不适时不能自我确定身患何病，也无法确定需要进行哪些检查和治疗，所以只能被动接受医务人员的安排；另一方面，消费者事先对医疗卫生服务的价格了解不多，患病后为了及时取得卫生服务，不能对不同卫生机构的卫生服务价格进行比较后再选择就医，而且利用卫生服务带来的效果事先也不能正确判断。因此，消费者在利用卫生服务时会出现盲目性。

2. 被动性

由于消费者对卫生服务知识的缺乏，他们的多数卫生服务需求是在医生检查指导后获取的，可以说是由医生决定消费者对卫生服务的需求质量和数量，即消费者是被动接受卫生服务。不仅如此，消费者患病后在心理上变成弱者，往往带着一种求助心理，要求医生为自己解除疾病带来的痛苦，这种救助与被救助的关系，更强化了卫生服务需求者和供给者之间的不平等关系。

3. 不确定性

虽然对于群体而言，某些疾病可以预测，由此所产生的卫生服务需求量也可以预测，但对于个体而言，要预测其患病的时间和卫生服务的需求量是很难的，完全是偶发事件。而且，个体差异使得相同症状的人所需的卫生服务量也不一样，所以卫生服务需求具有不确定性。

4. 差异性

卫生服务需求的差异性表现在：一是卫生服务需求时间上的差异性。有些疾病的暴发与季节密切相关，如流行性乙型脑炎、细菌性痢疾等疾病，多发生在夏秋季节，而冬春季则较少发生。二是卫生服务需求地域差异性。如血吸虫病，主要发生在长江以南的淡水地区。三是卫生服务费用支付的差异性。为保障全体居民获得基本卫生服务，医疗保险、社会救助以及政府和单位都可能是卫生服务的筹资方，帮助卫生服务消费者付费，不同的付费方会不同程度地影响消费者的消费行为。

四、卫生服务利用的分类

卫生服务利用可以分医疗服务利用，包括门诊服务利用和住院服务利用；预防保健服务利用和康复服务利用等几方面。卫生服务要取得满意的效果需要依靠卫生人员和群众两个方面的主动性。现阶段，医疗服务的主动性主要在于群众，预防保健服务的主动性主要在于卫生人员。

五、卫生服务利用资料的来源

卫生服务利用资料的来源主要有：常规的医疗卫生机构的工作登记和统计报表；家庭人群健康询问调查。我国卫生服务利用的资料主要来源于常规的卫生工作登记及报表。这类资料一般易于收集、长期积累、系统观察，但由于一个地区的居民常常在不同的地点接受卫生服务，仅仅根据卫生部门登记报告资料不易判断人群利用卫生服务的全貌。对家庭进行抽样询问调查可以比较全面地了解与掌握人群健康状况和卫生服务利用状况。

六、常用卫生服务利用的指标

卫生服务利用指标包括医疗服务利用、预防保健利用等方面的指标，医院的业务工作量指标如：门诊人次数、急诊人次数、出院患者数、检查（检验）人次数，出院患者数等都是医疗服务利用的指标。在卫生服务调查中，卫生服务利用指标有特定的含义。世界卫生组织（WHO）推荐的 7 国 12 区指标是：

- 两周每千人就诊人数
- 两周每千人就诊次数
- 一年内每千人住院人数
- 一年内每千人住院日数
- 两周内每千人服药次数
- 两周内每千人服用处方药人数
- 两周内每千人服用非处方药人数
- 两周每千人与卫生保健人员联系人数
- 两周每千人与卫生保健人员联系次数

结合我国的实际情况，卫生服务调查中医疗服务利用的指标主要有：

- 两周每千人就诊人数
- 一年内每千人住院次数
- 一年内每千人住院日数
- 每人每年就诊次数
- 每人每年住院日数

1. 门诊服务利用指标

人群门诊服务利用的指标主要有两周就诊率、两周就诊人次数或人均年就诊次数（可根据两周就诊人次数推算得到，这是估计门诊需求量的重要指标）、患者就诊率及患者未就诊率（是反映就诊状况的负指标）等，可用来反映人群对门诊服务的需求水平。

（1）两周就诊率＝前两周内患者就诊人（次）数/调查人数×100% 或 1000‰

（2）两周患者就诊率＝前两周内患者就诊人（次）数/两周患者总例数×100%

（3）两周患者未就诊率＝前两周内患者未就诊人（次）数/两周患者总例数×100%

2. 住院服务利用指标

反映住院服务利用的指标主要有住院率、住院天数及未住院率，可用于了解居民对住院服务的利用程度，还可以进一步分析住院原因、医疗机构、科别、辅助诊断利用、病房陪住率，以及需住院而未住院的原因等，从而作为确定医疗卫生机构布局、制定相应的病床发展及卫生人力规划的依据。

（1）住院率＝前一年内总住院人（次）数/调查人数×100%或1000‰
（2）人均住院天数＝总住院天数/总住院人（次）数
（3）未住院率＝需住院而未住院患者数/需住院患者数×100%

3. 预防保健服务利用指标

预防保健服务包括计划免疫、健康教育、传染病控制、妇幼保健等。与医疗服务相比，测量预防保健服务利用比较复杂、困难。预防服务利用常常发生在现场，登记资料收集有一定困难。有些预防服务利用率低，且又有一定季节性，对少数人群进行一次性横断面调查常常不易获得满意结果。采取卫生机构登记报告和家庭询问调查相结合的方法收集资料，可将居民实际接受的服务量与按计划目标应提供的服务量相比较。例如1名产妇应接受8次产前检查，结合某地区孕产妇实际接受的产前检查次数，可以评价这一地区围产期保健工作的质量。

预防保健服务通常询问一定时期内接受服务的种类和数量。如果服务项目是在全年内经常开展的工作，如计划生育、妇女保健、儿童保健、健康教育和家庭访问等，以询问两周（或1个月或半年）结果来推算全年是可行的。预防接种、妇女病普查和某些传染病防治等只发生在某一年中特定的若干月份，这时应询问在1年或几年内接受服务的次数，而不应询问在短时期内接受服务的次数，这一点在调查设计时应引起注意。

七、影响卫生服务利用的因素

1. 卫生服务需要

人群的卫生服务需要量是影响卫生服务利用的客观依据，人群服务利用的高低将直接取决于人群服务需要量的高低。需要是否转化为利用受许多因素的制约。

2. 性别和年龄

性别作为一个不变的因素影响卫生服务的利用，不能由于干预而改变。国内外的许多研究都显示女性卫生服务利用的程度高于男性，当然，女性的生理特点决定需要一些特殊的卫生服务。由于女性具有较强的依赖性，且容易发现自己的症状，女性自报患病率高于男性，所以利用率也高；而男性则容易忽视自己的疾病，将更多的注意放到经济活动中。低年龄组和高年龄组的卫生服务利用最高，这也是由于他们本身患病率较高决定的。

3. 经济收入

经济收入是影响卫生服务利用的重要因素，尤其是对住院服务利用和预防保健服务利用。高收入人群卫生服务利用高于低收入人群，低收入人群更倾向于利用门诊部而且候诊时间较长，对于预防保健服务利用低收入人群更是低于高收入人群。但也有纵向资料研究表明低收入人群医疗需要量多，利用也比一般人群多。

4. 文化程度

文化程度较低的人群卫生服务的需要和利用水平都较低。经济学家提出受教育程度可以影响人们利用经济学知识更有效地利用卫生服务，以提高健康水平的能力，受教育程度的高低直接或间接地反映其对疾病的了解、认识程度以及自我保健的能力。

5. 医疗保障

各类卫生服务利用均表现为享有公费医疗及劳保形式的人群利用高于合作医疗、自费医疗形式的人群。

6. 文化传统

不同文化背景的人对于卫生服务利用的概念是不同的，也即对同一种疾病，不同文化背景的人会选择不同的医疗方法和利用形式，这些形式并不同于我们所说的常规的卫生服务利用，而是一些较为传统的或者民间的治疗方法，因此，不同的文化传统也会对卫生服务利用产生影响。

第四节 卫生资源

一、卫生资源的概念

卫生资源（health resource）是卫生服务提供的前提和保证，是指社会投入到卫生服务中的人力、财力和物力的统称，包括卫生人力、费用、设施、装备、药品、信息、知识和技术等，是在一定社会经济条件下，国家、集体和个人对卫生保健综合投入的客观反映。一个国家拥有的卫生资源总是有限的，社会可能提供的卫生资源与实际需要量总是存在一定的差距。研究卫生资源的潜力是卫生服务研究的一项基本任务。

二、卫生资源研究的内容

1. 卫生人力资源

（1）概念

卫生人力（health manpower）是卫生资源中最重要且具活力的一种，是制定与实现国家卫生发展计划的组成部分。卫生人力是指经过专业培训、在卫生系统工作、提供卫生服务的人员，包括已在卫生部门工作和正在接受培训的人员。卫生人力资源研究主要研究卫生人员的数量、结构和分布。

（2）卫生人力研究的内容

1）卫生人员的数量

卫生人员由卫生技术人员、管理人员、工勤人员和其他技术人员组成。卫生人员数量可用绝对数和相对数表示。绝对数表示卫生人力实际拥有量。2000年我国卫生机构中卫生人员共559.1万人，其中卫生技术人员有449万人，占80.3%。我国医院的卫生人员总数为311.6万人，占卫生人员总数的55.7%。为了表达不同时期、不同地区卫生人力的水平，通常用相对数来表示，如用每千人口卫生技术人员数、每千人口医师数、每名医师服务人口数等来表示。2000年我国每千人口卫生技术人员数为3.63人，每千人口医生数为1.68人，每千人口医师数为1.30人，每千人口护师（士）数为1.02人。

2）卫生人力的结构

人力结构可反映卫生人力的质量，说明人力结构的合理性。卫生人力作为一个人才群，合理结构应包括三个方面：

①年龄结构

年龄是衡量人员工作能力、技能和效率的综合指标。合理的年龄结构有助于发挥不同年龄层次的长处，保持卫生人力的延续性和稳定性。

②专业结构

不同专业人员提供不同的服务。我国卫生专门人才中，医学专业占70%左右，中医中药专业占15%，药学专业占5%，预防医学专业占4%左右。口腔、儿科、营养、检验、放射卫生、生物医学工程及卫生管理的高级人才严重不足，护理专业人员缺乏。我国医生与护士的比例为1：0.42，而大多数国家医护之比为1：2，护士与人口数之比为1：1750，多数发达国家为1：140~320。

③职称结构

职称反映一定的技术水平。在一个人才群中，只有一种类型人才，即使水平很高，效率也不一定很好。不同职称人员应有合适比例。我国高、中、初三级卫生技术人员比例为1：1.7：1，而世界卫生组织在中等发达国家制定的标准为1：3：1。

3）卫生人力的分布

从卫生人员的地理分布来看，发达国家与发展中国家之间卫生人力不平衡状况严重存在。发达国家每10万人口有1000名卫生技术人员，而发展中国家只有200名。在一个国家内部，卫生技术人员的地理分布也存在不平衡状况，大多数国家集中在城市，广大农村普遍缺少。我国农村人口占75%以上，卫生技术人员只占总数的52%，而20%的城市人口却拥有48%的卫生技术人员。2000年我国农村乡村医生和卫生员共1.32万人，平均每千农业人口的乡村医生和卫生员为1.44人。

2. 病床资源

住院服务是医疗机构提供服务的主要方式，病床的数量和分配是反映医院住院服务能力的重要标志，并且床位的状况是衡量一个国家或地区医疗卫生工作发展水平的重要标志。2000年我国卫生机构总的床位数为317.7万张，其中医院床位数为220.7万张，占69.5%。平均每千人口医院床位数为2.38张。

3. 卫生费用

研究卫生服务领域内经济活动的特征及规律，对合理分配卫生费用，提高卫生服务的经济效益有重要意义。

（1）卫生费用的概念

卫生费用有广义和狭义两种概念。广义的卫生费用是指一定时期内为保护人群健康直接和间接消耗的社会资源，包括一切人力、物力和财力消耗，以货币来计量；狭义的卫生费用是指在一定时期内为提供卫生服务直接消耗的经济资源。通常所指的卫生费用是指狭义的卫生费用，是卫生费用研究的主要对象。

（2）卫生费用研究的内容

卫生费用研究的内容包括：卫生服务过程中需要多少资金，卫生费用的构成和特点，卫生费用的分配和使用是否公平合理，健康需要、卫生资源和卫生服务利用之间是否平衡。还研究费用的来源和去向、影响费用的因素及变动趋势、卫生费用增长的原因等。

（3）卫生费用的来源

卫生费用来源有三个方面，即来源于国家、集体和个人。如国家预算拨款的卫生事业费；工矿企业从福利基金按职工工资总额按一定比例用于劳保医疗的费用，农村从集体公益金中提取的合作医疗费；公费劳保职工支付的门诊挂号费和某些药品费，健康保险和合作医疗者按一定比例由患者支付的医药费，企事业职工家属支付的医疗费，自费患者就诊支付的医药费等。

（4）卫生费用的分类

卫生费用可分为直接卫生费用和间接卫生费用两类。直接卫生费用指因利用卫生服务而支付的费用，包括患者看病支付的各种服务费、化验费、药费及材料费等；间接卫生费用包括因病误工的工资、车旅费、营养费、照顾患者的误工工资等。间接费用不是卫生费用研究的重点，但在进行费用效益分析时，为了全面衡量因病伤造成的社会经济损失，必须全面计算直接费用和间接费用，才能对卫生服务的投入与产出做出全面的评价。从卫生服务的角度，还可将卫生费用分为医疗服务费、卫生防疫费、妇幼卫生费、医学教育费及科学研究费等。

三、常用的卫生资源测量指标

1. 卫生人力和病床的测量指标
（1）每千人口医生（医师和医士）数
（2）每千人口护师（士）数
（3）每千人口技师（士）数
（4）每千人口药剂师（士）数
（5）每千人口病床数

2. 卫生设施的测量指标
（1）每千人口卫生资产额
（2）每千人口仪器设备额

3. 卫生费用的测量指标
（1）卫生费用占国民生产总值百分比

该指标说明卫生费用的数量是否适应当地经济发展水平及人民群众卫生保健需要，以及一个国家或地区在多大程度上提供了必要的资源来保证卫生事业与社会经济协调发展。自20世纪90年代以来，发达国家卫生费用占国民生产总值的比例一般在7%以上，个别发达国家，如美国、加拿大及瑞典等超过10%。我国卫生费用历年有所增加，但卫生费用占国民生产总值的比例，多年来一直徘徊在4%左右，仅相当于发达国家50年代初的水平，反映出我国卫生事业发展未能与经济同步发展。

（2）人均卫生费用

说明一个国家或地区卫生费用的人均水平，也反映卫生资源在不同地区、不同人群间的分配是否合理。性别、年龄、文化及医疗保健制度等因素对人均卫生费用有重要影响。

（3）卫生各部门的投资比例

反映卫生费用在各级医疗卫生机构中分配是否合理。

（4）门诊和住院费用构成

反映医疗机构内部费用分配和使用的特征。小医院药费所占比重较大；大医院诊治患者病情复杂，使用辅助诊断手段和昂贵的检查仪器，辅助检查的费用较多。医疗机构级别越高，辅助检查费用比重大，药费比重相对减少。

（5）医疗、卫生防疫和妇幼卫生费用的比例

这是卫生部门在费用分配时应该首先注意的比例。医疗服务提供维护健康和康复医疗，是利用最频繁、消耗卫生资源最多的一项服务。我国卫生系统80%左右的人力和费用使用

在医疗服务系统。从卫生服务对健康的作用来看，卫生保健的重要性不容忽视。确定医疗、预防和保健服务三者之间费用分配的合适比例，不仅要考虑人群需要、服务利用，还要结合社会发展及文化传统等因素综合考虑。

4. 世界卫生组织推荐的 7 国 12 地区的卫生资源测量指标

（1）每万人口医师数

（2）每万人口临床医师数

（3）每千人口病床数

（4）每千人口观察床数

（5）每万人口药剂师数

（6）每万人口卫生保健人员数

（7）个人投资占国民卫生保健支出的百分比

（8）卫生经费占国民生产总值的百分比

第五节　卫生服务评价

一、卫生服务评价的资料来源和收集方法

卫生服务评价所需的资料一部分来自现有的常规统计资料，它的优点是比较容易获得，但是提供的信息不够全面，也无法反映卫生服务领域中所涉及的居民卫生服务需要、卫生资源和卫生服务利用等情况；另一部分则通过调查来获得，可以根据设计者的调查目的来进行设计和调查，获得比较全面和完整的卫生服务信息。根据资料的来源，卫生服务调查可以分为卫生机构调查和家庭健康询问调查两大类。通过卫生服务调查，可以提供人群健康状况、卫生服务需要量和需求量、卫生服务资源的配置及其卫生服务利用效率的资料，为制定卫生政策和进行卫生服务评价提供客观依据。

（一）卫生机构调查

卫生机构调查主要收集有关卫生资源、卫生服务利用等方面的资料。其目的在于分析卫生服务资源水平（卫生服务供方能力）及其卫生服务利用效率，是否与居民卫生服务需要、需求相适应。

1. 调查对象

国家卫生服务调查中的卫生机构调查主要调查所抽取样本县（市或市区）中县及县以上医院（包括综合医院、中医医院）、卫生防疫站、妇幼保健站（所）、乡镇（街道）卫生院和村级（居委会）卫生组织。

2. 调查内容

（1）全县（市或市区）自然条件、人口状况、社会经济发展状况等情况；

（2）全县（市或市区）卫生资源配置，包括机构、人力、床位和卫生经费等情况；

（3）县及县以上医院（中医院）、卫生防疫站、妇幼保健所（站）等卫生机构的配置及其利用情况；

（4）样本乡镇（街道）卫生机构的配置及其利用情况；

（5）样本村（居委会）卫生组织形式、卫生机构的配置及其利用情况。

上述调查内容采用六份调查表分别调查不同类别、不同层次的卫生机构。采用的调查表

为：①全县（市或市区）基本情况调查表；②乡镇（街道）卫生机构调查表；③村级（居委会）卫生组织情况调查表；④医院（县及县以上医院、中医院）情况调查表；⑤卫生防疫机构情况调查表；⑥妇幼保健机构情况调查表。

3. 调查方法

卫生机构调查采用文件抄录和实地调查相结合的方法。卫生统计报表和日常工作记录已有的指标，可根据调查表的要求抄录；需要调查的指标由样本地区卫生局、被调查卫生机构的统计人员与有关人员配合进行实地调查。

（二）家庭健康询问调查

家庭健康询问调查（household health survey）是收集卫生服务需要、需求和利用的主要方法。

1. 分类

按其研究方法可以分为一次性横断面调查；重复性横断面调查和连续性长期调查。

2. 发达国家的健康询问调查介绍

（1）美国

自1957年美国就开始全国家庭健康调查，由国立卫生统计中心负责设计、分析，联邦人口调查员负责资料收集。其调查设计为：以户为调查单位，以家庭全部人口为调查对象，抽样设计为多阶段几率随机抽样法。将50个州按人口普查区划分为1900个地理区，随机抽取376个地理区作为初级抽样单位，每1个区中抽取30个小组，每1个小组抽取4户家庭。调查方法为：直接派员到家中询问调查，18岁以上对象由本人回答，儿童则由母亲代替回答，调查对象不在家，由熟悉情况的直系亲属代替回答，失访者要重访，成人直接回答率要求达到60%以上。调查内容：70%为基本调查内容，历年须包括人口学特征；两周内因病伤丧失劳动能力的人数和天数；两周内就诊数和牙科就诊数；因慢性病活动限制及长期丧失劳动能力人数；一年内因病伤住院人数、天数和手术天数；门诊、住院支付医疗费用数；最近一次就诊间隔时间等。30%为补充调查内容，根据实际情况而定。主要是患病、卫生服务和医疗费用等内容，如1978年询问享受健康保险种类、费用；1980年询问住院患者医疗费用和健康保险等情况。

（2）英国

从1971年起每年连续进行家庭基本状况抽样调查，调查设计为：调查员由经过两周训练的护士担任，调查对象为16岁以上。抽样设计采用两阶段分层随机抽取，第一阶段以行政区为分层标识，以人口确定初级抽样单位，又按地区类型分市区、市镇、半郊区及农村地区四类，每类各抽一个，抽得初级抽样单位；第二阶段按经济收入分13个层次及邮政编码分类随机抽样。调查内容为健康状况和卫生服务利用包括慢性病、休工和丧失劳动能力；急性病及外伤，活动受限；一年中健康状况自我评价，因病就诊次数；住院人数、次数、天数及等待天数；视力与听力；牙病；处方用药与非处方用药；健康保险等。其余还涉及人口学、就业、饮酒吸烟、婚姻生育史、经济收入、文化教育、家中拥有设备（汽车、冰箱、彩电和计算机等）数量、业余活动、参加群众社团活动、迁移等。每年内容不完全一致。

（3）加拿大

1974年起，基本模式来自美国，但又独具一格，尤其在调查的内容上增加了项目。调查设计：15岁以上居民作为调查对象。抽样设计是省一级分三层（市区、郊区和农村地区），按人口分100个初级抽样单位，然后随机抽样，即分层随机抽样来确定样本。调查方法为：健康询问调查包括家庭人员特征、社会经济特征、人口特征、患病率特征、行为生活方式及卫生服务利用等；体格检查和实验室检查如血液、尿液检查等。调查内容包括健康状况调查（自报健康状况、急慢性病、外伤、残疾、视听损害、活动受限；体检及实验室检查结果如血压、心肺功能、肝肾功能、血红蛋白量等）；卫生服务利用（服务项目、地点；不求医原因和使用药物情况）；疾病影响（休工、伤残和卧床天数）；危险因素测定（生活方式的调查，如饮酒、吸烟、体育活动、安全带使用、妇女病预防的行为因素；生物学指标的测定；疾病发展家族史；环境因素的测定等）。

表 6-3 三个国家健康询问调查方法的比较

国家	调查名称	起始年份	调查内容	调查方法	样本数	调查对象	抽样设计	负责执行单位
美国	全国家庭健康调查	1957	患病率、卫生利用、医疗费用	询问	4万户12万人	全人口	多阶段几率随机抽样	国立卫生统计中心
英国	家庭基本状况调查	1971	社会经济人口、婚姻生育、患病、卫生利用	询问	1.2万户3.2万人	16岁以上	两阶段分层抽样	人口调查办公室
加拿大	全国健康调查	1974	危险因素、健康状况、卫生利用及影响因素	询问、体检、实验室检查	1.2万户4万人	15岁以上	分层随机抽样	统计局、健康研究分析处

3. 中国家庭健康询问调查的设计

中国自1981年中美合作在上海县进行卫生服务抽样调查以来，陆续在许多农村和城市开展了与国外家庭健康询问调查内容基本一致的调查，调查规模比较大的主要有卫生部组织的1985年的十省、自治区农村卫生服务抽样调查，1986年的九省、市城市卫生服务抽样调查，中国自1993年以来每隔五年的四次国家卫生服务调查，这些调查为卫生服务的抽样调查积累了丰富的经验。

（1）调查目的

掌握中国不同类型地区居民和特殊人群卫生服务需要和存在的主要健康问题，分析卫生服务需要的变化以及影响因素；掌握卫生服务利用情况，探讨居民卫生服务需要向需求转化的程度、卫生服务需求与供给之间的关系及影响因素，评价卫生服务资源利用的效率，发现卫生资源配置和利用等方面存在的问题，为制定和实施区域卫生规划、合理配置卫生资源提供客观依据；了解居民医疗保障制度和医疗保健费用的情况，为健全中国城乡居民的医疗保障制度、完善国家卫生筹资政策提供信息；分析和研究我国居民健康状况、卫生服务需要、卫生服务利用及卫生服务资源之间的联系，探讨卫生服务供需的平衡关系，为卫生事业的改革和发展、宏观管理和科学决策提供依据。

（2）调查对象

根据调查目的来确定调查对象，即要划清调查总体的同质范围。家庭健康询问调查以总人口作为调查对象的总体，根据抽样抽中的样本住户的实际人口作为调查对象。所谓住户是指一起共同进行生活安排，提供食物和其他生活必需品的单身个人和二个以上的人群。所谓实际人口是指本住户的所有人员及虽无常住户口但在本户居住半年以上的人口，不包括虽有户口的但离家半年以上的人口。因此，调查对象有以下特点：①共同饮食；②共同住房；③共同经济预算；④一年之内累计居住半年以上。

（3）抽样设计

国家卫生服务调查抽样的原则是既要兼顾调查设计的科学性，即样本地区和样本个体对全国和不同类型地区有足够的代表性，又不至于过多增加样本量而加大调查的工作量，即遵循经济有效的原则。

抽样的方法是采用多阶段分层整群随机抽样法。具体抽样分四个阶段进行：

第一阶段是确定调查的样本县（市或市区）。全国各县、市差异大，首先要确定分层的基准，分层的指标是通过专家咨询法和逐步回归法筛选的 10 个与卫生有关的社会经济、文化教育、人口结构和健康指标，主要有第一产业就业率、14 岁人口比例、文盲率、粗出生率、粗死亡率、婴儿死亡率、人均工农业产值、第二产业就业率、初中人口比例和 65 岁及以上人口比例等。然后确定抽样的比例，通过主成分分析和聚类分析方法将全国的县（市或市区）分为五层，从各层中按一定的分配比例确定样本量。1998 年国家卫生服务调查的县（市或市区）样本容量取 90 个，在实际调查中增加部分城市，用来分析不同大小城市的差别。

第二阶段是确定调查的样本乡镇（街道）。以乡镇（街道）为抽样单位，以人口数作为标识，抽取的概率为 1∶160，从全国 7000 多个乡镇（街道）中整群随机抽取 450 个乡镇（街道），平均每个样本县（市或市区）抽取 5 个乡镇（街道）。

第三阶段是确定调查的样本村（居委会）。以村（居委会）为抽样单位，以人口树作为标识，从每个样本乡镇（街道）中整群随机抽取两个村（居委会），抽取的概率为 1∶1120，共抽得 900 个样本村（居委会）。

第四阶段是确定最终的抽样单位即样本户。以户为单位，从每个样本村（居委会）中按 20% 的比例随机抽取住户，平均每个样本村（居委会）抽取 60 户，全国共 5400 户，抽样概率约为 1∶5000，并多抽 6 户作为备用。

（4）调查方法

采用一次性横断面抽样调查的方法。具体调查是采用入户询问的方法收集数据，经培训合格的调查员在对调查户进行摸底调查后深入样本户按调查表的项目对该户所有成员逐一进行询问调查。资料收集的工具是调查表，主要有住户一般情况调查表、家庭成员健康询问调查表、两周病伤调查表、调查前一年的住院调查表、孕产妇和婴儿情况调查表等。

（5）调查内容

1）备考项目：被调查户的地址，调查记录（访问次数、访问日期、完成情况），调查员和调查指导员的签名，主要作用是便于重新访问和需要回访时提供信息。

2）基本情况：包括住户和居民个人两个方面：

①住户的基本情况，主要调查住户的人口数、居住条件（居住面积、类型）、生活环境（饮水和厕所类型）、卫生服务可得性（家离最近卫生组织的距离、去最近卫生组织需要的时间）和经济状况（月收入、年支出和生活消费情况）、是否是贫困户及主要致贫原因等。

②居民的基本情况，主要有姓名、与户主的关系、性别、出生年月、婚姻状况、文化程

度、就业状况、在岗从事的职业、经常就诊的医疗单位、医疗保障形式等。

3）卫生行为和自我健康状况的判断：居民的吸烟史（吸烟年限、数量、戒烟情况）、饮酒史、体育锻炼情况、与同龄人比的健康状况、与去年比的健康状况等。

4）居民健康状况及卫生服务利用

①两周患病（有无患病、疾病名称、持续天数、休工休学和卧床情况、自觉严重程度、转归等）和利用（有无治疗、治疗方式、是否就诊、就诊次数、就诊医疗单位和科别、就诊费用、自我医疗情况及费用、未治疗原因等）情况。

②前半年患慢性病（疾病名称、持续时间）情况。

③前半年内活动受限和短期失能状况判断（有无活动受限或失能状况、持续时间）情况。

④前一年内住院（有无住院、住院的原因、因病伤住院的疾病名称等）和利用（住院次数、转院情况、住院类别与科别、等待时间、住院天数、有无手术、未住院的次数和原因、出院原因、住院费用、费用支付方式等）情况。

5）居民的意向和态度：是否愿意参加合作医疗、希望合作医疗的类型、对医院的服务态度、技术水平和设备环境是否满意等。

6）特殊人群（孕产妇和婴儿）的调查：对有分娩和流产史的妇女进行调查，了解妇幼保健卫生服务的开展情况，内容包括妊娠次数和最近一次妊娠的结局、产前检查、怀孕期间有无患病、分娩的结局、分娩的地点、接生方式、产后情况、婴儿体重、喂奶和辅食添加、预防接种和生存情况等。

二、卫生服务评价的方法

卫生服务利用应以适度为佳。过度利用则造成浪费，利用不足又使人群医疗卫生服务需要（求）量得不到满足。卫生服务研究的目的不仅要了解居民利用服务的数量和质量，还要研究卫生服务需要、卫生资源和卫生服务利用三者之间的关系。利用卫生服务研究获得的资料，将居民卫生服务需要、卫生资源和卫生服务利用的资料结合起来，可以对卫生服务的利用作出评价。

（一）世界卫生组织提出的评价模式

世界卫生组织根据1964年起在加拿大、美国、英国、阿根廷、南斯拉夫、荷兰和芬兰七个国家十二个地区居民中进行卫生服务抽样调查的结果，将卫生服务需要量、卫生资源投入量及卫生服务利用量三类指标按平均数作为划分高低的标准，组成八类组合，称作卫生服务综合评价模式，列举于表6-4。八类组合可以作为卫生资源配置的参考，即参考卫生服务需要量和卫生服务利用程度，确定卫生资源的分配。

表6-4 卫生服务综合评价的模式

卫生服务利用	高医疗需要		低医疗需要	
	高资源	低资源	高资源	低资源
高	A型 平衡型 资源分配适宜	B型 资源效率高	E型 资源利用过度	F型 资源效率高
低	C型 资源利用低	D型 资源投入低	G型 资源投入过度	H型 平衡型 资源分配适宜

A型：资源充分，利用良好，人群医疗服务需要量很大，三者之间保持平衡。

B型：医疗服务需要量大，卫生资源不足，卫生服务利用率高，低资源与高需要不相适应，由于卫生资源利用紧张，虽一时保持平衡，但不能持久，B型应向A型转化。

C型：医疗需要量大，卫生资源充分，但服务利用率低，应研究卫生服务利用的障碍因素，提高卫生服务的社会效益。

D型：资源投入不足，且利用率低不能满足人群的医疗服务需要。应增加投资，提高利用率，满足人群的医疗服务需要。

E型：资源充分，医疗服务需要低，卫生资源利用高。由于资源充分，人群中可能出现过分利用服务的现象。

F型：低资源产生高利用，但是与人群医疗服务需要不相适应。可以认为低资源产生高利用，是卫生服务效益良好的标志。

G型：医疗服务需要低，卫生资源充分，卫生服务利用低，说明卫生资源投入过多，应向H型转化。

H型：医疗需要、卫生资源和卫生服务利用均低，三者在低水平上保持平衡。

(二) 三维综合评价模型

评价一个地区卫生服务综合情况，可以从三个方面进行，第一方面是居民卫生服务需要被满足的程度，即卫生机构提供的卫生服务利用在多大程度上满足了居民的卫生服务需要；第二方面是卫生服务资源投入的效率。卫生资源是一种投资，和其他投资一样，卫生资源的投入也应该讲究效率；第三方面是卫生服务资源布局的合理性，即卫生资源的社会公平性原则，卫生服务需要多的地方，资源的投入量也应该多。基于此综合考虑，提出卫生服务复合指标，即卫生服务适宜度、卫生服务效率和卫生服务资源分配合理度。

1. 卫生服务复合评价指标的计算

选用两周患病率、两周每千人口卧床天数、慢性病患病率、残疾率四个卫生服务需要指标；两周就诊率、住院率、未住院率、人均住院天数四个卫生服务利用指标；每千人口卫技人员数、每千人口床位数、人均卫生事业费、年户均医药费用四个卫生服务资源指标，将这三大类指标首先通过去量纲和同趋势化等标准化处理，然后用秩和比法（RSR法）、综合指数法、线性加权求和法三种方法分别计算出卫生服务需要、卫生服务利用和卫生服务资源三个综合值，根据下面计算公式来确定复合评价指标：

(1) 卫生服务适宜度 = $\dfrac{\text{卫生服务利用综合值}}{\text{卫生服务需要综合值}}$

(2) 卫生服务效率 = $\dfrac{\text{卫生服务利用综合值}}{\text{卫生服务资源综合值}}$

(3) 卫生服务资源分配合理度 = $\dfrac{\text{卫生服务资源综合值}}{\text{卫生服务需要综合值}}$

2. 卫生服务综合指标的意义和特点

(1) 卫生适宜度

卫生服务适宜度是卫生服务利用量与卫生服务需要量之间的比值，反映居民卫生服务需要得到满足的程度，满足程度越高，适宜度就越高；反之，适宜度就越差。理想状态的适宜度为"1"，即卫生服务需求与卫生服务需要相等，这种状态正是卫生服务所要达到的一种平衡状态。实际上，有的地区卫生服务需求高于卫生服务需要，适宜度就大于"1"，该地区可能存在过度利用，如果卫生资源充足，就应该适当控制利用，注意提高卫生资源效率，若卫生服务资源相对不足，存在过度利用的可能性就很小。有的地区卫生服务适宜度远远小于"1"，说明该地区居民卫生服务利用很少，而卫生服务需求很高，在这种情况下，提高居民卫生服务利用度成为关键。进行健康教育，提高居民对疾病的认识程度是提高利用度的重要措施之一，提高居民的经济收入水平也是提高利用的不可缺少的因素。我国是发展中国家，卫生资源还不够充足，许多地方仍存在缺医少药的现象，因此运用适宜技术来满足居民的卫生服务需要是符合我国国情的。

(2) 卫生服务效率

卫生服务效率是卫生服务利用量与卫生服务资源量的比值。卫生服务利用量可以理解为卫生机构利用卫生资源的产出，卫生服务资源量是投入，故卫生服务效率反映一个地区卫生资源投入的利用效率。提高卫生服务效率是卫生服务追求的目标之一。我国目前卫生资源不充足，提高卫生服务效率可以补偿资源的不足，同样也可以在低资源水平下达到高的卫生服务适宜度。卫生服务效率越高越好，若卫生服务效率大于"1"，说明产出大于投入，卫生机构利用卫生资源提供卫生服务的效率高；若卫生服务效率小于"1"，说明卫生机构利用卫生资源提供卫生服务利用的效率低下。因此，卫生服务效率可以以"1"作为分界分为高和低两类。

(3) 卫生服务资源分配合理度

卫生服务资源分配合理度是卫生服务资源量与卫生服务需要量的比值。此比值的真实含义是卫生资源是否按卫生服务需要来布局的，即高的卫生服务需要应该分配以高的卫生资源，这体现出一种资源分配的社会公平性原则。我国发展卫生事业的目的是提高全国人民健康水平，因而只有公平地按卫生服务需要的多少来分配卫生资源，使卫生机构能提供更多的卫生服务利用来满足居民高的卫生服务需要，才能真正有助于人民整体健康水平的提高。

总之，复合评价指标的最大特点和优势是具有较强的综合性，如卫生服务适宜度综合了卫生服务需要和利用两方面的内容，并显示出了需要与需求之间的匹配情况，揭示出一个地区总体的卫生服务供给满足当地居民卫生服务需要的水平，能为卫生决策部门制定卫生服务政策提供帮助。卫生服务效率从经济效益角度揭示某地区卫生机构利用卫生资源的情况。卫生服务资源分配合理度从资源配置角度揭示卫生资源的布局情况，提示我们在分配卫生资源时应着重视卫生服务需要的高低，而不仅仅看卫生服务需要（利用）的多少。故从卫生服务适宜度、效率、卫生资源分配合理度三个方面评价一个地区的卫生服务综合水平，才能较准确、真实地反映出该地区的卫生服务实际情况。

3. 卫生服务综合指标综合评价三维模型

根据综合评价指标的意义、统计分布特点，卫生适宜度和卫生服务资源分配合理度以各自均数加减半个标准差为界，分为高、中、低三档，卫生服务效率以均数为界分为高低两档。这样三个指标进行组合即为三维模型，见表6-5。

表 6-5 卫生服务三维综合评价模型

效率		资源合理度					
		高		中		低	
		高	低	高	低	高	低
适宜度	高	A	B	C	D	E	F
	中						
	低	G	H	I	J	K	L

A：效率高，资源相对很充足，适宜度也高；
B：效率低，资源相对很充足，适宜度也高，需提高效率，存在浪费现象；
C：效率高，资源相对充足，适宜度也高，属于平衡型；
D：效率高，资源相对充足，适宜度也高，需提高资源效率；
E：资源相对不足，但效率高，适宜度也高，应投入资源，属效率补偿型；
F：资源相对不足，效率差，但适宜度高。此种情况在实际中不存在；
G：资源相对很充足，但适宜度差，而效率却高，需提高人群健康意识，促进利用；
H：资源相对很充足，但适宜度和效率都低，需要提高利用，进而提高适宜度和效率；
I：资源相对充足，资源利用效率高，但适宜度低，需要提高居民的健康意识，促进利用；
J：资源相对充足，但资源效率和适宜度均较低，需提高效率和居民的卫生服务利用程度，促进健康意识；
K：资源相对不足，适宜度低，而效率高，效率补偿了资源不足，需增加投入，增强健康意识，促进利用；
L：资源相对不足，效率低下，需增加投入，提高效率（首要），促进利用。

（陈　娟　陈育德　钟　军）

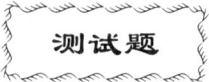

测试题

一、名称解释

1. 卫生服务
2. 卫生资源
3. 卫生费用
4. 卫生适宜度

二、单选题

1. 下列对于"卫生服务研究"的表述最不恰当的是
   A. 是获得对人群卫生服务结构、流程和效果知识的调查
   B. 关注卫生服务的供方、需方和第三方及其相互关系
   C. 分析的维度包括公平、效益和效果
   D. 从个体水平上研究卫生服务资源、供应、组织等问题
   E. 应用系统的观点和方法分析卫生资源配置问题

2. 下列对于"卫生服务需要"的表述正确的是
   A. 反映居民的主观愿望，不完全是由自身的实际健康状况所决定
   B. 人们没有自我感觉的疾病和症状，便不存在卫生服务的需要
   C. 是依据人们的实际健康状况与

"理想健康水平"之间的差距而提出的

D. 个人认识到需要和由医务人员判定的需要在任何时候都是一致的

E. 人们意愿获得卫生服务服务，同时能够支付得起，才是卫生服务需要

3. 下列指标中哪个不是反映疾病严重程度的指标
   A. 两周卧床率
   B. 两周患病率
   C. 两周活动受限率
   D. 两周休学（工）率
   E. 两周每千人患病日数

4. 下列指标中哪个不是卫生的指标
   A. 两周内每千人服用处方药人数
   B. 一年内每千人住院次数
   C. 每人每年就诊次数
   D. 每人每年住院日数
   E. 两周每千人患病日数

三、简答题

1. 结合我国具体实际与实践，简述卫生服务研究的主要内容。
2. 简述影响卫生服务需要的因素。
3. 简述卫生服务需要、需求和利用的关系。

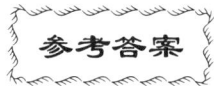

参考答案

一、名称解释

（略）

二、单选题

1. D   2. C   3. B   4. E

三、简答题

1. 答：结合我国的具体实际与实践，卫生服务研究的主要内容包括：①评价人群医疗需要；②社会因素对卫生系统的影响；③合理分配和使用卫生资源；④卫生系统的组织结构（卫生服务提供系统）；⑤卫生服务提供；⑥卫生系统的经济分析；⑦卫生服务效果评价；⑧社区参与。

2. 答：影响卫生服务需要的因素包括：人口数量、人口组成、医疗质量、预防保健工作、文化教育、气候地理条件、居住地点和条件、婚姻和行为心理因素。

3. 答：在卫生服务研究中，医疗需要是指在调查的近两周内存在下面任何一项的都作为一个需要计算，即：①自觉身体不适，去医疗卫生单位就诊、治疗；②自觉身体不适，未去就诊治疗，但采取了自服药物或一些辅助疗法如推拿按摩等；③自觉身体不适，未去就诊治疗，也未采取任何自服药物或辅助疗法，但因身体不适休工、休学或卧床一天及以上者；上述三种有其一者为"一个需要"；卫生服务需求则是上述三中情况中的①和②，利用则只有①。

第七章 卫生人力资源管理

> **学习目标**
> 1. 掌握卫生人力资源的基本概念。
> 2. 熟悉卫生人力资源的特点,掌握卫生人力资源管理的特点和主要内容。
> 3. 熟悉卫生人力规划的方法。
> 4. 熟悉中国卫生人力的主要形势。

第一节 卫生人力资源概述

一、人力资源的基本概念

人力资源是指能够推动国民经济和社会发展的、具有智力劳动和体力劳动能力的人们的总和,它包括数量和质量两个方面。人力资源是生产活动中最活跃的因素,也是一切资源中最重要的资源。

人力资源由数量和质量两个方面构成。人力资源数量又分为绝对数量和相对数量两种。人力资源的绝对数量是指一个国家或地区中具有劳动能力、能从事社会劳动的人口总数,它是一个国家或地区劳动适龄人口(16~60岁)减去其中丧失劳动能力的人口,加上劳动适龄人口之外具有劳动能力的人口(未成年就业人口和老年就业人口)。人力资源相对量是指人力资源的绝对量占总人口的比例。

人力资源的质量是人力资源所具有的体质、智力、知识和技能水平,以及劳动者的劳动态度。它一般体现在劳动者的体质水平、文化水平、专业技术水平、劳动的积极性上,往往可以用健康指标(如平均期望寿命、婴儿死亡率、孕产妇死亡率、生活质量等)、教育状况(如劳动者的人均受教育年限、每万人口中大学生供给量、大中小学入学比例等等)、劳动者的技术等级状况(如劳动者技术职称等级的比例、每万人口中具有高级职称人员所占的比例等)和劳动态度指标(如对工作的满意程度、工作的努力程度、工作的负责程度、与他人的合作性等)来衡量。

二、卫生人力资源概念

传统教材对卫生人力资源的定义是,为了提高全体人民的健康水平,延长健康寿命和提高生活质量为目标的全面的国家卫生规划所需要的多种资源中的一种资源。他们是受过不同卫生职业培训,能够根据人民的需要提供卫生服务贡献自己才能和智慧的人。按照世界卫生组织（WHO）2006年《世界卫生报告》的定义，卫生人力是指那些基本的工作目的是增进人类健康的人员。这一界定强调了WHO对卫生系统的界定，即所有的旨在促进、恢复或保持人类健康的组织、人员以及活动的总和。

但是，世界各地对卫生工作者的分类标准不同使得全球在卫生人力的实际界定上至今还面临较大难题。比如，根据世界卫生组织对卫生人力的界定，一个照顾患儿的母亲就应该算是卫生人力。但是，从实际操作上讲，要管理这种非正式的卫生人力一方面非常困难，另一方面也很难建立统一的标准来进行国际比较。即便只考虑正式部门工作的员工，要对卫生人力进行精确的统计也不容易。比如一个服装加工厂医务室的护士，其基本工作职责是提供卫生服务，但是其所在的公司/产业的基本职责则不是促进健康。同时，有很多在医疗卫生机构工作的职工，比如医院行政部门的文职人员，其工作与直接提供卫生服务无关，但是他们所工作的机构/产业的基本职能则是促进健康。另外，还有大量受过医学教育的人员任职于卫生部、药监局等卫生相关部门，他们又能否计入卫生人力的统计。这些都是需要理清的问题。

通常，对卫生人力的区分可以从从业行业、教育背景和职业类别等三个维度来进行。但事实上，无论只基于个体采集信息还是只基于机构或行业采集信息都不能完全覆盖卫生人力的全部。因此WHO在2008年引入了一个对卫生人力的操作性定义。该定义指出，卫生人力是指所有的在卫生机构或非卫生机构工作的雇员，其基本工作目的是提高人体的健康。表7-1列举了WHO对卫生人力资源进行分析的简要概念框架。根据这一框架，A类那些既接受医学培训同时又从事医疗工作的人员，B类那些有过医学培训但是不从事医疗工作的人员和C类接受过医学培训但就业于非医疗单位的人员，都属于卫生人力的范畴。其中A类和C类一起涵盖了接受过医学（技能）培训的卫生人力，而A类和B类则是指受雇于医疗单位的卫生人力。ABC三类加在一起则构成了一个国家/地区全部卫生人力的总和。运用这一框架可以较为容易地对一个国家或地区的卫生人力尽心分析，并进行全球性的统一比较。

表7-1 卫生人力资源的概念框架

个人的培训、职业和工作地点	从业于卫生行业	从业于非卫生行业或未就业
接受医学培训同时从事卫生相关职业	A. 如在卫生机构从业的医生、护士、助产士	C. 如在私人公司工作的护士，在零售店工作的药剂师
接受医学培训但不从事卫生相关职业	A. 如接受过医学培训的卫生机构的管理者	C. 如接受过医学培训的大学教师，待业护士
未接受医学培训或未接受过正式的医学培训	B. 如那些在卫生机构工作的管理人员、研究人员和服务人员	D. 如小学教师、汽修工或银行柜员

三、卫生人力资源分类

根据中国目前的具体情况，卫生人力主要包含卫生技术人员。卫生技术人员是指受过高等或中等医药卫生教育或培训，掌握医药卫生知识，经卫生行政部门审查合格，从事医疗、预防、药剂、护理或其他专业的技术人员。根据卫生人力从事的专业和工作不同，可以分为以下几类：

1. 医疗人员

指主要从事医疗专业工作中的中医（含民族医）、西医、中西医结合等人员，其技术职称分为主任医师、副主任医师、主治（主管）医师、医师、医士。

2. 公共卫生人员

指从事疾病预防和控制、卫生防疫、寄生虫及地方病防治、工业卫生、妇幼保健、计划生育等专业工作中的专业技术人员，其技术职称分为主任医师、副主任医师、主治（主管）医师、医师、医士。

3. 药剂人员

指从事药剂、药检的人员，包括从事中药和西药专业的技术人员。其技术职称分为主任药师、副主任药师、主管药师、药师、药士。

4. 护理人员

指在医院、门诊部和其他医疗预防保健机构内担任各种护理工作，在医师指导下执行治疗或在负责地段内担任一般医疗处理和卫生防疫等工作的人员。其技术职称分为主任护师、副主任护师、主管护师、护师、护士。

5. 其他技术人员

指从事检验、影像、理疗、病理、同位素、营养等技术操作，器械维修以及生物制品研制等专业技术人员。其技术职称分为主任技师、副主任技师、主管技师、技师、技士。

6. 卫生技术管理干部

指在卫生行政部门、卫生企事业组织和学术团体，从事医疗、科研、教学、防治、保健、计划生育、药械等技术管理工作的，具有高、中等医药院校毕业或具有同等学力的人员。他们的技术职称，依其掌握的专业知识和管理水平，分为主任医（药、护、技）师、副主任医（药、护、技）师、主管医（药、护、技）师、医（药、护、师）师、医（医、护、技）士。

第二节　卫生人力资源管理

一、人力资源管理简述

1. 人力资源的特征

相对于财力和物力资源，人力资源有着三个重要的基本特征，对于指导人力资源管理有重要的意义。首先，对于人力资源进行投入，其收益是递增的，因此现代企业对人力资源的管理已经上升到人力资本运作的高度；其次，劳动者是有生命周期的，这决定了人力资源具有时效性；第三，也是人力资源所具有的最重要的特征在于，无论法理上的归属如何，人力资本是天赋的个人资产，即人力资源具有私有性。这一特性决定了要充分地调动人的工作积极性，以实现组织目标。

2. 人力资源管理的目标

与其他管理活动一样，对于人力资源的管理，其最终目的是为了高效率地实现组织目标。因此，人力资源管理的基本目标就有三个，一是要保证员工的高工作积极性，二是促进高工作效率，三是要尽可能地保持低的人力成本。

3. 人力资源管理的核心

现代企业对于人力资源的管理，其核心在于价值链管理，管理者需要清楚地知道谁为企业创造了价值，然后以此为依据来科学的分配价值。这样才能有效地调动工作积极性，以实现组织目标。因此，科学的人力资源管理，其核心就是围绕价值创造、价值评价和价值分配三个重要环节来进行。

4. 人力资源管理的职能

人力资源管理是指运用现代化的科学方法，对与一定物力相结合的人力进行合理的规划、招聘和配置、培训和开发以及绩效考评和指导，以实现组织目标的过程。

二、卫生人力资源管理

结合人力资源管理的目的可见，卫生人力资源管理是保证卫生服务拥有正确的各种类型的，数量合理的，经过适宜培训，具有合理技能，在适宜的部门工作，其费用是国家、地区、单位和个人承担得起的卫生工作者，使他们合理组合，最大限度地发挥每一个人和每一个群体的积极性，以便向人群提供有效的、群众乐于接受的、方便的卫生服务的各种管理活动的总和。

WHO 在 2006 年《世界卫生报告》中引入了卫生人力的生命周期框架（图 7-1），用以指导全球对卫生人力的监测和评价。这一框架涵盖了卫生人力进入（或再进入）工作场所、执业和离开工作场所的各个阶段，可以用来动态的监测一个国家或地区的卫生人力状况。**进入阶段**：需要通过合理规划、教育的战略投资和人员招聘来获得卫生人力；**执业阶段**：增加工作能力和绩效；以及**流出阶段**：管理好人才的流动和耗损。在进入阶段卫生人力政策及干预的核心目标是准备好充足的优质卫生人力储备人才，他们需要具备充足的技术能力，在不同社会经济发展水平的地区可及。这就需要充分做好卫生人力的规划和教育和动员，以此强化人员招聘的能力。增加工作绩效的策略重点集中在专业人才的可供性、能力建设、员工满意度和工作绩效管理等若干方面。流出阶段管理要注意员工的非正常耗损，这可能是因为病伤，也可能是因为其他原因造成的迁移或耗损，这特别要加强员工的职业规划，提高职业的吸引力。

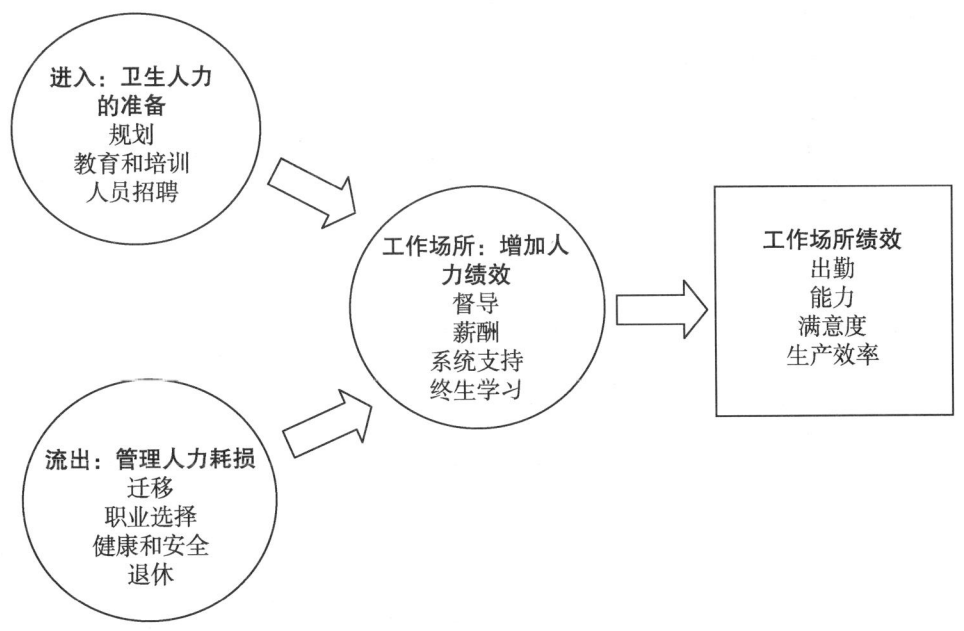

图 7-1 卫生人力的生命周期

卫生事业管理定位于对卫生系统的宏观行政管理，这一特性决定了卫生人力管理相对于普遍意义上的人力资源管理所具备的两大特殊性。首先，从宏观卫生事业管理的角度看，对卫生人力的合理规划显得尤为重要，这决定了一个国家或某个地区的卫生资源的合理组合和优化配置问题。其次，卫生服务的对象是人，而人的健康具有极大的不可替代性，这决定了社会对卫生服务的质量有着极高的要求,因此世界各国政府都对卫生人力进行了严格的培养和管制。下面,将分别展开论述卫生人力资源管理的这两大职能。

三、卫生人力规划

卫生人力规划是和国家、区域的卫生规划目的和所承担的义务相适应,通过培训卫生人力来满足不同的卫生需要的规划,是对未来卫生人力资源的需求量、供给量和供需关系以及卫生人力的数量、知识和技能类型进行预测,制订卫生人力计划的过程。图7-2列举了人力规划的协调范围。卫生人力规划必须和社会经济发展规划、卫生规划相适应。而且卫生人力规划必须与卫生人力管理、卫生人力产出、卫生服务发展及其相关因素协调,否则卫生人力规划必定失败。

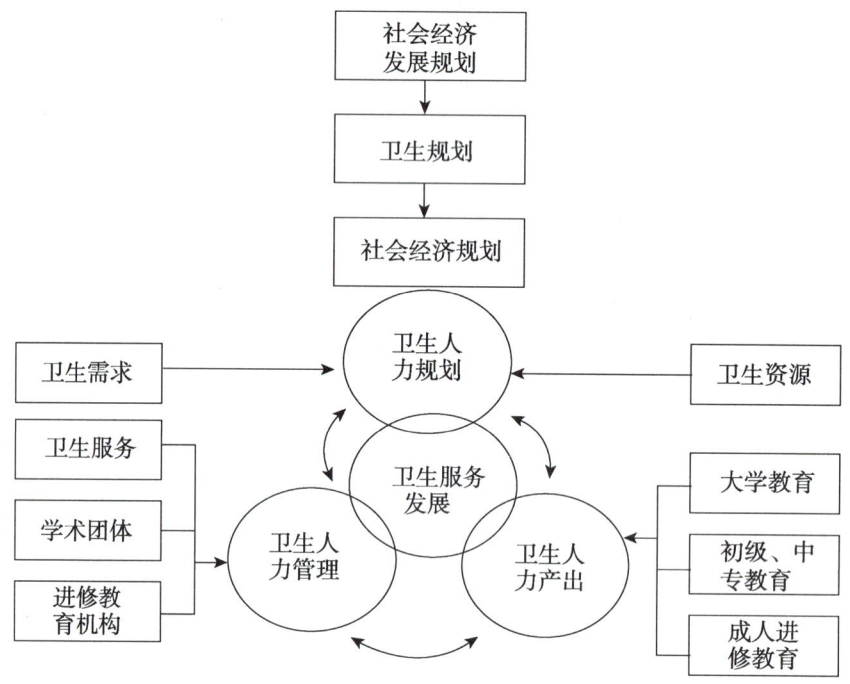

图7-2 卫生人力协调机构的协调范围

卫生人力规划过程是一个持续不断的循环周期。为了研究方便,一般把规划分为六个步骤。

1. 现有人力形势分析
2. 未来人力需求量预测
3. 未来人力供给量预测
4. 需求量和供给量匹配和问题分析
5. 策略选择和详细规划
6. 执行、监督、评价

1. 现有卫生人力形势分析

一是要掌握国家或地区的人群的健康状况、卫生服务的需要和利用情况、可供的适宜卫生技术情况;二是要掌握国家或地区的卫生人力的数量、质量和分布情况,特别是要了解当地卫生人力的现状和历史变化动向,卫生人力的流动趋势和供给规律;三是要了解当地的卫生人力的管理状况和相关人事政策。

2. 卫生人力需求量预测

卫生人力需求量预测是卫生人力规划最重要、最困难的步骤之一。卫生人力规划是一门预测发展学科,而不是一门精确的数量科学。规划者应该提出各种假设和推论供决策者选择。下面就常用方法做一简要介绍:

(1) 卫生服务需要法:卫生服务需要法是建立在人群生物学基础上和专家意见基础确定卫生服务的需要量,并根据卫生人力的生产效率预测卫生人力需求量。该方法从伦理学角度看人群需要的卫生服务。使用这个方法的难点是:确定各类疾病需要多少各类卫生服务的标准,卫生人力的生产率等。

计算公式:未来卫生人力需求量 $= \dfrac{P \cdot C \cdot V \cdot T}{W}$

式中:P=目标年期间人口数

C=平均一年内每人患病次数

V=一年内平均每名患者需要得到服务的次数

T=平均每次服务需要卫生人力花费的时间

W=一年内每名卫生人力提供服务的总时间

还有一种更为简单的卫生服务需要预测方法是人力/人口比值法:人力/人口比值法应用方便,国际上用得多。关键问题是人力/人口比值的确定。未来卫生人力需求量=人力/人口比×目标年人口数。任何方法预测得到的卫生人力需求量都可换算成人力/人口比。

(2) 卫生服务需求法:卫生需求法是建立在人群生物学基础上和人群的实际需求基础上。满足人们实际想要的(由人群决定的)比满足理论需要的(由卫生专家决定)更重要。人们常会因经济问题、时间问题、交通问题影响卫生服务的利用。如某国卫生服务调查,平均每人每年就诊2.8次,而有病应该去看病而没有去就诊的每人每年2.1次,几乎近一半人有病而没有去看病,其原因:①医生停诊不看病;②候诊时间太长,患者走了;③带的医疗保险证明不全,医生不就诊;④经济困难;⑤去医院看病困难太多,如交通等,无法去看病;⑥病程太短;⑦工作太忙没时间;⑧年龄太大,无人陪同;⑨其他原因等。

未来卫生人力需求量 $= \dfrac{P \cdot C \cdot R \cdot T}{W}$

P、C、T、W含义同卫生需要法。

R=一年内平均每名患者实际得到服务的次数。

(3) 卫生机构人力需求的预测

卫生服务需要法和需求法是对卫生人力进行宏观规划的重要方法,对于具体的卫生机构而言，卫生人力的需要主要应该基于工作任务分析。工作任务分析是对组织中各工作职务的特征、规范、要求、流程以及对完成此工作卫生人力的素质、知识、技能要求进行描述的过程，其结果是完成工作描述和任职说明。

工作任务分析是对组织中某个特定工作职务的目的、任务或职责、权力、隶属关系、工作条件、任职资格等相关信息进行收集与分析，以便对该职务的工作做出明确的规定，并确定完成该工作所需要的行为、条件和卫生人力的过程。

工作任务分析包括两个方面的内容：①确定工作的具体特征，称为工作描述；②找出工作对任职卫生人力的各种要求，称为任职说明。

A. 工作描述：工作描述具体说明工作的物质特点和环境特点，主要解决的工作内容与特征、工作责任与权力、工作目的与结果、工作标准与要求、工作时间与地点、工作岗位与条件、工作流程与规范等问题。

B. 任职说明书：说明担任某项职务的卫生人力必须具备的生理要求、心理要求和知识、技能要求。

3. 卫生人力供给量预测

卫生人力供给量是指根据卫生人力产出，损失和使用，在一定的时间里，卫生人力资源真正可获得的量及其特征。

卫生人力供给量预测需要的最基本的资料：现有卫生人力的年龄、性别和毕业年限，教育水平和持续时间（学制）、专业类别、机构类型和地理位置，全日工作或部分工作，逐年流入的毕业生数量和其他各类卫生人力数量，逐年流出的卫生人力数量，不同教育机构各种不同类别卫生人力的培训成本，国家有关卫生人力的政策，如晋升政策、就业政策、工资待遇政策、退休政策等。这些资料可以来自于教育部门、卫生部门、组织部门和人事部门。必要时可以通过问卷和面谈的方法进行个人调查。

卫生人力供给量预测方法都是从计算现在卫生人力供给量开始，加上期望所增加的量，如毕业生分配，调入卫生人力、被返聘的离退休人员等；再减去预期损失的量，如死亡、离退休和调出等。预测方法有以下几种：

（1）寿命表法：该方法计算卫生人力损耗是使用工作寿命表来完成的。工作寿命表可以计算由于各种原因如非正常死亡、提早退休、调离或病残等离开工作岗位的人力数量，从而为计算损耗提供确切的基础。但是要得到这方面的资料比较困难。

（2）队列（定群）研究法：该方法通过对过去毕业生群组的纵向追踪，计算损耗率。这种方法计算损失是随着时间而变化的。如 1975 年有 1000 名护理毕业生，分别追踪 1980、1985、1990、1995、2000 年还有多少人从事于护理工作，从而计算损耗率。

（3）计算每年的损失率：规划者根据逐年累计的资料，推算由于各种因素引起的每年损失率。在资料不足的情况下可以粗略地推算，假设在过去一个长时间内某地区西医师数量稳定在 1000 人，平均医师的工作时间是 25~65 岁共 40 年，1000 名西医师的年龄分布和总的医师的平均年龄分布相一致，那么 1000 名医师中平均每年有 25 名医师由于各种原因损失。40 年以后 1000 名医师几乎没有留下继续工作的，可以算出每年损失率平均为 2.5%。

（4）根据变动率预测卫生人力供给量。卫生人力的供给量受流入和流出两方面的影响，根据历年的流入、流出规律，计算变动率，然后预计将来流入、流出将会有什么变化，对变动率进行调整，得出规划年期间的可能变动率。利用变动率来预测供给人力资源的供给是相对最简单易行的方法。

$$变动率 = \frac{流入卫生人力数 - 流出卫生人力数}{起始年卫生人力数} \times 100\%$$

4. 卫生人力需求量与供给量的匹配和问题分析

卫生人力需求量和供给量预测完毕后，就要比较卫生人力需求量是否和供给量平衡？通常人们往往把注意力集中在数量比较上，然而更重要的相关问题有：卫生人力正在做不适宜的工作；过分信赖医疗，太少信赖预防；过分突出医院保健，太少强调初级保健；卫生人力在错误的地方工作；卫生人力不能有效地完成他们应该做的工作等。

一旦比较了需求量和供给量之后，通常可以通过下述6个步骤来分析卫生人力所存在的主要问题：①错配在哪儿？②哪一个问题需要更深入研究？③是什么类型的问题，与招生、培训、分布、服务质量与效率及离去率是否有关？④可采取什么变更行为？变更行动有：增加卫生人力产出，提高卫生人力服务效率，减少卫生人力损失，进一步证实卫生人力需求预测是否有错误，减少需求量，解决卫生人力不合理的分布等。⑤采取变更行动的成本和效益如何？⑥这些成本和效益有多重要，谁得到效益？谁承担成本？经过以上六步，对供、需进行调整，达到相对平衡。

5. 卫生人力发展的策略选择和详细规划

通过第五步的问题分析，可以进一步根据相应的问题和解决方案制定相应的卫生人力发展策略，并进一步根据发展策略制定详细的卫生人力规划。卫生人力发展规划各国、各地可以不同。但主要内容应该包括：①规划的政策基础，②卫生服务目标，③卫生人力发展问题，④可能的解决办法及可行性分析，⑤把较可取的解决办法分解成各组成部分，⑥日程表网络系统显示活动程序，⑦各种活动所需的时间和资源，⑧承担各项活动的组织，⑨关于监督的类型，评价的频度以及修改规划的准则。

6. 规划的执行、监督和评价

规划制定完毕，但规划并未结束。它继续贯穿于规划执行始终。随着形势的变化，规划应该有相应的改变。在规划的执行过程中，应该进行严密的监督和评价，要评价政策是否好，规划贯彻是否好，规划效果是否好，以便及时发现问题及时修改规划。

卫生人力规划必须重视社会、经济和政策方面的约束因素。卫生人力规划必须和卫生规划和教育规划相结合，必须重视卫生人力培养能力和管理能力。否则卫生人力规划就会脱离实际，不会生效。

四、卫生人力的培养和管制

关于卫生人力的进入过程，即对卫生人力的培养到招募，可以形象地用图7-3所示的卫生人力培养管道图来描述。这一管道涵盖了卫生人力的教育、招募、培训和执业各个阶段。

20世纪初著名的Flexner报告（《美国和加拿大的医学教育：至卡耐基基金会关于教育改革的报告》）奠定了现代医学教育的基础，从此现代医学教育进入了专门化技术教育的时代。通常，满足基本条件的各级生源都需要通过严格的选拔，分别接受初等、中等和高等教育以后才能进入医学院校进行专门的医学培训。培训结束后，他们需要通过各种考核获得相应的学历认证，然后才能申请行医执照执业。从具体的医学教育项目来讲，通常分为医学学

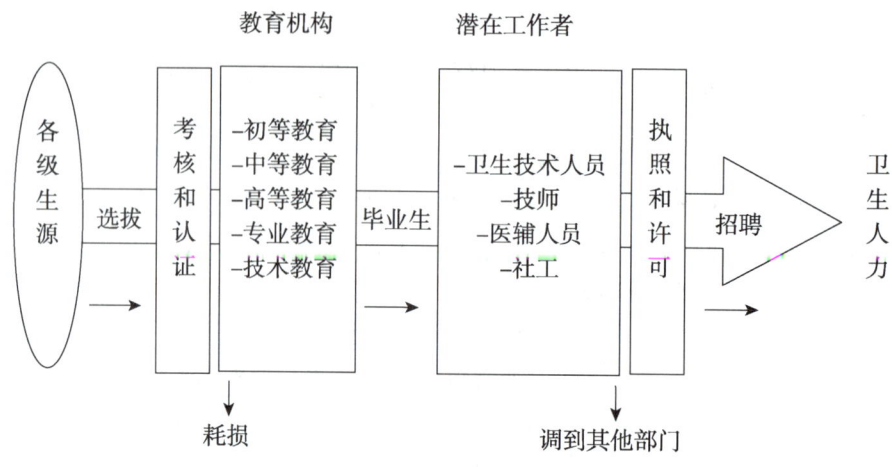

图 7-3　卫生人力的形成管道

历教育、毕业后医学教育和继续医学教育三个阶段。医学学历教育的目的主要是培养初级的全科医师，而毕业后的医学教育（如住院医师规范化培训、专科医师规范化培训）则是专科化培训。

关于医师准入的管制，我国的《执业医师法》规定具有下列条件之一的，可以参加执业医师资格考试：①具有高等学校医学专业本科以上学历，在执业医师指导下，在医疗、预防、保健机构中试用期满一年的；②取得执业助理医师执业证书后，具有高等学校医学专科学历，在医疗、预防、保健机构中工作满二年的；具有中等专业学校医学专业学历，在医疗、预防、保健机构中工作满五年的。具有高等学校医学专科学历或者中等专业学校医学专业学历，在执业医师指导下，在医疗、预防、保健机构中试用期满一年的，可以参加执业助理医师资格考试。医学毕业生通过医师资格考试成绩合格后，取得执业医师资格或者执业助理医师资格。我国还实行由国家实行医师执业注册制度，取得医师资格的医学毕业生，可以向所在地县级以上人民政府卫生行政部门申请注册。医师经注册后，可以在医疗、预防、保健机构中按照注册的执业地点、执业类别、执业范围执业，从事相应的医疗、预防、保健业务。

第三节　中国卫生人力形势[*]

一、中国卫生人力的构成形式

中国有着相对独特的卫生人力命名系统。当然其中大部分遵循了国际标准定义，根据卫生人员受教育程度和技术资格来予以分类，中国卫生人力的主要构成形式有两大类：第一类，也是最主要的类别是卫生技术人员，包括医师、护士、药剂人员、检验人员、影像人员以及其他具有高等教育程度的技术人员。①医师是指通过了国家执业医师考试，在县级以上卫生行政部门注册为执业医师或执业助理医师的人员。其中，执业医师是具有高等院校医学

---

[*] 本部分主要参考 Anand S, Fan VY, Zhang JH, et al. Health System Reform in China-China's human resources for health: quantity, quality, and distribution. Lancet. 2008；372：1774-81.

专业本科以上学历，在执业医师指导下，在医疗、预防或保健机构中试用期满一年的人员，并通过执业医师资格考试，在县级以上卫生行政部门注册。执业助理医师是指具有高等院校医学专科学历或者中等专业学校医学专业学历，在执业医师指导下，在医疗、预防、保健机构中试用期满一年的人员，通过执业助理医师资格考试，在县级以上卫生行政部门注册。②护士是指获得护士资格证书并获得高等医学院校护理专业专科以上毕业文凭，以及获得经省级以上卫生行政部门确认免考资格的普通中等卫生（护士）学校护理专业毕业文凭的人员。③医疗技术人员是指接受专业教育，包括药剂人员、检验人员、影像人员以及其他卫生技术人员。④其他技术人员是指毕业于高中等院校化学、数学等非卫生专业，现从事卫生宣传、科研、教学等技术工作的人员。第二大类别是管理工作人员，与卫生技术人员并列，包括从事人事、财务、信息和党政部门负责人。

二、中国卫生人力的数量

除了1966—1976年"文革"的十年，过去五十年间，无论是医师和护士的绝对数量还是密度都取得了平稳增长。20世纪60年代，由于大学的关闭，卫生人员的数量呈现扁平化趋势，且密度有所降低。20世纪70年代大学重新开放后，医学院校招生人数再次开始回升。中国在20世纪80年代恢复了常规的普通高等教育学位和课程。1998年，中国开始大规模地进行高等教育的扩招，同时在综合性大学内整合并扩展医学院和护理学院。

2005年，中国有542.7万卫生人员——446万卫生技术人员（执业医师、护士和其他卫生技术人员）和96.7万非专业人员（从事管理、后勤和其他工作人员，表7-2）。大约有91.7万名乡村医生和卫生员，但他们大多数是以前的赤脚医生、农村工作者和传统医学从业者，因而并未包括在官方公布的卫生人员数据中。卫生技术人员中有193.8万医师、135万护士和117.2万其他卫生技术人员。值得注意的是2002年卫生部对医师的定义进行了修订，只包括执业医师和执业助理医师，所以根据卫生部未经调整的数据发现在2005年卫生人员和医师的数根据上述卫生人力分类，数量存在差异。

从构成情况看，57%的医师为男性，43%为女性；绝大多数护士为女性。大约72%的医师学习西医，13%学习中医。其他人员所学专业包括公共卫生（5%）、牙科（3%）和其他（7%）。与大多数其他国家不同，中国医师的数量多于护士：全国医护比为1.4，城市地区为1.3，农村地区为1.9。

从分布情况看，卫生技术人员的分布明显偏向于城市，多达70%的医师和护士居住在城市地区，而城市人口在全国人口中所占比例比农村要少。城市地区的医师密度是农村地区的两倍多；城市的护士密度比农村地区高三倍多。

表7-2 2005年中国医务人员的数量和分布

	总计		城市		农村	
	数量（单位：万）	密度	数量（单位：万）	密度	数量（单位：万）	密度
医务人员合计	542.7	4.2	370.5	6.2	172.2	2.6
执业医师	193.8	1.5	129.1	2.1	64.7	1.0
护士	135.0	1.1	100.4	1.7	34.6	0.5
其他技术人员	117.2	0.9	..	..	..	..
其他医务人员	96.7	0.8	..	..	..	..

三、中国卫生人力的质量

表7-3用卫生人员的教育水平作为其技能和技术能力的指标来分析了中国卫生人力的质量。结果显示，大约三分之一的中国医师接受过大专水平或以上的教育。具有大专或以上教育水平的护士所占比例非常小，只有2%～3%。大多数中国医师（67.2%）和护士（97.5%）的教育程度只达到中专或中等卫生职业学校水平。大约6%的医师和8%的护士只有高中及以下的教育水平。从分布上看，城市地区的医师拥有大学专科或以上学历的比例为43%，是农村地区医师的三倍多。农村地区的护士拥有大专或以上学历的不足1%。

表7-3 2005年中国医生和护士的教育水平情况

	城市		农村		合计	
	医师	护士	医师	护士	医师	护士
大学本科或以上	42.8%	3.0%	12.9%	0.7%	32.8%	2.5%
中等学校	52.8%	90.4%	79.0%	89.2%	61.6%	90.0%
高中或以下	4.4%	6.6%	8.1%	10.1%	5.6%	7.5%

中国的卫生人员的教育还有其他三个方面的特点。第一，近年来医学教育在规模上的扩张将大大增加未来卫生人员的储备。第二，现在国家为医师和其他人员提供了多种教育项目。这样的多样性引发了适合中国卫生状况的医学卫生教育项目标准化和质量的问题。第三，卫生人员的培养量和储备量的变化存在不匹配的问题。

最近几十年，医药卫生相关院校的招生人数大大增加。由于"文革"期间大学教育中断，因此即使到了2005年，大多数医师和护士的教育程度仍未达到大专或大学本科水平（表7-3）。然而，自1998年以来政府开始大力发展和扩张医药卫生教育。在1998—2005年，普通高校医药卫生专业招生人数扩大了350%，而医药卫生中专、大专和本科总计招生人数扩大了225%。在同一时期，普通高校医药卫生专业的毕业人数增长了193%，所有中专、大专、本科毕业的合计人数增长了262%。扩招的规模和迅速程度可以由招生人数有时达到大约为毕业人数的两倍这个事实反映出来。在2005年，医药卫生普通高校、专科学校和中等职业学校的入学人数为856 000人，同年毕业学生的人数为553 000人。大专院校和中等职业学校中护理专业入学人数（103 000）是护理专业毕业人数的2倍多。

中国在培养医学专业人员方面有多种教育项目（表7-4）。在2006年，中国有380家医药卫生院校提供四种学制的学位教育，分别为8年制、7年制、5年制和3年制的医学学位教育。要进入高等院校进行医学学位教育的学习需要完成高中阶段的学习。5年制医学学位教育的毕业生可获得学士学位，7年制学制的授予硕士学位，8年制学制的授予博士学位。三年制学制的毕业生则授予专科学位。只有一小部分高校（4%）提供8年制医学学位教育课程。中国的医学教育主要以西医为主，中医为辅。护士的培训从无学位的中等职业学校到普通高校都在进行。卫生部所统计的注册护士中的大多数都在可以颁发证书的中等职业学校内接受过护理教育。与之相比，护工仅接受10～15天的培训，并没有纳入中国卫生部对卫生人力的统计。

表 7-4　中国医学学历教育院校构成

	8 年制	7 年制	5 年制	3 年制	合计
西医	12	30	73	53	168
中医	0	13	9	5	27
护理	0	0	84	95	179
药学	0	0	4	2	6
总计	12	43	170	155	380

需要强调的是，卫生人员培养产出的趋势和卫生人员储备的趋势存在不一致性。在 2000—2005 年，卫生人员的总储备增加了 131 000 人。在同一时期，所有高中后医药卫生院校毕业的卫生人员的总人数为 1 951 000 人。即使以卫生人力的人员耗损率为 3% 计算（例如，5 年期间人员损耗 15%，或大约为 839 000 人），这仍显示 2000—2005 年，超过 981 000 名医学毕业生并没有被吸收到卫生人力队伍之中。如果对医师的类别进行分析，我们会发现 2000—2005 年间医师的储备量增加了 157 000 人（图 7-4），而同期所有毕业于医学和卫生专业的高等院校毕业生人数达 674 000 人（包括获得药学、护理学等专业大学学位的毕业生）。即使假设卫生人力储备的人员耗损率为每年 3%，似乎还有 206 000 名医学院校毕业生没有从事医疗卫生相关工作。

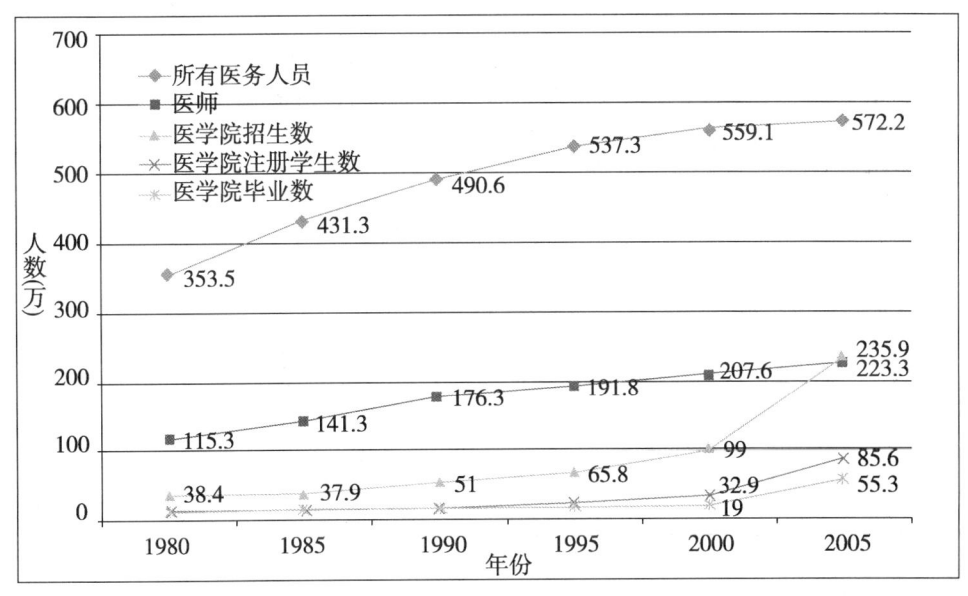

图 7-4　1980—2005 年中国卫生人力的储备和产出

四、中国卫生人力的主要问题

通过上述分析，可以发现，中国卫生人力主要存在三个方面的问题。第一，已接受医疗卫生教育培训但未从事医务工作的人数明显过剩。这种不匹配表明中国的教育投资并未处于最佳利用状态；也表明卫生部和教育部之间的协调工作需要改进。近期综合大学高等教育的急剧扩张将导致未来产生大量的卫生人员。近年来普通高校和中等职业学校医药卫生专业的招生人数和毕业生人数均有急剧增加。新的招生人数大约是毕业生人数的两倍，这同时也伴随着教师队伍和教育设施的急剧扩张。中国医师的培养似乎是遵照政府扩张医学教育的命令，而不是对劳动力市场的需求作出的反应。医护工作之外的职业（例如制药行业）吸纳了明显过剩的医务人员。根据北京大学医学部教育处近期所做的一项调查，2004—2006年，该校418位5年制临床医学毕业生只有28%的人现在从事医师工作，其余毕业生选择从事其他工作。

第二，为了最大限度地满足人民群众的健康需要，中国面临着教育项目多样化和技能搭配的挑战。然而，中国至今尚未建立起全国统一的医师培训和资格认定标准。其结果表现为，中国的医师和护士接受的培训水平不一。中国在培训卫生人员方面，一个主要的问题是是否应该在全国范围内实行全国统一的教育和资格认定标准。中国的流行病学、人口学、社会文化和经济多样性使得卫生人力接受差异化培训成为必然，以适应特定的环境。满足农村人群的基本医疗需求并不需要接受过8年医学教育的毕业生。但是，只接受过3年医学教育的医师也不能满足富裕的城市地区的需求。因此，在可以预见的未来，中国将不得不依靠具有不同医学教育和技术水平的医务人员的组合来实现其卫生系统的目标。

第三，和许多国家一样，中国也存在着严重的卫生技术人员分布不平衡问题，卫生技术人员倾向于在省级城市中心服务，而不是在农村地区服务。与医师相比，护士的分布更加不平衡。如果考虑到卫生人员的质量或教育水平的因素，那么卫生人力在数量或数字方面分布的不平衡就显得更加突出。落后地区医务人员的密度和受教育程度均较低。医务人员培养人数的增加和大学医学毕业生总体供应的增加并不一定能解决分布不平衡的问题。这种分布不平衡只能通过国家或省为卫生技术人员制定有效的激励机制和政策予以纠正，特别是要对留在乡镇卫生院工作的医师建立有效的激励机制。

（冯星淋　李曼春）

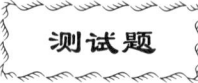

一、名称解释

1. 人力资源
2. 卫生技术人员
3. 人力资源管理
4. 卫生人力规划

二、单选题

1. 现代企业对于人力资源的管理，其核心在于
   A. 编制规划
   B. 价值链管理
   C. 工资薪酬管理
   D. 工作说明的制定
   E. 技能培训

2. 在人群生物学基础上和人群的实际需求基础上预测卫生人力的方法是

A. 卫生服务需要法
B. 人群生物学分析法
C. 卫生服务需求法
D. 专家咨询法
E. 头脑风暴法

3. 测量未来卫生人力需求量时，下列哪个因素不必考虑
   A. 目标年期间人口数
   B. 平均一年内每人患病次数
   C. 平均每次服务需要卫生人力花费的时间
   D. 一年内每名卫生人力提供服务的总时间
   E. 培养一名卫生人力的投入

4. 对当前中国卫生人力存在问题描述最为确切的是
   A. 接受培训的卫生人力明显小于现有岗位的数量
   B. 卫生技术人员分布不平衡
   C. 农村地区卫生人力明显高于城市地区
   D. 面临着教育项目单一化的挑战
   E. 中等职业学校医药卫生专业的招生人数急剧缩小

三、简答题

1. 述人力资源的基本特征。
2. 述卫生人力规划的步骤。
3. 列举四种常用的卫生人力供给量预测方法，并作简要说明。

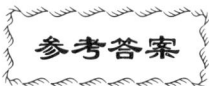

参考答案

一、名称解释

略

二、单选题

1. B   2. C   3. E   4. B

三、简答题

1. 答：相对于财力和物力资源，人力资源有着三个重要的基本特征，对于指导人力资源管理有重要的意义。首先，对于人力资源进行投入，其收益是递增的，因此现代企业对人力资源的管理已经上升到人力资本运作的高度；其次，劳动者是有生命周期的，这决定了人力资源具有时效性；第三，也是人力资源所具有的最重要的特征在于，无论法理上的归属如何，人力资本是天赋的个人资产，即人力资源具有私有性。这一特性决定了要充分的调动人的工作积极性以实现组织目标。

2. 答：卫生人力规划过程是一个持续不断的循环周期。为了研究方便，一般把规划分为六个步骤：①现有人力形势分析；②未来人力需求量预测；③未来人力供给量预测；④需求量和供给量匹配和问题分析；⑤策略选择和详细规划；⑥执行、监督、评价

3. 答：卫生人力供给量预测方法都是从计算现在卫生人力供给量开始，加上期望所增

加的量,再减去预期损失的量。常用的预测方法有以下四种:①寿命表法:该方法计算卫生人力损耗是使用工作寿命表来完成的。②队列(定群)研究法:该方法通过对过去毕业生群组的纵向追踪,计算损耗率。这种方法计算损失是随着时间而变化的。③计算每年的损失率:规划者根据逐年累计的资料,推算由于各种因素引起的每年损失率。④根据变动率预测卫生人力供给量。卫生人力的供给量受流入和流出两方面的影响,根据历年的流入、流出规律,计算变动率,然后预计将来流入、流出将会有什么变化,对变动率进行调整,得出规划年期间的可能变动率。

第八章 卫生信息管理

> **学习目标**
>
> 1. 熟悉信息、信息系统、卫生信息、卫生信息系统、卫生统计信息、医学科技信息等概念。
> 2. 掌握卫生信息的基本功能。
> 3. 了解中国卫生信息系统的架构；卫生统计信息系统的子系统的构成及其流程；信息技术在卫生系统中的应用。

第一节 概 述

在人类社会发展的历史长河中，材料、能源、信息从来都是人类生存和发展不可缺少的基本资源，信息成为一种资源是人类社会发展到一定阶段的结果。20世纪中期，至少发生了三个影响人类发展进程的事件：1946年电子计算机的发明、1956年美国白领工人历史性地超过蓝领工人、1957年前苏联第一颗人造地球卫星上天。其中，以计算机为标志的信息技术飞速发展带来了人类社会的空前进步；白领阶层为主的社会结构深刻地展示技术发展对人类生产方式的重大变革，是宣告美国工业时代结束，信息时代到来的标志；人造地球卫星的上天则是信息技术革命全球化的里程碑。1980年，阿尔温·托夫勒（Alven Toffler）出版了他的著作《第三次浪潮》，精确地阐述了当今的时代特征。他认为继农业社会和工业社会后，信息社会将是人类新的文明。"它的深刻意义，就像一百年前发明农业的第一次浪潮对人类解放的变革，或者如同工业革命引起的第二次浪潮带来的震撼世界翻天覆地的变化。我们是下一次革命——第三次浪潮的缔造者。"

《第三次浪潮》出版两年后，美国的约翰·奈斯比特（John Naisbitt）在《大趋势-改变我们生活的十大新方向》一书中将人类社会发展"从工业社会到信息社会"列为十大新趋势之首，认为它是"最具有爆炸性的"重大变化，"虽然我们仍然认为我们是生活在工业社会里，但是事实上我们已经进入了一个以创造和分配信息为基础的经济社会"，"信息社会不再是一个新的概念，而是当今社会的现实"。在《大趋势》这本书中，约翰·奈斯比特对信息社会的特点进行了精辟的论述："工业社会的战略资源是资本，而未来新社会的战略资源是信息。"

具有普遍渗透的科学技术革命，带来了伟大的产业革命。与信息相关的科学技术以难以置信的速度飞速发展，信息作为国家、地区、组织机构生存和发展的战略资源，以各种形式融汇到社会、家庭乃至个人任何行动中，并与国家和地区的政治、经济、文化、卫生等各个部门，信息化水平的高低已经成为衡量一个国家和地区社会、经济、文化、科技发展水平的重要标志之一。信息技术发展最终带来了社会经济的本质性变革。"人类社会正处于信息时代",已被世界所共识。

信息技术革命给中国接受先进技术并带动社会经济发展带来前所未有的机遇。中国互联网络信息中心(CNNIC)每年发布《中国互联网发展状况统计报告》显示,中国的上网计算机数量、网民数量、CN下注册的域名数量、网站数量、IP地址数量、国际出口带宽总量等主要指标上看,我国信息技术发展的速度是非常快的。不过这种发展仍然属于起步阶段,根据2002年CNNIC的统计报告,2002年年底,全球网民数量约为6.55亿,其中9%是中国网民,而中国网民占全国人口的比例仅仅为4.6%,中国信息社会发展的潜力是巨大的。

一、概念

1. 信息

信息是经过分析处理的,并且对于使用者来讲具有使用价值的消息、数据、文件、情报和资料的总称。

2. 卫生信息

广义的卫生信息是指与卫生工作直接相关联的各种社会经济信息、科学技术信息、文化教育信息以及人群健康状况信息等。狭义的卫生信息是指国家为了保护和促进人群健康,有效地提高劳动者素质,而收集、传输、处理、存贮、分配和利用开发的各种信息,主要包括卫生服务活动信息、卫生资源的配置和利用信息、健康与疾病信息、影响健康的各种因素、疾病诊断、治疗和处置信息等。概括起来,卫生信息是各种与卫生工作直接或间接相关的指令、情报、数据、信号、消息及知识的总称。

从内涵上讲,卫生信息主要包括医学科技信息与卫生管理统计信息,是卫生事业发展不可缺少的基本资源。通过对卫生信息的收集、整理和分析,揭示人群健康和卫生需求、卫生事业发展和卫生服务活动内在规律性和外部联系及其相应的社会卫生问题,用于组织、控制和管理卫生及其相关领域的活动。

二、卫生信息的基本功能

(一)卫生信息是卫生事业宏观管理和科学决策的依据

对于卫生事业的管理者和决策者来讲,三种类型的信息是必需的:

1. 必须知道所辖的国家或地区人群健康状况、疾病结构、卫生需求和当前人群中主要的卫生问题及其优先级。

2. 必须知道众多的预防、诊断治疗、保健及干预措施中哪一种是适宜、经济而有效的。

3. 必须知道什么是卫生服务的决定或影响因素,确定什么样经济有效的干预措施以改善人群健康状况。

简言之,对于卫生事业的宏观管理者而言,一是要掌握人群的卫生服务需要,二是要掌握可提供的适宜卫生技术和卫生系统的资源情况,三是要掌握影响人群健康和卫生服务利用的影响因素。这就是卫生信息需要承担的基本功能。现举例说明。

中国是一个社会经济发展严重不平衡的国家,各地卫生状况、人群健康水平差异很大,所面临的社会卫生问题不尽相同,探讨和研究各地社会经济发展不平衡及其有关影响因素所造成的卫生状况的明显差异,了解不同类型地区卫生保健事业的发展水平、卫生资源的分布、结构及其利用情况和不同类型地区人民群众对卫生服务的需要,评价卫生资源的合理开发、利用和布局，掌握不同类型地区卫生状况的差异特征和主要社会卫生问题，是卫生事业宏观管理和科学决策的基本出发点。

为了掌握不同社会经济发展水平下不同地区的健康相关指标，首先就需要对各地进行分类。卫生部信息统计中心利用各地社会、经济、文化以及人群健康水平的资料，通过专家定性法（Delphi法）从二十个指标中筛选出可用于综合反映社会卫生状况的九个指标：人均工农业产值、第二产业就业率、人口密度、少年人口系数、老年人口系数、文盲半文盲率、人口出生率、人口死亡率、婴儿死亡率等。然后根据全国各县（在我国的地区划分上，县统计为农村）的上述九个指标进行主成分分析和因子分析找出了三个分类因子：健康状况因子、人口结构因子和经济结构因子。在计算各县的三个因子得分的基础上，用K-MEANS聚类分析的方法把全国2138个县（包括县级市）分为四类地区。其中一类地区代表农村社会经济发展状况最好的地区，四类地区代表最差的地区。各地区的基本情况见表8-1。

表8-1 各类地区分类指标的均数分布（1982年）

指标	城市地区	农村地区			
		第一类	第二类	第三类	第四类
县数		468	681	776	213
人均工农业产值（元）	2010	850	470	330	250
第二产业就业率（%）	—	17.3	10.6	6.0	3.9
人口密度（人/平方公里）	—	330.0	243.0	260.0	59.0
少年人口比重（%）	28.0	31.5	34.9	36.6	40.8
老年人口比重（%）	6.0	5.4	4.8	4.7	4.3
文盲及半文盲率（%）	20.0	29.3	30.4	38.3	64.0
人口出生率（‰）	17.3	19.2	21.1	23.2	25.2
人口死亡率（‰）	6.4	6.3	6.8	8.0	10.9
婴儿死亡率（‰）	21.5	36.1	41.1	65.7	124.6

通过这一分类，卫生系统的宏观管理者就可以通过一些指标来监测和分析中国不同社会经济发展水平的地区的人群健康状况和卫生需求，预防保健和医疗服务的高危人群、重点疾病、主要社会卫生问题及其优先级。下面举例说明。

1. 人口死亡率与平均期望寿命

新中国成立以来，卫生事业最令人瞩目的成就在于大幅度地增加了人们的平均寿命和降低了疾病的死亡率。人口总死亡率从新中国成立前的25‰～33‰下降到本世纪初的6.5‰；出生时平均期望寿命由35岁增加到71.4岁。婴儿死亡率则从新中国成立前的265‰下降到了20‰以下。

表 8-2 1945—2005 年中国人口出生、死亡变化的趋势和有关指标（‰）

人口指标 \ 年份	45-50	55-60	60-65	70-75	75-80	80-85	85-90	90-95	2000	2005
出生率	41.7	35.9	37.8	30.6	21.5	21.1	21.6	20.8	14.0	12.4
死亡率	35.7	20.6	17.1	8.7	7.2	6.7	6.6	6.5	6.5	6.5
总和生育率	5.90	5.40	5.93	4.76	2.90	2.52	2.38	2.20	1.22	1.22
婴儿死亡率	265	179	121	61	41	39	32	27	32.2	19.0
期望寿命	30.5	44.6	49.5	63.2	65.8	67.8	69.4	70.9	71.4	71.4
男（岁）	—	43.1	48.7	62.5	65.5	66.7	68.0	69.2	69.63	69.63
女（岁）	—	46.2	50.4	63.9	66.2	68.9	70.9	72.6	73.33	73.33

资料来源：联合国人口数据库。2000 年以后数据补充自中国人口数据表，婴儿死亡率为监测数据。

从不同类型地区的人口死亡率资料来看：城市地区和一、二类农村地区的粗死亡率已下降到 6.5‰ 以下，第三、四类农村地区粗死亡率在 7‰ 以上。城市地区和不同类型农村地区的差异较大，最高和最低相差约一倍。1982 年中国城市人口平均期望寿命 70.4 岁、农村 66.1 岁，相差 4.3 岁，90 年代这种差别有所减少。虽然近年来农村地区尤其是经济条件较差的农村地区人口的平均寿命的增加幅度较大，但是城乡之间，农村不同类型地区之间差异仍然明显。以农村地区为例，经济较差的农村地区比较好的农村地区低 6~8 岁。

2. 婴儿死亡率

近年来不论城市地区还是农村不同类型的地区，婴儿死亡率均呈下降的趋势，而且死亡率高的地区下降的幅度大。总体上来讲，城市和农村婴儿死亡率差异仍然很大，社会经济发展较差的农村地区婴儿死亡率是城市地区的 4~5 倍，是社会经济发展较好农村地区的 2~3 倍。在不同类型地区婴儿死亡率原因中，肺炎、腹泻和传染病的差异最明显，社会经济发展较差农村地区的婴儿患肺炎、腹泻和传染病的死亡是城市地区的 10 倍左右，是社会经济发展较好农村地区的 5 倍左右。

3. 孕产妇死亡比

与期望寿命和婴儿死亡率呈类似趋势，新中国成立以来，中国孕产妇死亡比大幅下降，但是同样存在人群间存在着巨大差异的问题。其中，社会经济水平不发达的二类农村到四类农村的孕产妇死亡风险比城市地区分别高 2~5 倍，同时这些地区的孕产妇死亡负担占到了全国的 70%。产后出血、妊娠相关高血压、羊水栓塞和产褥感染是致死的主要病因，超过 75% 的孕产妇死亡是这些可避免原因造成的。孕产期保健服务的覆盖比例随着地区社会经济发展水平的降低而梯次降低。诸如经济困难等社会经济因素是主要限制服务可及性的影响因素。那些即便能到医院分娩的产妇得到优质产科服务的概率也因其社会经济地位而有所不同。尽管能如期实现联合国千年发展目标，但中国的孕产妇死亡存在着巨大的社会经济不平等。政策关注的重点应该聚焦于农村的二类以上地区。通过基本产科服务的提供，绝大多数孕产妇死亡都是可以避免的。然而和孕产妇卫生服务需要相比，孕期保健服务数量和质量的差异是影响孕产妇死亡的主要因素。

4. 疾病死亡模式

表 8-3 列举了中国不同类型地区的主要死因的死亡率和构成比。城市和第一类农村地区居民主要死亡原因是恶性肿瘤和心、脑血管病等慢性疾病。而其他农村地区，主要死亡原

因是呼吸系统疾病、损伤中毒，在社会经济发展较差的农村地区传染病死亡还在主要死亡原因之列。

表8-3 2008年中国不同类型地区主要致死疾病的死亡率（1/10万）及构成比

顺位	大城市			中小城市			一类农村			二类农村			三类农村		
	死因	率	构成比	死因	率	构成比	死因	率	构成比	死因	率	构成比	死因	率	构成比
1	癌	157	25	癌	111	23	脑	153	25	呼	154	25	呼	166	26
2	脑	140	22	心	88	18	癌	130	21	癌	105	17	癌	109	17
3	心	112	18	脑	85	18	呼	111	18	脑	102	17	脑	85	13
4	呼	84	13	呼	67	14	心	86	14	损	71	12	损	79	12
5	损	35	5	损	39	8	损	49	8	心	69	11	心	61	9
6	糖	19	3	消	17	4	消	17	3	消	25	4	消	38	6

资料来源：国家卫生部2009年全国卫生统计年报资料。

5. 减寿年数及其原因

如果假设中国不同类型地区人口的目标生存年龄均为65岁的话，也就是说，死于目标生存年龄65岁以下的人均认为是早死，早死损失寿命的年数用减寿人年或减寿率表示。表8-4为不同类型地区居民90年代平均每千人中减寿年数。社会经济欠发达的农村地区人口的减寿率，几乎是城市地区的4倍，社会经济发展较好的农村地区的3倍；如果我们进一步分析1~65岁各个年龄别的减寿情况，发现城市地区的年龄组减寿率曲线仅在55~60岁出现一个峰值。而二类以上各类农村地区年龄组减寿率曲线则出现三个峰值：1~4岁，15~24岁和55~64岁。而且1~4岁峰值尤为突出，高出城市地区的10倍以上，也高出一类农村地区5倍多。1~4岁和15~24岁两个峰显示了在这些地区人口过早死亡的高危年龄组，提示城乡防治工作的重点人群；居民过早死亡的原因分析，在社会经济发展较差的农村地区，导致早死的第一位原因是肺炎，其次是损伤中毒、新生儿病和传染病。

表8-4 2008年中国不同类型地区早死的原因和寿命损失率大小的比较（‰）

疾病类型	大城市	中小城市	一类农村	二类农村	三类农村
全死因	45.41	61.57	63.36	102.46	205.01
传染病	1.89	4.29	3.07	13.60	23.34
恶性肿瘤	8.90	8.30	9.89	7.42	5.97
心脏病	3.03	2.55	2.90	3.63	5.10
脑卒中	2.78	2.07	2.00	2.20	2.22
肺炎	2.25	5.12	5.78	17.27	57.40
慢性支气管炎	0.95	1.33	1.56	3.40	2.90
消化系统疾病	1.89	3.32	2.21	6.86	21.45
先天畸形	3.70	3.98	4.83	2.83	3.80
新生儿病	6.49	9.24	9.54	10.15	28.15
损伤中毒	9.44	16.17	18.14	30.89	37.84

由此可见，中国居民健康水平和卫生状况可以分为三种模式：

(1) 模式一：人口出生率、死亡率、婴儿死亡率低，平均期望寿命较高，卫生资源的人均占有水平以及人民健康状况已经达到或接近发达国家的水平，疾病流行和死因构成的类型已经转变到以心、脑血管和恶性肿瘤等慢性疾病为主要原因的疾病模式，面临的社会卫生问题是不良生活方式和行为导致的疾病不断地增长、人口的老年化和精神疾病的问题，城市化与环境污染的健康危害、医疗费用的迅速增长。这些地区主要分布在城市和部分经济发达的农村地区，占全国人口总数的35%左右，这类地区已基本完成健康的流行病学转换；

(2) 模式二：人群疾病流行和死亡模式正在迅速变化，人口出生率、死亡率和婴儿死亡逐步下降，平均期望寿命正在提高，主要死亡原因正由感染性、传染性疾病的向心、脑血管、恶性肿瘤等慢性疾病为主的死亡模式转化，但感染性、传染性疾病发病率仍然较高。这些地区主要分布在经济日益提高的广大农村地区，占全国人口的60%左右，这类地区正在进行健康的流行病学转换；

(3) 卫生资源的人均占有水平还很低，人民健康状况属于不发达国家的类型，以传染性疾病、寄生虫病、呼吸系统疾病、消化系统疾病及营养不良性疾病的高流行率和死亡率，高生育率、婴幼儿和孕产妇的高死亡率及较低的平均期望寿命为主要的社会卫生问题，这些地区主要分布在经济条件较差的老、少、边、穷地区，占全国人口的5%左右。

针对上述不同模式，不同地区的卫生事业管理者就可以根据自身所在类型地区人群健康状况、疾病结构、卫生需求和主要社会卫生问题的差异，充分考虑分类指导的原则，制定相应的卫生事业发展规划并进行管理。

(二) 卫生信息是监督、评价卫生规划和项目实施进展的依据

决策与规划（计划）的制定需要以可靠、有效的信息为依据，为了实现规划（计划）的预期目标，必须对规划的执行过程进行科学管理，即实行控制。这在项目管理文献中被称作为监督和评价，这项功能的实现必须有卫生统计信息的支持。所谓监督和评价，是判断预定卫生目标取得的数量、进展和价值的过程。它包括完善卫生目标，阐明目标取得的进展，测量与判断目标取得的效果，衡量达到目标获得的社会意义，通过监督、评价对今后的工作提出建议等五个方面。故卫生事业发展及卫生服务一切活动的监督和评价是卫生事业管理的主要环节，而卫生（管理）统计信息则是成功实施监督和评价的客观依据。现以卫生规划为例做一说明。

卫生规划主要是针对当前区域内面临的主要卫生问题提出来的，如什么是当前该区域内的主要传染病，当前该项传染病的发病率是什么水平，为到目标年降低该传染病的发病率能提供预防保健服务的卫生人力有多少，将要消耗的资金是多少。区域内医疗机构在一定时期内能提供的服务是多少，其在不同级别卫生机构间的分布如何，不同机构提供卫生服务的费用如何等。要回答所有这些问题均需要大量的数据和信息，因此，没有卫生管理统计信息系统的区域，卫生规划就无从做起。

没有一个规划在它执行的初期是十全十美的，其一方面可能是因为获得的信息不准或不全，使规划有一定的缺陷；另一方面也可能是因为在规划执行过程中某些因素发生了变化，从而引起规划所处环境发生变化而影响规划的实施。因此，在规划的执行过程中，必须通过不断的信息收集和反馈，补充和完善已掌握的信息，同时及时了解规划所处的环境因素的变化及其对规划实施的影响，以及时调整规划，避免规划脱离已变化了的客观实际。

在一个规划执行期末，为了解该规划总体目标的实现情况，需要大量的信息对规划执行

结果进行评估与判断。以区域卫生规划为例，卫生统计信息系统的任务主要是：①数据的收集、整理、储存、传递（向上、向下及同级间传递）；②数据分析、报告；③参与区域卫生规划设计；④参与区域内疾病流行学调查研究及资料的处理与分析；⑤建立区域卫生统计信息数据库；⑥定期不定期对本地区卫生形势进行分析评估，如防治措施评价、疾病流行规律研究等，并对防治重点、防治措施提出建议。

（三）卫生信息能从事常规管理活动的必备要件

信息的使用者不仅要利用信息进行计划和决策，还需要利用信息对实施计划和目标的一切活动过程进行控制，包括监督和评价，以及对出现的问题及时分析、修正、补充和调整。这一过程通过信息反馈来予以实现。信息反馈不仅仅实用于卫生问题的识别和干预，也实用于卫生事业发展。例如，通过有效的信息反馈可以促使人、财、物力资源的合理分配和布局，促进有限资源的利用效益。提高资源利用的效率是中国卫生事业发展的重点。如2009年全国20 291个县及县以上医院，病床312.1万张，2009年诊疗人次192 193.9万人次。表8-5列出1980—2000年县及县以上医院病床的使用率与出院者平均住院日数。《卫生事业第九个五年计划及2010年规划纲要》明确提出卫生事业要走内涵发展为主、内涵和外延发展相结合的道路，提高卫生服务综合效益。卫生计划的指标也从以事业发展的规模和速度为主转变以居民健康水平、工作效率、服务质量和资源利用效益为主的指标体系。通过提高现有卫生资源的利用和降低卫生服务的消耗来增强卫生机构的活力和自我发展的能力，从而更有效开发利用卫生人力、物力和财力资源。

表8-5 1980—2000县及县以上医院病床数、病床使用率与出院者平均住院日数

年份	医院数	床位数（万张）	病床使用率（%）	出院者平均住院日数
1980	10 037	120.7	82.5	14.0
1985	12 227	150.9	82.7	15.8
1990	14 705	190.1	80.9	15.9
1995	16 010	210.3	66.9	14.7
2000	16 732	220.7	60.8	12.1
2005	18 703	244.5	70.3	10.9
2009	20 291	312.1	84.7	10.5

通过这些信息的掌握，可以更加有效地整合卫生资源，提高卫生系统的运行效率。例如，可以通过评价卫生服务需要来预测卫生资源。现以磁共振成像装置配置举例，假设某地区有人口600万，该地两周患病率为13.5‰。为简便起见，MRI覆盖的疾病仅列举以下几种，各病种的两周患病率分别为：颅内和体内损伤0.1‰，椎间盘疾病和其他运动系统疾病0.2‰，脑血管病0.15‰，神经系统疾病0.3‰。经过专家咨询法得知各病种需要使用MRI检查的比例分别为：颅内和体内损伤2%，椎间盘和其他运动系疾病1%，脑血管病3%，神经系疾病2%。MRI日最大检查能力为12人次，每周工作5天，全年开机260天。据此可以测算出该地区MRI的需要配置量。可见，如果配置7～8台MRI可满足当地人群的需要。

$$6\ 000\ 000 \times 26 \times (0.1\text{‰} \times 2\% + 0.2\text{‰} \times 1\% + 0.15\text{‰} \times 3\% + 0.3\text{‰} \times 2\%) \div (12 \times 260) = 7.25$$

（四）医学科技信息是医学科技发展的源泉

与卫生事业相关的还有一个领域是医学科学研究，它是探索未知的活动。事实上，随着科技活动及科技成果的不断增加，医学科技信息也在大量增加。今天，医学科技研究已不再是个人的一种兴趣，而是一项国家规模（甚至跨越国界）的事业。任何人想进行有价值的医学科学研究，必须了解前人和同辈人曾经和正在进行的工作，否则要么重复别人的工作，要么多走弯路。所以，从事科学研究的人必须有强烈的信息意识和很高的信息素养。调查表明，科学研究中由于信息不灵，重复现象到处可见。有些发达国家的报告，有30%～40%的科学研究在重复别人的工作。我国未做过这方面的基础调查，相信重复率也不会在发达国家之下。掌握科技信息对医学科学研究的重要性还在于，如果充分掌握有关的科技信息，则可以大大节约科技投入。有统计调查表明，如果科研费用是1的话，中间试验费则是10，实现工业化生产所需投资是100～200，而信息费用只占科研费用的2%～5%。换句话来讲，人们用少得多的信息费用，可以换来大得多的科技产出。

处于"信息时代"的医学科技工作者，必须有较强的信息意识，而从事科学研究的人，其信息意识、信息素养与其所从事的医学科学研究活动的水平直接有关。从医学科学研究的领导和组织角度讲，为科研机构、科研人员创造良好的信息环境，提供强有力的信息保证，强化其信息意识，应该是首要的工作。对从事医学科学研究的科学工作者来讲，应该在科研及日常工作中，养成勤于观察并善于比较、分析的思维方式，提高在复杂纷繁的现象中进行去粗取精、去伪存真、由此及彼、由表及里的分析能力，以及培养把周围的事物与自己所从事的科学研究联系起来的想象力，不断增强自己的信息意识。这是因为科技信息是医学科技发展的源泉，如果要想站在某一医学科技领域的前沿，就必须及时充分地掌握医学科技信息。

第二节　卫生信息系统

一、概念

1. 信息系统

信息系统是指对信息进行采集、处理、存储、管理、检索和传输，并能向有关人员提供有价值的信息，为管理过程服务的各种系统。信息系统包括两大部分：基础部分和功能部分。基础部分由组织制度、信息存储和硬件软件系统组成。由于信息系统是人机系统，因此必须有合理的组织机构、人员分工、管理方法和规章制度等一套管理机制。此外，由计算机为强大的技术支柱，包括硬件、软件和大量数据的存贮。功能部分是针对各项业务进行计算机处理的各种业务信息系统，如人事管理业务信息系统、病案管理业务信息系统或由若干个业务信息系统组成管理信息系统等。

2. 卫生信息系统

卫生信息系统是信息系统的一种，是对卫生部门的信息进行采集、处理、存储、管理、检索和传输，并为有关卫生工作者提供有价值的信息，为卫生事业管理和发展提供服务的系统。就目前的卫生信息管理而言，主要有两个方面的卫生信息需要进行管理，一是卫生统计信息，二是卫生科技信息。卫生统计信息管理主要提供关于人群卫生服务需要、卫生资源、卫生服务利用及影响因素方面的信息。而医学科技信息则一方面为医学科研提供服务，另一方面也是更重要的功能则是形成知识库，为卫生决策服务。

二、卫生信息系统的产品

以医院为例,我们至少可以把信息系统的"产品"分成三大类。

第一类"产品"是数据(data)。主要的数据是医院信息系统通过日常收集系统而获得的。这些数据按照既定的标准(如疾病分类、组织代码、服务过程和项目代码等)、既定的渠道(如临床科室→统计科→卫生局→卫生部)、既定的人员(如医生、护士、流行病学家、专职统计人员等)来收集,并存放在既定的位置(如信息科、数据库等)。如果没有特定的使用目的和使用者,数据是没有任何意义的。在医院,数据的主要使用者是临床医生。

第二类"产品"是信息(information)。主要的信息是为了日常管理的目的,通过对数据的加工而产生的。这个加工过程可能包括合并、解释、组织、构架等。因为从数据到信息的转化具有明确的目的性,因此信息产品使用者是特定的,信息的内涵也是有意义的(meaningful)。在医院,信息主要使用者是医院的业务管理者。

第三类"产品"是知识(knowledge)。主要是为了组织的战略计划和决策的目的,通过对内部和外部信息的进一步整合和分析而产生的。在知识中,明确了各种信息源之间的关系,并力图推导出新的结论。在医院,知识的主要使用者是医院的行政主管。

三、卫生信息系统的构架

(一)中国卫生信息系统构架

中国卫生信息系统主要由卫生统计信息系统与医学科技信息系统两大部分组成。卫生统计信息系统在中央一级的管理主要由卫生部卫生统计信息中心负责;医学科技信息系统最高的管理机构则主要是中国医学科学院医学信息研究所。另外,有关疾病监测、疾病控制、卫生监督监测信息与预防医学科技信息由中国预防医学科学院公共卫生信息中心主管。故在中央一级,形成了一个由卫生部领导和指导的包括上述三个单位组成的中国卫生信息系统的管理核心(图8-1)。中央一级三个卫生信息管理机构在省(自治区、直辖市)级及以下行政区内各有其管辖或联系的单位,形成了三个子系统,即卫生统计信息系统、医学科技信息系统以及疾病控制、卫生监督信息与预防医学科技信息子系统(图8-2)。

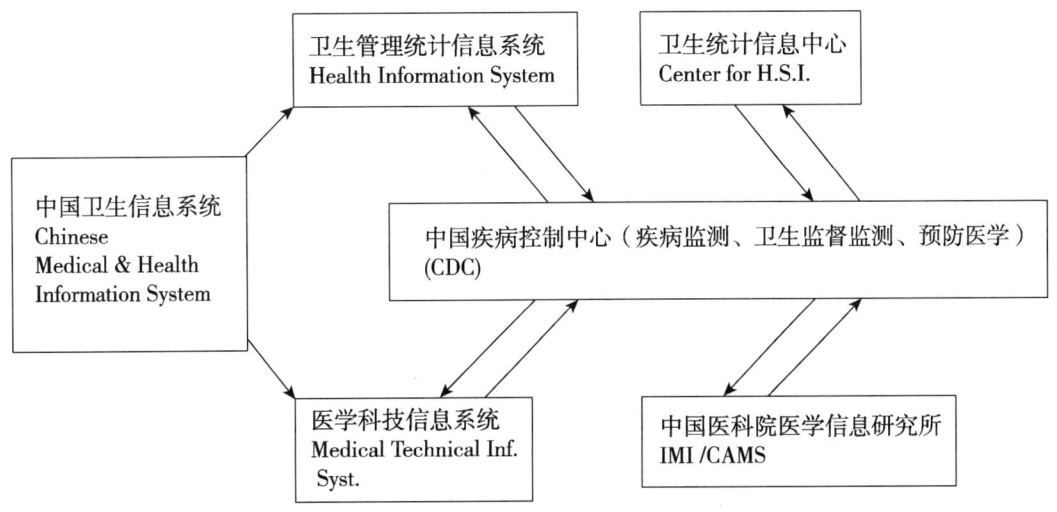

图8-1 中国卫生信息系统的两个组成部分及其在中央一级的管理机构

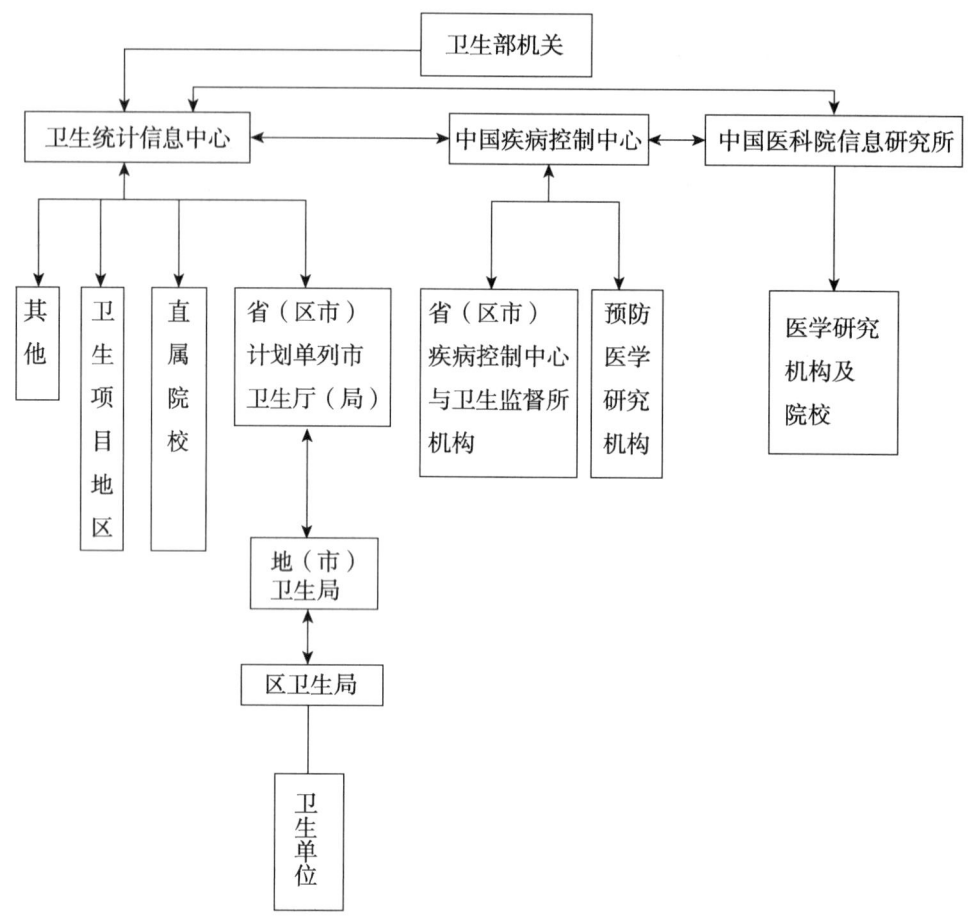

图 8-2 中国卫生信息系统的架构

（二）中国卫生统计信息系统构架

为了准确、及时、全面地搜集卫生管理统计信息，由国家卫生部、省（自治区、直辖市）卫生厅（局）、地（市）卫生局、县（区）卫生局直至各基层卫生单位（如：医院、门诊部所、乡镇卫生院、卫生防病、卫生监督、妇幼保健、专科防治等机构）均设立了卫生统计信息机构，明确统计信息工作的主要部门，配备了专（兼）职统计信息工作人员，形成了一个自上而下的完整的卫生管理统计信息收集的组织系统（图8-3）负责卫生管理统计信息的搜集、汇总处理、分析并向各级卫生行政部门和社会公众提供与发布有关卫生统计信息。

根据《中华人民共和国统计法》要求与《全国卫生统计工作管理办法》规定，卫生部设卫生统计信息中心，它是被赋予行政职能的全国卫生信息、咨询、监督多功能的智力机构，负责全国卫生统计信息工作与卫生信息化（计算机、网络等信息技术的推广应用）工作的组织、协调工作。在统计工作方面，直接负责全国卫生资源、医疗卫生服务、居民病伤死亡原因等健康状况的常规统计调查，定期的国家卫生服务调查和综合卫生管理信息抽样调查。针对全国卫生政策与发展中出现的问题，开展有关专题调查。并负责管理和协调有关司（局）的业务统计工作，公布全国卫生事业发展情况统计公报，统一管理、提供全国卫生统计资料。

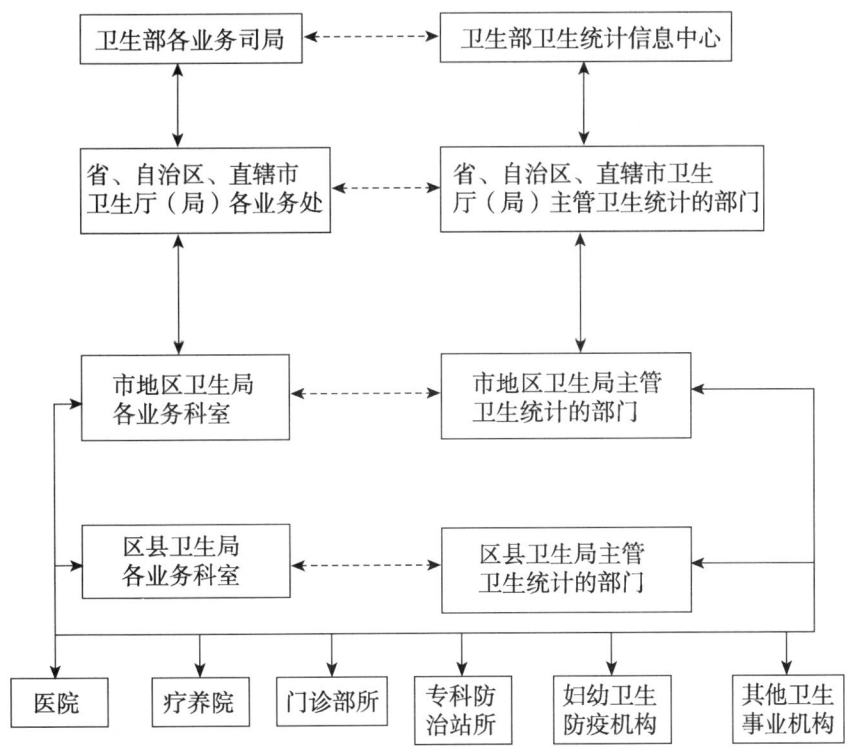

图8-3 中国卫生统计信息组织结构及信息收集系统

关于法定传染病等的疾病监测、卫生监督、监测信息等是卫生统计信息的重要组成部分，根据这部分工作的要求形成了卫生统计信息的一个子系统，在卫生部疾病控制司与卫生法制与监督司的领导与指导下，由中国预防医学科学院负责自下而上的收集、汇总整理后，上报主管业务司、局与部卫生统计信息中心，由部卫生统计信息中心汇总、编印后统一公布。

有关妇幼卫生方面的统计信息由基层卫生和妇幼保健司负责结合日常工作通过妇幼保健组织系统收集妇幼卫生管理的有关统计信息，责成有关单位汇总整理后上报该司，并转部卫生统计信息中心汇总、管理与公布。

(三) 中国医学科技信息系统构架

中国医学科学院医学信息研究所是中国医学科技信息系统的核心机构。它负责医学科技的信息管理，从事国内、外医学科技信息收集、信息整理、信息报道、信息分析以及信息贮存，建立医学科技文献数据库，提供信息服务。近十余年来，将中文医学文献建立了"中国生物医学文献数据库"，并制作成了光盘。通过医学科技信息组织网与计算机网络向有关医学科研院、所及医学院校提供医学科技信息服务，还为各有关医学、科研、教学与医疗预防保健机构提供各有关领域医学科技进展的信息和专题文献检索等服务。在互联网未开通前还负责帮助有关单位通过与美国国立图书馆联网进行专题文献检索。这一系统的工作特点是自上而下地向各地各级医学科研、教学等单位提供科技信息服务。一些大的医学科研机构、医学院校之间以及与中国医学科学院医学信息研究所之间也建立了横向的信息交流。

有关预防医学科技信息，除中国医学科学院医学信息研究所提供外，中国疾病控制中心将其收集、存储的预防医学科技文献库中有关科技信息，也自上而下地向有关卫生防病的科研、教学与专业卫生防治机构提供。经过多年努力，也建立了相当丰富的预防医学科技文献资料库，已成为中国医学科技信息系统不可缺少的组成部分。

四、卫生统计信息管理

(一) 卫生统计信息的概念

卫生统计信息是反映卫生及其有关领域的各种活动产生、发展、变化情况及其影响因素的量化和抽象。卫生统计信息的收集、整理和分析，揭示卫生事业发展和卫生服务活动的内在规律性和外部联系及其相应的社会卫生问题，用于组织、控制和管理卫生及其相关领域的活动，是我们制订卫生事业、发展计划以及疾病防治对策的依据、监督和评价卫生事业发展战略目标和卫生计划实施以及卫生服务一切活动的重要手段，卫生事业宏观管理和微观控制的基础。

(二) 卫生统计信息的作用

从整体来讲，卫生统计信息系统可以为卫生事业宏观管理和科学决策提供信息、咨询、监督和评价；但其具体作用可以归纳为以下几个方面：

1. 发现问题，为制定卫生规划和干预措施提供依据

卫生规划主要是针对当前区域内面临的主要卫生问题提出来的，如什么是当前该区域内的主要传染病，当前该项传染病的发病率是什么水平，为到目标年降低该传染病的发病率能提供预防保健服务的卫生人力有多少，将要消耗的资金是多少。区域内医疗机构在一定时期内能提供的服务是多少，其在不同级别卫生机构间的分布如何，不同机构提供卫生服务的费用如何等。要回答所有这些问题均需要大量的数据和信息，因此，没有卫生管理统计信息系统的区域，卫生规划就无从做起。

2. 对规划实施进行评价，从而对规划进行调控和调整

没有一个规划在它执行的初期是十全十美的，其一方面可能是因为获得的信息不准或不全使规划有一定的缺陷，另一方面也可能是因为在规划执行过程中某些因素发生了变化，从而引起规划所处环境发生变化而影响规划的实施。因此在规划的执行过程中，必须通过不断的信息收集和反馈，补充和完善已掌握的信息，同时及时了解规划所处的环境因素的变化及其对规划实施的影响，以及时调整规划，避免规划脱离已变化了的客观实际。

3. 评价规划和干预的效果

在一个规划执行期末，为了解该规划总体目标的实现情况，需要大量的信息对规划执行结果进行评估与判断。以区域卫生规划为例，卫生统计信息系统的任务主要是：①数据的收集、整理、储存、传递（向上、向下及同级间传递）；②数据分析、报告；③参与区域卫生规划设计；④参与区域内疾病流行学调查研究及资料的处理与分析；⑤建立区域卫生统计信息数据库；⑥定期不定期对本地区卫生形势进行分析评估，如防治措施评价、疾病流行规律研究等，并对防治重点、防治措施提出建议。

(三) 卫生统计信息系统的要素

建立统计信息系统所必须具备的组织机构、人员和相应的法规制度、数据统计指标和计算机分析工具等，称为统计信息系统的五要素。

1. 组织机构

组织机构是卫生统计信息系统中最基本、最重要的要素。没有一定形式的组织，信息活

动便难以开展，信息系统也将不复存在。因此，卫生统计信息系统的建立，首先是组织机构的建立。

2. 人员

只有机构而没有统计人员，统计信息系统也不能运转。统计信息系统中的人力是信息工作中最积极的因素和最活跃的方面，起着登记、收集、整理、分析、传输数据和信息的工作，同时应担负起信息分析和利用的重要责任（即采用适当的方法以适宜的形式将信息资料分析结果向有关部门领导与社会公众报告与发布。

3. 相应的法规制度

信息系统的组织结构不是一个杂乱无章的各级各类机构的简单组合，而应是一个各级各类机构相互联系相互配合的有机整体。要在一定法规制度约束下，使组织机构显示出它的层次性。不同层次有不同的工作职责界限。法规、制度和工作守则对系统内各层次统计人员规定有相应的责任、权利和义务，规范了信息系统内人员的工作秩序和联系方式。

4. 数据统计指标

数据、统计指标和信息可以看作是统计信息人员生产的产品。数据是指原始记录和日常登记，它是计算统计指标与汇总报表，制作统计图的基础。统计指标与数据相比是一个较综合的概念，它经常是由两个或两个以上的数据经一定的计算方式组合而成，可用于反映事物的变化程度、规模、状态等。而信息是指有目的地经过统计处理过的数据和资料，是采用数据和资料以适当的统计方法对某一目的的领域的综合反映和说明，信息可以采用数据、文字、图像等多种形式加以表达。

5. 数据处理工具-计算机

计算机有运算速度快、计算准确、信息存储量大等特点，它已成为实现统计工作现代化的一项重要条件和建立统计信息系统不可缺少的要素之一。采用计算机的优点主要表现在以下几个方面：①通过计算机建立数据库将增加大量的信息来源，提高数据的利用率；②采用计算机将大大减少统计汇总工作中统计人员计算工作的工作量；③采用计算机可以大大增加数据的双向利用，使信息资源的利用和交流能够更加充分；④通过计算机网络的建立，可以进行数据和信息的传输和通信，加快数据和信息的交流的速度，使数据和信息能更加及时地加以利用。

（四）卫生统计信息系统中几个子系统的构成及其流程

1. 医院（医疗）管理统计信息系统

围绕医疗服务医院管理信息应当包括以下几个部分：即工作量、医疗质量、疾病分类、药品管理、经费管理、门诊患者和出院患者费用管理、医学实验、医疗器械和设备管理、后勤管理、人事管理等。卫生部在全国范围内推行的医院住院患者病案首页减少了信息的重复统计和采集。医院病案首页包括的信息以及可产出的统计指标和报表如图8-4所示。

其他方面的信息要通过建立相应的登记才能取得。据不完全统计，综合医院管理信息系统可建立子系统达近30个。由此可见，内容是极其丰富的。但是，目前很多医院还达不到这么高、这么完整的水平。这里提供一种医院管理信息的结构和信息流程的模式。

2. 生命统计

生命统计是指对一切对人们出生、死亡等一系列重要生命事件的记录和统计，根据联合国的定义，生命事件包括准生、活产、胎儿死亡、父母亲的身份确立、死亡、结婚、离婚、婚姻无效的判决以及人口迁移等。在我国，受到户籍制度的影响，上述很多生命事件的统计

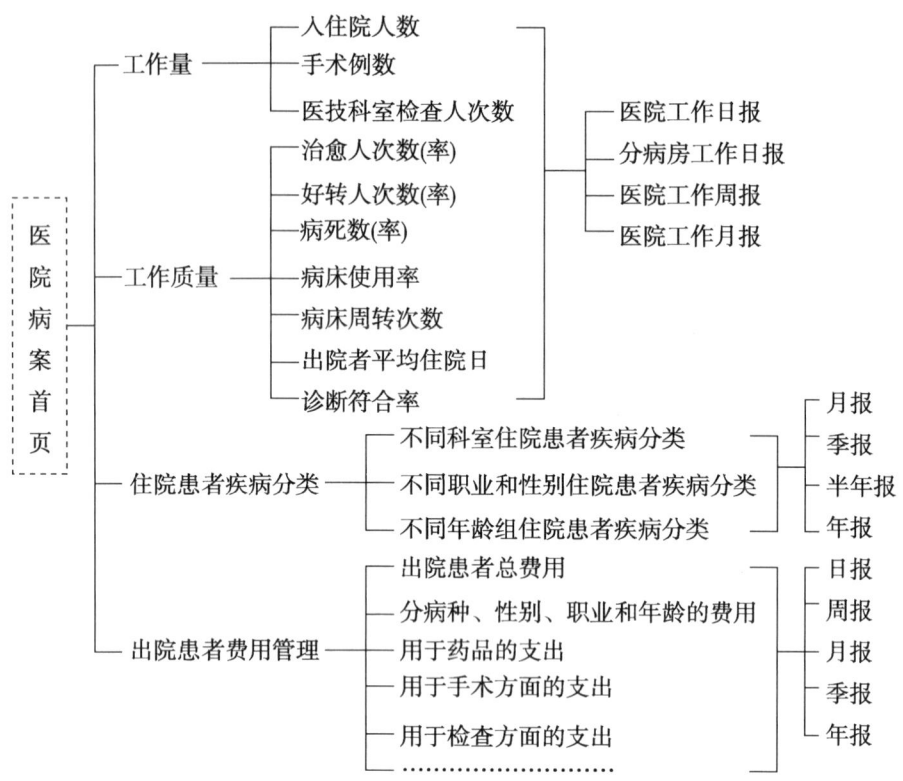

图 8-4 医院病案首页所包括的信息

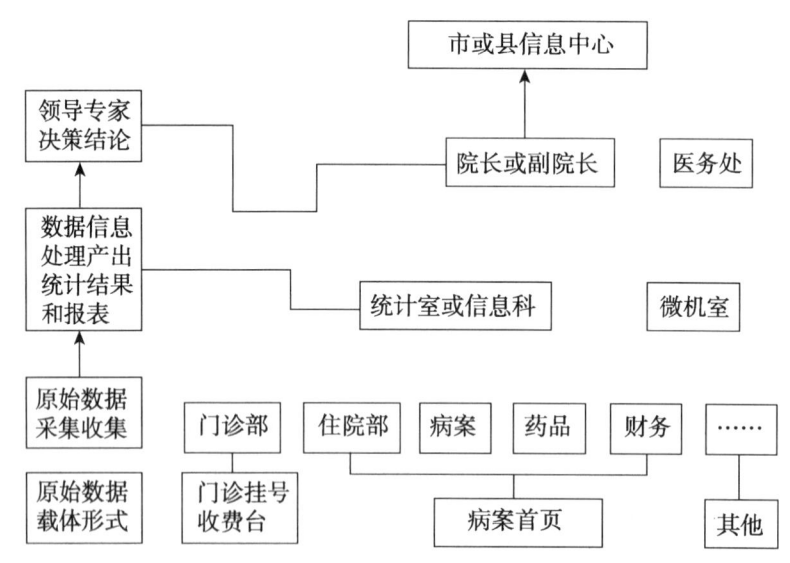

图 8-5 医院管理信息流程

都由公安部门管理。一方面在对出生和死亡的登记上面存在着较大的漏报,另一方面由于主管部门的原因,卫生系统并不能直接利用到这些资料。因此,与健康相关的信息统计功能在我国的卫生统计信息系统内由下述不同的子系统承担。其中全人群的死亡监测由疾病控制和卫生监督信息系统负责,而人口的出生、孕产妇和五岁以下儿童的死亡的信息统计则由妇幼卫生信息系统承担。

3. 疾病控制与卫生监督信息系统

疾病控制与卫生监督信息主要由以下个部分构成：

(1) 传染病报告；
(2) 食品卫生监督检查报告；
(3) 工业卫生和职业病监督检查报告；
(4) 计划免疫接种；
(5) 居民病伤死亡统计；
(6) 地方病监测报告；
(7) 疾病监测 点监测情况；
(8) 专项的流行病学调查，如高血压患病发病调查。

疾病控制与卫生监督部门信息的流程与医院相比有很大的区别，其数据的来源依赖于医院、妇幼保健院、乡卫生院、乡村卫生所甚至社会其他部门，如派出所的户籍部门。

有关疾病统计与卫生监督的原始数据主要靠以下几种卡片取得：

(1) 传染病报告卡；
(2) 计划免疫接种卡；
(3) 医学死亡证明书；
(4) 医学出生证明书等。

其信息流程见图8-6。

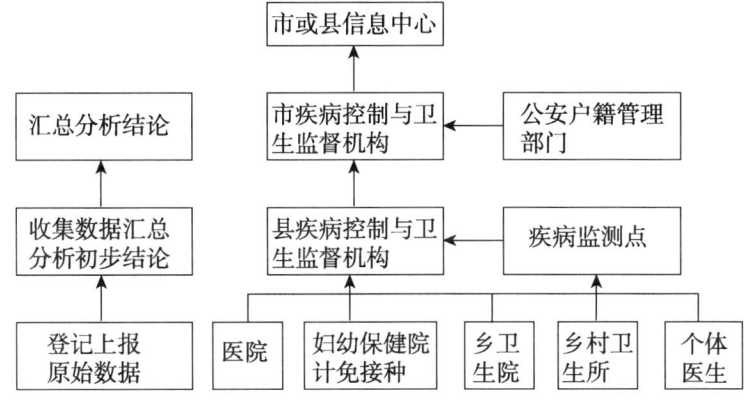

图8-6 疾病控制与卫生监督信息流程

4. 妇幼保健统计信息

妇幼保健工作统计信息主要由以下几个部分构成：

(1) 孕产妇保健；
(2) 儿童保健；
(3) 计划生育技术指导；
(4) 出生登记和死亡登记；
(5) 计划免疫接种；
(6) 传染病报告；

（7）孕产妇死亡及婴幼儿死亡监测。

除使用上述防疫部门统一制定的传染病报告等卡片外，妇幼保健部门还使用孕产妇保健卡、儿童保健卡收集有关孕妇、产妇、新生儿、婴幼保健方面的数据。妇幼保健信息的流程与卫生防疫信息类似。

5. 综合统计信息

综上所述，医疗、疾病控制、卫生监督和妇幼保健机构和系统在收集信息时有相互交叉和重叠的情形。同样，在进行综合性调查时又需要这些部门相互配合；各系统上报的信息需要进行整理和综合；与卫生有关的社会经济信息也要通过统计局、公安局、民政局、教育局、环保局、计委、财政局等部门才能获得；区域内居民健康状况改善如何；当前存在的主要卫生问题是什么等，都需要一个既有协调能力又有综合能力的部门来进行管理，这就是市或县卫生局信息中心。市或县卫生局信息中心与各业务机构和其他政府部门之间的关系见图8-7。

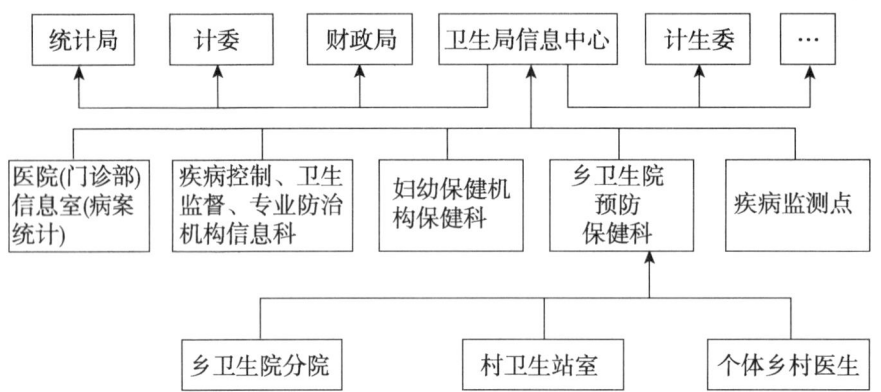

图8-7 市（县）卫生局信息中心与各业务机构以及其他政府部门关系

五、医学科技信息管理

（一）医学科技信息管理的概念

医学科技信息管理是医药卫生事业发展到一定阶段的产物，是在信息学及相关学科理论指导下，运用科学的方法（包括特定的技术手段）对国内外医药卫生科技信息进行搜集、整理、报道、服务和分析研究，以促进医药科学及医药卫生事业发展的一项科技工作。所以，医学科技信息工作既是医药卫生事业的重要组成部分，也是国家科技信息事业的重要组成部分。根据这个定义，医学信息工作实际是一种简略说法。从医学科学的发展及卫生工作所包含的内容来分析，所谓医学信息应为医药卫生科技信息，其内容应包括科技管理信息及医学科学技术信息。

（二）医学科技信息管理的组成

医学科技信息管理涉及职能和业务两个子系统的管理。

1. 医学信息职能管理

职能管理的任务，就是要在国家医药卫生及科技信息方针的指引下，不断完善医学信息业务系统，使信息服务能及时覆盖所有的用户，让需要信息的人及时得到相应的服务；搞好协调，使系统内各业务机构各尽其责，促成总任务的完成。因此，至少要具备以下条件：

①有健全的管理体制和相应的规章制度，从上到下有高效能的职能机构；②有完整配套的事业机构、评议机构、研究机构和教育机构等。

要做好职能管理，还需解决好以下几个问题：①目前我国医学信息系统处于条块分割、自成体系的状态，需要协调好不同部门的医学信息机构之间的工作；②要处理好图书馆工作与信息工作的关系；③进一步明确各个层次信息机构的任务与职责，充分发挥医学科技信息系统的整体效能。

2. 医学信息业务管理

医学信息业务管理的目标是充分发挥信息系统的整体效能，为用户提供高质量的信息服务。为此，应该抓好下列各项工作：①明确任务，制订规划；②搞好各方面的协调；③推广标准化工作；④不断采用新技术和新设备；⑤推动信息学研究，不断提高业务水平。

要做好医学信息业务管理，还需解决好以下几个问题：①进一步加强文献工作；②生物医学信息调研，无论其范围涉及广度和深度均在发生变化，故必须深入开展信息调研工作；③要想不断提高信息服务水平，还应该不断加强信息学理论方法的研究。

(三) 医学科技信息管理的作用

1. 促进医学科学研究

医学信息工作能够避免科研工作的重复劳动及少走弯路。在这方面的实例不胜枚举。医学科技信息工作在促进科学研究方面还表现在节省人力、时间，加快科研进度和节约科研投资。

搞好医学情报工作，可使科研人员从繁重的查阅文献资料工作中解放出来，节省大量的时间和人力，缩短科研周期，节省经费，达到早出成果之目的。科技竞争的关键是人才的竞争，我国医学科学总体水平与国外还有相当差距，如何有效地利用现有科技人力，充分发挥他们的作用是加速医学科学发展的一个关键，而医学信息工作正可以在其中发挥作用。

2. 知识管理，为制定规划、政策提供依据

20世纪80年代以来，医学信息工作者在参与卫生部及各地方科技攻关、卫生事业发展规划制订方面都发挥了积极的作用，先后完成了"2000年的中国卫生"、"国家科委1986—2000年肿瘤防治规划"、"国家科委1986—2000年淋巴细胞杂交瘤技术规划"、"我国高血压对策"、"上海医药卫生调研预测论证报告"等课题，参加了国家"七·五""八·五"医药卫生攻关项目的制定、招标评审和对中标项目进展检查评议等工作，为领导决策提供了科学根据。

3. 直接服务于医疗工作，提高临床工作水平

在临床工作中，经常碰到紧急疫情以及急救、中毒等病例需要处理，一些疑难症亟待解决，在这种情况下，医务人员往往需要立即获取某种信息，这时医学信息服务往往能收到立竿见影的效果。

4. 为医学教学与培养人才服务

目前，医学院校高年级学生中，大都开设了医学文献检索课，广大图书信息工作人员也为此付出了辛勤的劳动，这对于提高新一代医务工作者的信息素质无疑是十分重要的。不少医学院校图书馆信息室有关人员，在对研究生研究题目的开题报告提供的文献检索和查新查重服务中，做了大量的工作，提高了很多研究生随时了解自己所从事的课题的国内外进展，使我国新一代研究生研究工作的总体水平不断提高。

此外，在为编写出高质量的教材、丰富教学内容方面，医学信息工作也发挥了至关重要

的作用。

（四）医学科技信息管理的内容

医学科技信息管理的主要内容一般包括信息搜集、整理、报道、服务、分析研究、声像信息等。

1. 信息搜集

信息搜集就是从信息源中选取并得到对本系统最有价值的信息过程。信息搜集是信息工作的基础，没有信息的广泛搜集和系统地积累，信息工作的其他环节都无从谈起。信息的来源既有口头的、实物的、还有文献形式的。文献信息源的种类繁多，又可进一步分为科技期刊、会议文献、科技报告、政府出版物、学位论文、科技图书、标准文献、产品、样本、专利文献及其他（如电影、报纸、新闻稿、技术档案、图纸、卫星照片等）。面对如此纷繁复杂的信息源，信息搜集工作既要做到不遗漏任何重要信息，而又不必输入不必要的信息，以避免浪费信息系统的存储和加工资源。为此信息搜集要做到：①针对性；②计划性；③系统性；④预见性。

2. 信息整理

信息整理是指对已搜集的文献、资料或其他形式的情报进行登记、著录、分类、保管并编制检索工具，目的是加强信息存储有序结构，便于检索和利用。举文献信息源为例，文献收到后首先要进行登记，然后进行文献的著录、标引和目录组织工作，该项工作统称编目。所谓著录，就是根据一定条理或标准，将一文献区别于别文献的外表特征（如书名、著译者、文种等）和物质特征（包括文献类型、装帧形式等），一一加以描述并记载下来。所谓标引，则是对文献内容特征进行分析描述并按分类法和主题法给该文献以标识符号（检索标志）。文献标引是文献信息组织与检索工作的主要内容之一。而目录组织则是按照一定的规则和条例，将著录和标引的结果组织成各种系统的目录，是用户查找文献的工具。

3. 信息服务

1）检索服务：所谓检索，就是根据既定主题通过检索工具书或在信息数据库中迅速、准确地查找出与用户需要相符的有价值的资料。信息检索服务分为：①文献检索；②数据检索；③事实检索。文献检索就是根据用户需要提供所需文献清单。所谓数据检索，就是用户不要求提供有关文献，而是要求提供有关的数据、参数、公式、图表或化学分子式等。事实检索则又与前二者不同，用户不要求提供文献，也不要求提供数据，而是要知道某一事实或事件的具体内容。目前在检索服务中用得较多的是查新查重，即科研人员在开题之前要了解自己准备做的科研题目有没有人做过，如有人做过，其水平如何等。

2）复制服务：根据用户需要为之复制指定文献、资料。

3）翻译服务：根据用户需要为之翻译指定文献、资料。

4）咨询服务：咨询服务就是情报部门根据用户提出的问题，以个别解答方式向他们提供解答线索、数据和科技文献的一种服务方式。

5）声像信息服务：声像信息比起常见的纸质载体的文字信息有形象直观的特点，如能充分利用它的特点，可以短期大规模复制进而广泛流传，所以这是信息服务的一种比较好的形式。

4. 信息报道

主要指科技信息刊物的编辑和出版工作。信息机构将搜集来的大量文献资料经过加工整理后及时向用户通报就是信息报道。专职信息机构的任务就是向用户传递信息，而报道就是最好的传播,所以从这个意义上讲,信息报道工作就是整个科技信息工作的中心环节。信息报道要求系统性、及时性和准确性。科技信息出版物从性质上可分为检索类、译报类和研究类。目前全国性的医学信息检索刊物有《中文科技资料目录(医学)》和《国外科技资料目录(医学)》及《中国医学文摘》,译报类有《国外医学》等。

5. 知识管理和信息分析研究

是通常所指的信息调研,这是一种较高层次的信息工作,通常是围绕科研、医疗以及药品、器械生产和管理中的重要课题进行的。目前常用的方法就是在充分掌握一两次文献的基础上,经过分析综合,写出三次文献。有时仅对文献调研还不够,还要配合对实际情况进行调查研究。信息调研与一般的信息报道不同,不仅要对所掌握的材料进行必要的定性分析和综合,更重要的是对数据材料进行分析对比,并经数学和统计学处理,作出定量的分析,最后将定性和定量分析结合起来,提出评价性意见或作出科学预测。目前信息调研的范围越来越广,从过去单一病种或某种防治办法的技术或战术性调研,扩大到确定科技或卫生发展战略、制定重大对策、开展卫生资源需求预测等高层次多学科的调研,研究方法也从原来的经验型的定性方法扩展到定量、半定量的统计分析方法。

(五)医学科技信息的主要类型

1. 按照信息的载体类型

(1)印刷型信息:以纸张为载体,以印刷技术为记录手段而产生的,如传统的图书、期刊、政府报告等。因其便于直接阅读,符合传统阅读习惯,而成为人们信息交流和知识传递的最重要、最常用媒介。

(2)电子型信息:采用电子技术手段,将信息数字化储存于磁盘、光盘等载体上,并借助于计算机及现代化通信手段传播利用的一种新的信息类型。主要包括电子期刊、电子图书及各种类型的数据库等。

(3)声像和缩微型信息:声像型信息指唱片、录音带、录像带,以及高密度视、听光盘等声音与图像资料。缩微型信息是指用传统摄影方法制作的缩微胶卷或缩微胶片。近年来,这两种信息形式的利用因电子型信息的迅速普及而逐渐萎缩。

2. 按照信息的出版形式

(1)图书:图书是较系统阐述某一专题或学科知识的论述。除了记载有知识信息这一本质特征外,联合国教科文组织对篇幅不少于49页的非定期出版物称为图书,以示与期刊等连续出版物的区别。虽然图书的种类繁杂、形式多样、功能各异,但就学习与研究而言,常用的图书主要有教科书、专著、参考工具书等。图书内容一般较为成熟定型,是系统掌握各学科知识的基本资料。

在每一种正式出版的图书的版权页或其他明显部位都标有一个由10位数字组成的国际标准书号(International Standard Book Number,ISBN),形式如:ISBN 7-117-06934-1,是《卫生政策学》的编码。这是一种国际通用的出版物代码,代表某种特定图书的某一版本,具有唯一性和专指性,读者可借此通过某些信息系统查询某种特定图书。

(2)期刊:1986年,国际标准化组织给予期刊的定义是:一种以印刷形式或其他形式逐次刊行的,通常有数字或年月顺序编号的,并打算无限期地连续出版下去的出版物。学术期刊是科学家之间正式的、公开的和有秩序的交流工具,被人们称之为"整个科学史上最成功的无处不在的科学信息载体"。

国际标准连续出版物编号(International Standard Serial Number,ISSN)是国际上统

一用于识别连续出版物（包括期刊）的标准化编码系统。每一种经申请获准出版的连续出版物都可得到一个固定不变的 ISSN。例如，1003－8272 是中文期刊《卫生政策》的编码。ISSN 具有专指性，可用于订购、索引、原文获取、期刊流通、馆际互借等方面，在数据库检索中也用来作为期刊检索的检索词。ISSN 共有 8 位数字，前七位表示连续出版物顺序号，最后一位是检验码。ISSN 通常出现在每种期刊的封面页或版权页上。

（3）年鉴：年鉴是一种每年出版一次的连续参考工具书，它记录某一领域或机构一年内的科学研究进展、学术活动、出版动态、统计数字和大事件等事实信息。编辑年鉴的单位具有一定的权威性，多为政府部门、学术团体或研究机构。例如，《中国卫生年鉴》是综合反映中国医药卫生工作各方面情况、进展和成就的资料工具书。

（4）会议论文：学术会议是进行学术交流的一种重要方式和渠道。在世界范围内每年召开的卫生政策及相关专业的学术会议甚多，产出的会议论文数以万计。有的会议论文在会前出版预印本，有的在会后结集出版会议文集，还有的是将会议论文摘要结集以增刊或专集形式刊发于各种学（协）会的机关刊物上，只有较少一部分会议文献日后能在各种学术期刊上正式发表。由于会议论文所表述的最新研究成果或阶段性成果，能使专业人士获取许多有价值的信息和有益的启示而备受青睐。

（5）学位论文：国家标准（GB7713－87）将其定义为：学位论文是表明作者从事科学研究取得创造性的结果或有了新的见解，并以此为内容撰写而成、作为提出申请授予相应的学位时评审用的学术论文。可见，学位论文是学生研究性学习成果的体现，学位论文主要包括硕士论文和博士论文。

（6）科技报告：科技报告是描述一项科学技术研究的结果或进展或一项技术研制试验和评价的结果；或是论述一项科学技术问题的现状和发展的文件。科技报告是为了呈送给主管机构或科学基金会等组织或主持者。科技报告旨在提供系统、翔实的信息，不以发表为目的，是科研历程及其成果的完整记载。某些科技报告有阶段性保密性质。

3. 按照信息的揭示深度

（1）一次信息：一次信息所记录的是著者的最新发现或发明，以及新的见解、新的理论、新的方法等新颖、具体而详尽的知识，因而成为卫生政策研究等工作的最主要信息来源，尤其是期刊论文，已成为科技信息的主体。但由于其量大、分散而无序，给读者的查找与利用带来极大的不便。

（2）二次信息：二次信息是将大量无序、分散的一次信息收集、整理、加工、著录其特征如著者、篇名、分类、主题、出处等，并按一定的顺序加以编排，形成供读者检索所需一次信息线索的新的信息形式，包括索引、文摘、目录及相应的数据库、网络搜索引擎等。因其具有的检索功能而称之为检索工具或检索系统。

（3）三次信息：三次信息是科技人员围绕某一专题，利用二次信息的检索系统，在吸取一次信息内容的基础上，即经过阅读、分析、归纳、概括、撰写而成的新的信息形式，或综述已取得的成果进展，或加评论、或预测发展趋势。形式如综述（review）、述评（comment）、进展（advance、progress）等期刊文献和百科全书、年鉴、手册等参考工具书。三次信息具有信息含量大、综合性强和参考价值大等特点。

（4）零次信息：零次信息指未经信息加工，直接记录在载体上的原始信息，如观测记录、调查材料等。这些未融入正式交流渠道的信息往往反映的是研究工作取得的最新发现，或是遇到的最新问题，或是针对某些问题的最新想法等，而这一切无疑是启发科研人员的思路、形成创造性思维的最佳思维素材。

此外，学术界还常将通过非正常交流渠道获得的、非正式出版物称作灰色文献（grey literature）。灰色文献和零次文献的概念内涵虽有一定程度的重叠，但作为一般的专业人员可不必严格区分。

六、卫生信息标准化

建立卫生信息标准体系是卫生信息化建设的重要内容。卫生信息标准化的内容很多，涉及患者信息、卫生统计信息、诊疗项目、术语等方面的内容。在我国信息系统发展初期，规范了大部分报表统计的数据内涵。随着新的信息和知识的涌现，数据和名称标准化问题越来越严重。在医院中，不同科室不同专业中使用自己的专业名词。在卫生管理中，不同的业务领域使用的名词也不尽相同。卫生信息标准既有利于卫生信息的共享和交流，又有利于卫生信息工作的组织实施和管理，所以要大力加强各类卫生信息表达、处理与交换标准的制订与推广应用。力争在较短的时间内制订出一批体现科学性、先进性、完整性、实用性的卫生信息标准，并做好推广工作，从而有计划、有步骤地确立国家卫生信息化的标准化体系。

为了深入了解和研究疾病，必须将各种不同的疾病加以命名和分类。国际疾病分类系统（International Classification of Diseases，ICD）的雏形是《伦敦死亡条例》（London Bills of Mortality），该原始的系统是为了划分6岁以下儿童的死亡原因。1853年，布鲁塞尔召开的第一届国际统计学会议上建议制定国际疾病分类，1893年，法国人类学家贝迪永（Bertillon）制定了死因分类，经过多次完善成为《国际疾病分类标准》。1948年，世界卫生组织负责进一步完善《国际疾病分类》，并在1964年形成了3位数字的疾病分类系统。目前仍然在广泛使用的《国际疾病分类》（第9版）（ICD-9）是世界卫生组织1979年颁布的。从20世纪60年代开始，美国致力于将国际疾病分类用于临床，并形成了《国际疾病分类》（第9版）（临床版）（ICD-9-CM）。

《国际疾病分类》第10版（ICD-10）在疾病的组成和编码上有重大的改革，它使用了字母和数字共同编码方式，并增加了4个主要分类。一些发达国家将ICD-10本土化，以适应本国的医疗服务体系。

另外一个重要的分类标准是疾病诊断相关组（Diagnosis Related Groups，DRGs），它是一些国家（美国等）为了控制医疗费用和改革付费体制而建立起来的，这个分类标准是将相似疾病和治疗服务归组，来表述卫生服务提供者的活动。在美国，DRGs主要用于解决医疗保险付费标准问题；在澳大利亚，变种的DRGs是病例组合（Casemix），用于测量服务产出、资源配置、质量改进、比较分析以及卫生服务的趋势监测。DRGs与ICD最大的区别在于DRGs（包括casemix）将疾病和服务数据组合起来，形成了可以用于管理目的的一组数据。目前，Casemix方法在美国、加拿大、法国和英国实际使用，德国也在借鉴澳大利亚的方法。

第三节 信息技术在卫生系统中的应用

一、计算机技术的基本用途

（一）建立数据库

数据库即数据的集合，形象地说就是存储数据的"仓库"。数据库可简单地定义为以一定的组织方式存储在一起的有关联的数据集合。数据库技术是一种使用计算机对数据进行管理的计算机软件技术，在卫生信息工作中经常使用数据库技术实现对管理统计信息与医学科技信息的整理和统计。目前常用的大型数据库管理软件包括 ORACLE 和 Sybase，小型数据库的管理可以使用 Visual Foxpro 和 Access。

现行的卫生信息流程和原始数据载体的形式都是使用数据库软件建立数据库、处理和汇总数据产出信息的重要基础。数据库的建立和应用省掉了数据汇总和加工处理的很多中间环节，同时又保留了最基础的数据。在卫生管理中，将收集来的统计数据利用数据库技术建立了一系列的数据库，如：基层卫生单位统计数据库、出院患者信息数据库、居民死亡资料数据库、国家卫生服务调查数据库、卫生项目基线调查数据库等。在医学科技信息管理方面建立了"中国生物医学文献数据库"等。

（二）信息加工处理

数据是用符号和它们的组合表示的事实、概念或命令等。人们使用数据的目的是为了便于阅读、通信、转换或者对它进行处理。数据处理包括对数据的加工、合并、分类等项工作。卫生管理过程中存在着大量的数据，需要根据不同的使用目的进行归纳、整理、分类、统计、分析和判断，用计算机完成上述数据处理，可节省时间和人力，大大提高工作效率。

数据信息的加工处理是统计信息工作的最基本任务，目的是把原始数据按照使用者的目的依一定的时间顺序合并、排列、组合成具有统计规律的数据集或其他有意义的符号。数据处理大致有两种方式：即手工方式和计算机处理方式。不管采用哪种方式处理数据，都必须经过以下几个环节：①清理原始数据。即把空项太多、错误太多、字迹不清楚的原始卡片剔除；②对一些可能是错误的数据进行逻辑判断；③对一些漏填的数据进行必要的补充。应用计算机技术进行数据信息的加工处理显示出较手工处理所无法比拟的优越性。

对统计信息经过采用计算机技术清数以后，紧接着可以根据用户的要求，应用适宜的统计软件包（如 SAS、SPSS 等）对数据进行科学运算，为科学管理与决策提供有用的信息。

（三）信息交换与查询

将计算机、网络与通信等信息技术结合可以建成网络通讯系统，通过计算机局域网与广域网联结形成的计算机网络通信系统可以实现信息传输、信息交换与信息查询。

网络通讯是把分散的计算机、终端外围设备和数据站等设备通过通信线路互相连接在一起，能够实现相互通信的系统。网络技术的应用给用户提供了交换信息、数据共享、文件传递、远程通信等服务。网络通信在医学领域中应用最热门的是远程医疗。对一些疑难病症只要在网上发出信息，患者不出家门就可以约请异地的专家会诊，得到最有效的治疗方法。

为了实现现代化管理，一些医疗卫生单位和高等医学院校与研究机构已开始实施以计算机技术为基础的办公自动化，建成了包括校园网在内的各种局域网，其中部分网络采取多种通信形式连接到国家教育网（CERNET）、中国科技网（CSTNET）、中国金桥网（China GBN）、中国国际互联网（CHINANET）以及中国医学信息网（CMINET）上。这项先进技术可加快信息传递，改善工作环境，大大提高工作质量和工作效率。

应用网络通信系统发送和接受电子邮件是当前利用信息技术进行信息交换的最常用的方式。

二、信息技术在卫生信息系统中的应用

近些年来随着计算机、网络、通信等信息等信息技术的飞速发展，信息技术在卫生信息系统管理中也得到了广泛的应用,开发了一系列卫生信息管理的应用系统。这里仅举出办公自动化、医院管理、医学科技信息检索与卫生防疫信息管理等系统作一简单介绍。

(一) 办公自动化系统

办公自动化 (office automation,OA) 系统就是将计算机技术、网络通信技术等先进技术及设备运用于各类办公人员的各种办公活动中,并由这些技术及设备与办公人员构成服务于某一目标的人机信息处理系统。

早期的办公自动化仅限于引进一些设备,如打字机、复印机等代替人们大量的重复手工劳动。随着科学技术的进步,办公自动化出现了新的活力。今天的办公自动化已经是一个包括数据处理、文字处理、办公事务处理、管理信息系统和决策支持系统在内的综合一体化的办公自动化系统。

卫生系统的办公自动化发展较快,我国一些省级卫生厅(局)与大中城市的医疗卫生机构办公自动化应用已从单机向系统联网方向发展。

(二) 医院信息系统

医院信息系统 (hospital information system,HIS) 是指应用电子计算机和网络通信设备,为医院及其所属各部门提供患者医疗信息、财务核算分析信息、行政管理信息和决策分析统计信息的收集、存储、处理、提取和数据通讯的能力,并能满足所有授权用户对信息的各种功能需求的计算机应用软件系统。

医院信息系统是现代化医院必不可少的基础设施与技术支撑环境。医院信息系统属于迄今世界上现存的企业级信息系统中最为复杂的一类,这是医院本身的目标、任务和性质决定的。它不仅要同其他所有管理信息系统 (MIS) 一样追踪、管理伴随人流、财流、物流所产生的管理信息,从而提高整个系统的运行效率,而且还应该支持以患者医疗信息记录为中心的整个医疗、教学、科研活动。

按照处理信息的种类,可将医院信息系统分为管理信息系统 (MIS) 与临床信息系统 (clinical information system,CIS)。管理信息系统用以处理内部管理为主要内容的信息,临床信息系统用于处理患者的临床数据,帮助医护人员进行诊治工作。理想的医院信息系统是一个处理医院运行过程中产生的所有信息的计算机系统。按照信息系统的结构模式,医院信息系统可分为集中式医院信息系统和分布式医院信息系统两大类,分布式系统又可分为独立的若干子系统。根据中国医院现行管理模式和管理程序分为以下子系统应用软件:医院门急诊患者的挂号软件、医院门诊收费划价和门诊收费管理软件、医院急诊患者管理软件、医院住院处患者登记管理软件、医院病房床位管理软件、医院住院患者收费管理软件、医院住院患者医嘱管理软件、医院病案管理软件、医院药品管理软件、医院财务会计核算处理软件、医院医疗统计分析软件、医院经济核算和科室核算分配软件、社会医疗保险事业管理软件、医院门诊患者咨询服务软件、医院事务管理软件、医院领导决策分析软件等。系统的应用软件能实现系统联机网络运行或子系统联机网络运行。

20 世纪 90 年代以来,尤其是在"金卫工程"的推动下,中国的医院信息系统已发展到一体化的医院信息系统阶段,已研制开发出若干适合于大型与中小型医院应用的医院信息系统,并在一些医院正式运行。医院信息系统在医院的管理中已发挥着重要作用。

(三) 医学科技信息检索系统

计算机信息检索系统 (information retrieval computer system,IRCS) 是指用计算机存储文献信息,经计算机处理,并通过终端检索文献信息的应用系统。

所有信息，要使其能被检索，都必须先以某种方式存储起来。所以建立计算机信息检索系统时，首先要对已收集到的文献资料进行整理加工，使其能构成有一定数据结构的记录，并事先存储在计算机中，形成必要的信息文档（即由文献资料记录组成的数据库）。然后，计算机系统根据检索者提出的检索要求，自动查找合乎询问需要的一个或多个文献资料记录。计算机文献检索工作大体分为三个阶段。

1. 信息的标引

标引就是把文献的主题概念和某些有检索意义的特征，转换为检索标识（文字或符号）的过程。具体说，就是在收集大量原始资料（即所谓一次信息）的基础上，按照一定格式和要求编制好适合于计算机存储和检索的信息消息。例如文章的题目、作者、杂志卷期、页数、使用语种、摘要、主题词、出版地点等。我们把这些标引出来的信息叫做二次信息。把二次信息存储于磁带（或磁盘、光盘）上，就形成了可供计算机检索的信息文档。

2. 信息的存储

记录在磁带上的大量二次信息可按一定的数据结构如顺序结构，树形结构或网形结构等存储成数据库。按文献的主题分类的索引就是树形结构；按作者的姓名排列的目录表索引就是顺序结构；如果按主题词表示相互关系索引就是网形结构。

3. 信息的检索

计算机信息检索有多种方式。近年来，光盘数据库、多媒体和网络通信技术的应用推动了信息检索的发展。人们越来越多地使用光盘数据库和国内信息网、国际互联网检索信息。

（1）用光盘数据库检索信息

光盘是一种高密度的存储信息的介质。它的信息存储量大，一张光盘如果存储16开的文本信息资料，约可存放20万页。光盘应用于信息检索，给人们提供了一种崭新的检索环境和系统模式。制作光盘数据库的信息服务单位不断开发使用方便、功能齐全的检索系统，这样对于用户来说，只要初步掌握了计算机操作的基本知识，就可以利用光盘数据库检索信息。

（2）用因特网（internet）检索系统

1）利用美国国家医学图书馆提供的 www 服务进行检索。该馆的因特网网址是：http://www.nlm.nih.gov。

2）利用中国医学科学院医学信息研究所提供的"中国生物医学文献数据库"Web 检索系统进行医学文献检索。该所的网址是：http://www.imicams.ac.cn。

（四）疾病控制和卫生监督信息系统

自 1987 年，中国预防医学科学院公共卫生信息中心开始着手建立"全国疫情报告电子通讯网"，至今已经历了三个阶段，现已初步建成。

第一阶段，"点对点"方式的微机疫情通讯网，即通信双方按共同约定的时间打开微机，在两台计算机之间进行数据传输，由于当时的通信线路质量差，各地的通信设备差异很大，只能利用夜间"噪声"相对较小的时间逐点收集数据。使用这种方式疫情月报的收集时间缩小到 8~10 天。

从 1993 年开始，利用"中国公用数据分组交换网"——CHINAPAC 作为基础，使用它的增值服务——电子邮箱（E-MAIL）方式作为传播媒介，收集和反馈信息，这样大大提高了系统的可靠性、保密性和准确性，同时节约了人力。这样，各省市自治区通过自己的信箱随时将疫情报告发往预防医学科学院，预防医学科学院及时将汇总的结果上报卫生部,并反馈给省级卫生部门。此后省市也相继开始建立省内的卫生信息网络,到目前为止,全部31个省市级卫生防疫站和350个地区级卫生防疫站(占90%)都可用电子信箱传输疫情数据,而只有近100个县防疫站(占5%)使用电子信箱。目前,这仍是疫情报告的主要方法。

近年,预防医学科学院又开通了"远程智能终端网",这给用户增加了另一个疫情报告方式,这种方式由于具有"交互"功能,使之能从被动的传送数据到主动的信息检索,而且便于数据的维护和处理。现在全国31个省级防疫站,近50个地区也可用这种方式传送报告,而使用这个方法报告疫情的县只有100个。随着主机系统性能的不断提高和通讯能力的加强,越来越多的各级防疫站将采用这种方式,代替被动的"信箱"方式。

随着公共卫生事业的发展,先后建立了"全国卫生监督统计报告系统"(包括食品卫生、劳动卫生、环境卫生、学校卫生和放射卫生),全国计划免疫报告系统,地方病报告系统以及国家营养监测系统。现正在总结十余年经验的基础上,进一步健全卫生防疫信息系统,以适应形势发展的要求。

(陈育德　钟　军　冯星淋)

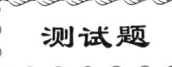

一、名称解释

1. 信息
2. 信息系统
3. 卫生统计信息

二、单选题

1. 下列哪一项不是卫生信息的产品
   A. 编制规划
   B. 价值链管理
   C. 工资薪酬管理
   D. 工作说明的制定
   E. 技能培训

2. 以下哪一项不是获取疾病统计与卫生监督的原始数据所用的主要卡片
   A. 计划免疫接种卡
   B. 传染病报告卡
   C. 出院患者调查表
   D. 医学死亡证明书
   E. 医学出生证明书

3. 下列关于卫生信息的表述不确切的是
   A. 广义上卫生信息是指与卫生工作直接相关联的社会经济、科学技术、文化教育以及人群健康状况等信息
   B. 从内涵上讲,卫生信息主要包括医学科技信息与卫生管理统计信息
   C. 卫生信息是卫生事业发展不可缺少的基本资源
   D. 卫生信息是各种与卫生工作直接或间接相关的指令、情报、数据、信号、消息及知识的总称
   E. 卫生信息主要依靠专题性入户调查获取

三、简答题

1. 简述"数据"、"信息"和"知识"三者的联系和区别。
2. 简述中国卫生信息系统的框架。
3. 简述医学科技信息管理的主要作用。

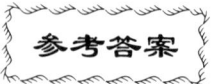

参考答案

一、名称解释

略

二、单选题

1. A 2. C 3. E

三、简答题

1. 答：数据、信息和知识都是信息系统的产品。数据是按照既定的标准、既定的渠道、既定的人员来收集，并存放在既定的位置。如果没有特定的使用目的和使用者，数据是没有任何意义的。信息是为了日常管理的目的，通过对数据的加工而产生的。这个加工过程可能包括合并、解释、组织、构架等。因为从数据到信息的转化具有明确的目的性，因此信息产品使用者是特定的，信息的内涵也是有意义的。知识主要是为了组织的战略计划和决策的目的，通过对内部和外部信息的进一步整合和分析而产生的。在知识中，明确了各种信息源之间的关系，并力图推导出新的结论。

2. 答：中国卫生信息系统主要由卫生统计信息系统与医学科技信息系统两大部分组成。卫生统计信息系统在中央一级的管理主要由卫生部卫生统计信息中心负责；医学科技信息系统最高的管理机构则主要是中国医学科学院医学信息研究所。另外，有关疾病监测、疾病控制、卫生监督监测信息与预防医学科技信息由中国预防医学科学院公共卫生信息中心主管。故在中央一级，形成了一个由卫生部领导和指导的包括上述三个单位组成的中国卫生信息系统的管理核心。中央一级三个卫生信息管理机构在省（自治区、直辖市）级及以下行政区内各有其管辖或联系的单位，形成了三个子系统，即卫生统计信息系统、医学科技信息系统以及疾病控制、卫生监督信息与预防医学科技信息子系统。

3. 答：医学科技信息管理的主要作用包括：①促进医学科学研究；②知识管理，为制定规划、政策提供依据；③直接服务于医疗工作，提高临床工作水平；④为医学教学与培养人才服务。

第九章 医疗服务管理

> **学习目标**
>
> 1. 掌握医疗服务的特征和医疗服务管理的任务。
> 2. 熟悉医疗准入管理、医疗服务价格管理及医疗质量监管的主要手段、方式和政策内涵。
> 3. 了解在医疗准入和医疗服务价格管理领域主要争论的观点、以及中国在相关问题的发展方向。

第一节 医疗服务的特征和管理任务

一、医疗服务的特征

1. 医生拥有信息优势

人们购买一般商品时,通常是明确知道自己需要购买什么样的产品和服务以及购买多少。但是,一个人得了病以后,想去寻求医疗服务时,则往往不知道自己需要什么样的服务以及需要购买多少服务。此时,人们需要找到专业人士——医生——咨询以便确定需要购买的东西。医生利用自己的专业知识根据患者的病情作出判断,然后列出该患者需要购买服务的清单,即所谓的"处方"。患者根据处方来"购买"医疗服务。更有甚者,有些医疗服务的效果很难评价,于是,患者在"消费"了这些服务后,并不清楚自己的"收益"有多少;换句话说,患者对于医生医疗质量往往缺乏评价能力。可见,就医过程中医生与患者相比,拥有明显的信息优势。如果医生既开处方又提供服务,或者开处方的医生与其他医疗服务提供者"共谋",医生可能为了自身利益而影响医疗服务的"适宜性"。

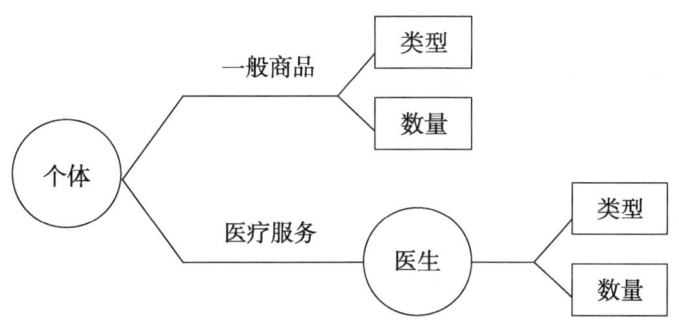

图 9-1 医生在医疗服务提供过程中的信息优势

2. 医疗服务的需求弹性偏低

"需求弹性"是一个经济学的概念，指的是需求量随价格变化而变化的程度。有些商品和服务，价格稍有变化，需求量就随之显著变动；而另一些商品和服务，价格变动剧烈时需求量的变化却不大；前者需求弹性大，后者需求弹性小。对于医疗服务而言，往往属于需求弹性偏低者。尤其是急性病和危及生命的危重症，人们希望尽快恢复健康或挽救生命，不惜"千金散尽"。事实上，在一个缺乏健康保障体系或者健康保障体系不完善的社会，因病致贫和因病返贫的情况比比皆是。另一方面，需求弹性低使得患者就诊时往往处于"有求于"医生的状态，这使得医患关系有别于一般商品交易中买卖双方的"对等"关系。更值得注意的是，当需求弹性低和医生信息优势相结合时，患者在医疗服务提供和构成中的"弱势"就更为明显。

3. 一旦出错后果严重

医疗行业"健康所系，生命相托"，医疗服务提供过程直接关系患者的健康和生命，稍有不慎，后果可能极为严重，医疗服务提供者肩负的责任不可谓不重。医疗行业强调严格的操作规程，例如按处方配药时要求"三查七对"，外科手术操作者严格洗手消毒，等等。另一方面，古今中外的医疗行业都有着独特"职业精神"，要求医疗工作者珍视生命，强调医生的道德操守，如孙思邈《大医精诚》中提出："若有疾厄来求救者，不得问其贵贱贫富，长幼妍媸，怨亲善友，华夷愚智，普同一等，皆如至亲之想，亦不得瞻前顾后，自虑吉凶，护惜身命"；希波克拉底誓言中提出"遵守为患者谋利益的道德原则……无论到了什么地方，也无论需诊治的患者是男是女、是自由民是奴婢，对他们我一视同仁，为他们谋幸福是我惟一的目的"；当代中国医生的宣誓中强调"我凭着良心和人格行使我的职责。我首先考虑的是我的患者的健康"。

4. 个性化服务

卫生服务的基本分类可以分为公共卫生服务和医疗服务。此二者最大的区别在于，公共卫生服务是面向"群体"的，试图解决的是这个群体"共同"的卫生问题，关注这个群体的"共性"。而医疗服务则是医生与患者"一对一"的服务，试图解决的是患者个体的健康问题。即便是同类疾病，患者的个体特征不同，医生的诊疗方案可能有显著的差别。根据患者的个体特征选择适宜的诊疗方案，往往是医疗工作的难点。与公共卫生服务相比，医疗服务是"个性化"的服务。正因为患者的个体差异明显，患者的个人健康信息对于诊疗方案的制订意义重大，于是，患者的"病历"和"健康档案"等数据信息的作用不可小视。另一方面，正因为医疗服务的"个性化"，医疗服务还涉及大量的"知情同意"、"私隐保护"等伦理问题，这些问题同样对医疗服务的管理带来挑战。

二、医疗管理的任务和政府承担的责任

1. 激励医疗服务提供者提供适宜的服务

医生提供医疗服务与医生收益相关，医生在替患者选择医疗服务的类型和数量时，除了考虑患者病情的需要外，可能同时考虑提供这些医疗服务给医生本人带来的收益。由于医生拥有信息优势，兼之患者及其家属在期盼恢复健康和挽救生命时对医疗服务需求的弹性低，医生"诱导"患者过度购买高费用的医疗服务是比较容易的；医生为了控制医疗成本而过度"压抑"患者的医疗服务需求也是可能的。因此，有必要建立有效的激励和约束机制，让医生根据患者的需要提供适宜的医疗服务。事实上，医疗服务提供者的激励和约束是医疗管理

核心内容，也是管理的难度所在。世界各国都在此方面进行探索，既采用经济措施（如宏观上的价格管理及微观上的绩效考核），又有职业精神教育（如强化医德医风）；既有正向的激励，又有负向的约束。

2. 降低患者的疾病经济负担

由于医疗服务的需求弹性低，患者的疾病经济负担是值得关注的。医疗费用的上涨是全世界都面临的问题。中国的国家卫生服务调查数据显示，在中国的农村地区，一次住院费用往往高于农村家庭一年的纯收入。在 Marc J Roberts 等人提出的卫生系统绩效评价框架中，也将"疾病财务风险保护"作为卫生绩效的最终指标之一。纵观世界各国，应对疾病经济负担的措施主要有两类，一是建立健康保障制度，通过构建"风险基金池"减少医疗费用的个人负担；二是直接约束医疗服务提供方，控制医疗服务价格。

3. 保障医疗服务的质量和安全

医疗服务的风险比较高，一旦出错，后果严重，因此，医疗服务管理必须重视质量和安全。事实上，医疗质量与安全越来越受到世界各国医界的重视，与之相关的研究和实践也越来越多。从管理角度看，保障医疗服务质量的主要手段是所谓的"准入制度"，既包括医疗服务提供者的准入，也包括医疗技术和药品的准入。对于人力的准入，核心制度是"执业资格"的发放，即对有志从医的人员实行系统严格的培训，并采用考核筛选、登记注册、跟踪监管等办法，保证合符资格的人力来提供医疗服务。对于医疗技术的准入，"循证医学"越来越受到重视，传统治疗方案的可靠性不断地受到科学的检验，新的治疗方案要应用于临床，其过程也越来越严格。

4. 合理安排政府责任

无论是促进适宜服务的提供，降低患者的经济负担，还是保障医疗安全，都涉及大量"制度层面"的问题。政府的职责是处理公共事务，因而，在上述涉及"制度"的问题中，应当有所作为。然而，医疗服务"个性化"的特征，又决定了医生在处理医学问题上的"自主权"需要得到保障。于是，哪些问题应该由政府来介入，哪些问题应当交给社会组织来解决，哪些问题应该留给医生与患者私下协商，这些"责任主体的边界"问题一直是争论的热点。

以"监管"为例。上述讨论中包括服务适宜性评价、人力和技术的准入、质量与安全的保障等问题都涉及"监管"。"监管"是指以强制力约束组织和个人。政府可以行使这种"强制力"，通过政策和行政规章干预医疗服务。然而，在既定法律的框架下，非政府实体（例如消费者协会）也可以依法行使"监管"的职能；行业组织（例如医师协会）也可以对内监管本行业的从业人员。可见，监管本身而言也可以在不同的主体上选择，政府可以进行政府监管、非政府组织可以做社会监管，行业组织可以"自我监管"。世界各国的医疗系统中，政府、社会和市场在医疗服务管理中承担的职责有很大的差异。每一个国家都需要在特定国情的基础上合理安排政府在其中的责任。

第二节 医疗准入管理

一、医疗准入制度的含义及意义

认识"准入制度"可以从"就业准入制度"入手。根据《劳动法》和《职业教育法》的有关规定，对从事技术复杂、通用性广、涉及国家财产、人民生命安全和消费者利益的职业（工种）的劳动者，只要从事国家规定的技术工种（职业）工作，必须取得相应的职业资格证书，方可就业上岗的制度。医生这一职业"技术复杂"并关乎"人民生命安全"。世界各国都实行医生准入制度，即从医者必先获得"行医执照"。没有执照而行医者称作"非法行医"，要追究法律责任。颁发行医执照的部门可能是政府，也可能是经过法律赋权的权威组织。

《劳动法》指出，"就业准入制度"的目的是提高劳动者的技能水平，增强其就业能力和适应职业变化的能力。需要强调的是，对于医疗服务而言，除了提高医疗服务提供者的技能外，准入制度对于保障医疗服务的质量和安全也是至关重要的。除此之外，准入制度除了上述功能，还限制了医疗资源的投入量。事实上，医疗服务提供者准入门槛的高低直接影响进入医疗行业的人力数量。传统上认为，医生在医疗服务提供过程中的信息优势使得医生拥有"诱导需求"的能力。有学者认为，医生的数量增加，医疗市场竞争激烈，医生的收入下降到其"目标收入"以下，医生会通过"诱导需求"增加患者对医疗服务的消费，从而实现保障自己收入的目的。而那些额外增加的医疗服务消费是不必要的浪费，因而需要消除。而消除的办法之一便是限制医生的数量。从这个角度看，医生的准入制度除了医疗质量和安全的考虑外，还有其经济目的。

医疗行业除了对人力有准入制度外，对于医疗设施和硬件设备同样有准入制度。中国实行"区域卫生规划"制度。该制度的基本思想根据当地医疗服务的需要量来规划当地的医疗资源投入量。当医疗资源已经达到规划的要求，通过"审批"制度限制新增资源的进入。这种准入制度更多是从"减少资源浪费"的经济目的出发的。

综上所述，在医疗行业，人力、物力和财力的投入都可能受到收入市场以外的"制度限制"。这种限制既有出于保障医疗服务质量和安全的考虑，也有防止资源过度投入造成浪费的设想。

二、医生和医疗机构的准入

1. 医生的准入

医生的准入制度在世界各国有相通之处。"准入"的基本模式是对符合行医资格者颁发"行医执照"。获得执照的基本条件有二，一是严格规范的医学教育和培训经历；二是通过专门的执业资格考试。获得行医执照的医生到指定部门登记注册，并接受相关部门的监管（图9-2）。

《中国执业医师法》规定，国家实行医师资格考试制度，医师资格考试由省级以上人民政府卫生行政部门组织实施。同时，《执业医师法》规定了参加医师资格考试的条件，即：具有高等学校医学专业本科以上学历，在执业医师指导下，在医疗、预防、保健机构中试用期满一年的；或取得执业助理医师执业证书后，具有高等学校医学专科学历，在医疗、预

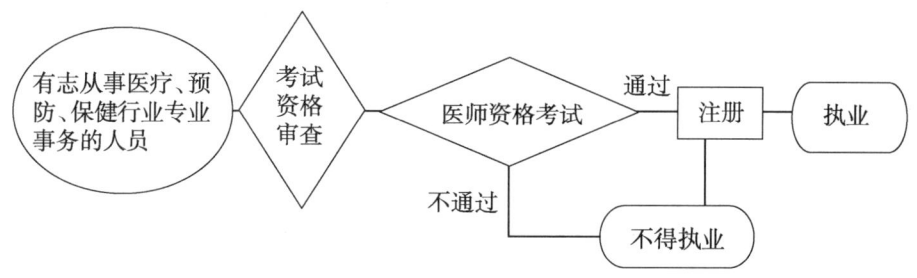

图9-2 医生准入制度的基本框架

防、保健机构中工作满二年的;具有中等专业学校医学专业学历,在医疗、预防、保健机构中工作满五年的;或具有高等学校医学专科学历或者中等专业学校医学专业学历,在执业医师指导下,在医疗、预防、保健机构中试用期满一年的;或以师承方式学习传统医学满三年或者经多年实践医术确有专长的,经县级以上人民政府卫生行政部门确定的传统医学专业组织或者医疗、预防、保健机构考核合格并推荐者。

2. 医疗机构的准入

医疗机构的登记注册制度与一般组织的差别主要是申请者身份上面。如果是个体执业的诊所,申请者的执业资格是最基本的要求。另外,中国《医疗机构管理条例》及其《实施细则》规定,在职、因病退休和停薪留职的医生不能申请举办医疗机构。

中国医疗机构准入制度还有一个显著特点,即实行"区域卫生规划"制度。《医疗机构管理条例实施细则》规定,各省、自治区、直辖市应当按照当地《医疗机构设置规划》合理配置和合理利用医疗资源;医疗机构不分类别、所有制形式、隶属关系、服务对象,其设置必须符合当地《医疗机构设置规划》;医疗机构的床位在100张以上者,设置审批权限的划分由省、自治区、直辖市卫生行政部门规定;其他医疗机构的设置,由县级卫生行政部门负责审批。1999年国家计委、财政部、卫生部联合制定的《关于开展区域卫生规划工作的指导意见》再次强调:"区域卫生规划由政府负责制定并组织实施。区域内各部门、各行业以及军队对地方开放的卫生资源全部纳入规划范围,个体行医以及其他所有制形式的卫生资源配置,必须服从规划的总体要求。"

三、关于准入制度的主要争论

准入制度能够保障医疗服务的质量和安全,这一点在业界早已达成共识。不过,中国目前医生的准入门槛是过高还是过低,仍然有很大的争论。最为尴尬的是,偏远地区相当部分土生土长的乡村医生未能通过医师资格考试拿到行医执照,但当地医疗卫生的一线工作离不开这些"医生"。有学者主张对这些偏远地区降低医生职业资格的门槛。

争论更大的是"以准入制度限制医疗资源进入"的做法。持"准入门槛过高"观点的学者强调,准入制度过于严格导致"医疗资源动员不足",进而出现"看病难、看病贵"的问题[*];证据是"1978—2005年我国居民个人现金卫生支出增加了199.75倍,可同期全国医院和诊所、床位、医护人员等,最多的也不过增加了2倍多一点"。尽管此种观点仍有争

---

[*] 周其仁. 医疗服务的资源动员——医改系列评论之三. http://zhouqiren.blog.sohu.com/102107849.html.

论,但是,就中国目前医疗资源(医生数和床位数)存量水平看,确实只有欧美发达国家的平均水平的一半左右。

另一方面,中国医疗资源分布不平衡性十分突出。例如,北京每千人执业及助理执业医生数为4.79,这个数字在贵州只有0.96。在这种医生资源整体不足与分布极度不均衡并存的局面下,可能需要采取"分类指导"的办法。换句话说,在医生资源丰富的地方,可以考虑提高执业门槛,并引导更多优质的人力资源从事基本卫生服务,吸引更多的患者到基层医疗机构就诊;而在医生资源短缺的地区,则可能需要借鉴以往"赤脚医生"的经验,适当降低执业门槛,让更多适宜人力准入提供医疗服务的行列。

"分类指导"医生的准入的做法,与扩展医生的执业空间并没有直接的矛盾,相反,此二者还可能相互促进。如果医生执业空间比较宽松,配合适当的激励措施(可以借鉴加拿大吸引医生到郊区执业的方法,提供相同的医疗服务,郊区医生获得的报酬要比城市医生获得的报酬高很多),那么,医生资源丰富、医生竞争激烈的地区,就会有医生"外流"到资源相对短缺的地区。这样,最终的结果可能从宏观上改善卫生资源配置效率。

第三节 医疗服务价格管理

一、价格管理的方式

在市场经济下,价格由供求关系决定。本节讨论的"价格管理"是指公共部门或社会组织对私人订立的市场价格进行干预。就干预的方式而论,主要包括"公共定价"、"限价"、"指导价"和"协商定价"四种。

1. 公共定价

公共定价是指政府价格部门直接给定商品和服务的价格,这些商品和服务只能按照给定的价格进行交易。在目前的中国,燃油、水、电、火车客票以及医疗服务等都采用此种方式定价。公共定价的基本逻辑是:市场定价的依据是生产该商品的"边际成本";对于某些"自然垄断"(固定投入特别大)的特殊商品,对于社会需求量而言其边际成本在平均成本以下,提供者便会亏损,于是,市场提供不足,转而需要公共部门来提供。公共部门提供这些特殊商品时,为了盈亏平衡,按照生产该商品的"平均成本"来定价。事实上,很多学者反对上述"自然垄断"假说;而且,即便认同"自然垄断"假说,并无充分的理由说明医疗服务有"自然垄断"的性质。因此,对医疗服务实施公共定价的做法近年来一直受到质疑。

2. 限价

限价是公共部门或法定的组织出台相关的规定,影响价格的制定。例如,《中国劳动合同法》对企业雇佣工人设定"最低工资",要求企业在聘用工人时支付的薪水在最低工资以上;又如,中国部分地区实行"单病种"限价制度,某些病种住院治疗按照"一次住院"定价,并设定价格上限,医院收取这些病例住院费用时不得超过该价格上限。"限价"措施本意是保护交易中的"弱势群体",通过外部的干预重新调配交易双方的收益分布。不过,崇尚"市场配置资源"的学者一直怀疑这种措施的有效性。

3. 指导价

指导价在这里是指有关部门和组织出于"信息披露"的目的,按照"合理的"方法计量商品或服务的成本,提出一个"合理价格"供消费者参考的做法。正如前文所述,医疗服务其中一个特点是医生相对于单个患者往往信息占优。有关部门和组织利用其信息和（或）专业优势，提出的"合理价格"可能有助于患者选择医疗服务提供者，同时也给医疗服务提供者压力，减少其利用需方需求弹性低的特点过分牟利。

4. 协商定价

理论上讲，商品交易总有一个"询价"和"议价"的过程。然而，由于医疗服务的"交易"双方，医生占有明显的优势，患者与医生议价被认为明显处于"弱势"。于是，一种可以选择的安排是让一个拥有强大购买力的支付方（例如政府或者保险机构）与医疗服务提供者协商定价，以平衡交易双方的谈判能力，协商出一个相对合理的医疗服务价格。

二、西方发达国家医疗服务价格管理模式

从医生的准入制度上看，世界各国有很多相近之处。但就医疗服务价格管理而言，不同国家之间的差异十分显著。本节以英国、德国、加拿大和美国为例，展示西方发达国家在医疗价格管理上的异同。

- 英国

英国的卫生服务的主体是"国家卫生服务体系（NHS）"。在NHS的框架下，政府统管筹资与支付。NHS通过税收筹资，中央通过预算的方式拨到地方的"初级保健信托基金会（PCT）"。PCT一方面雇佣家庭医生提供初级保健服务，另一方面与医院组织谈判，购买住院服务。PCT主要通过"按人头付费"的方式，根据家庭医生服务的人口数给家庭医生计酬。对医院主要实行"区域包干"式的合约，即按照医院所在地区的人口特征作于预算，总额预付给医院。由于NHS是医疗服务的主要购买者，谈判能力极强，在价格制订上拥有很大的优势。

- 德国

德国医疗服务筹资的主体是"社会医疗保险"。德国各州都有法定的医疗保险机构——疾病基金会。这些疾病基金会负责依法向雇主和雇员收缴社会医疗保险费，形成基金池。德国每一个州都有开业医生负责提供门诊服务。门诊服务实行"总额预算下的按项目付费"。州的医师协会每年都会与本州疾病基金联合会（本州疾病基金会的联合组织）协商当年门诊服务预算总额，商定后门诊预算由疾病基金会拨付到医师联合会。医师联合会按照医疗服务的类型和数量给不同开业医师发放薪酬。在住院服务方面，德国实行"基于诊断相关组的预付款制度（DRGs-PPS）"[①]。疾病基金会与定点医院在DRGs-PPS的框架下协商，计费单元是"一次住院"；疾病基金会按照全国统一的DRGs费率及医院收治病例的类型和数量给医院拨付预算。

- 加拿大

加拿大自20世纪60年代起逐步建立起公共财政筹资、覆盖全民的健康保障体系，称为"Medicare（Canada）"。Medicare通过公共财政进行筹资，然后购买"私人"医生的服务，这是加拿大医疗系统的特色所在。加拿大政府是医疗服务的主要购买者。加拿大医生（无论

[①] 诊断相关组（DRGs）是根据诊断和手术操作，结合病人的个体特征把病例分为数百个类别，每一类别的病例，其临床过程和治疗成本相近。支付方根据服务提供方收治的病例类型把这些病例归入各自的DRG中。每个DRGs都有自己的费率，支付方按照DRGs的费率及其病例的数量给服务提供者补偿。这种方式便是DRGs-PPS。

是全科医生还是专科医生）的收入几乎全部来自给患者看病而获得的报酬；计费模式一般是按服务量计费。医师服务的价格是通过各省区政府与医师协会定期谈判确定。各省政府直接或间接通过省内的地区卫生局向医师支付服务费用。Medicare 对医院采用总额预付的方式，每个财年按照协商的结果拨付给医院运营资金①。省医学会定期与省政府谈判，确定医疗服务的价格以及医院总额预付额。这些谈判结果直接影响本省医生和医院的收入。

• 美国

英、德、加三国的卫生系统中都有一个主要的医疗服务购买（英国 NHS，德国社会医疗保险，加拿大 Medicare），而美国医疗服务的"购买者"是多元化的。政府主导的特殊人群（老人、残疾人、穷人、土著人、军警和联邦雇员）的健康保障筹资，一般企业雇员购买商业医疗保险，另外还有数千万人没有健康保障。不同的医疗服务支付方，在医疗服务价格管理上采取不同的措施。例如，覆盖老人和残疾人的 Medicare，医生服务按照项目计费，医院服务则执行 DRGs-PPS②。而商业医疗保险中的"管理保健"，对初级保健服务则采用按人头计费的颁发。

英、德、加、美四国医疗服务价格管理的方式各异。即便是同样使用税收筹资英国和加拿大，在医疗服务定价方式方法上也大不相同。不过，尽管主体和定价单元上差异明显，"协商定价"则是西方四国医疗服务价格管理中的相通之处。虽然在谈判主体、谈判范围乃至谈判组织方式上有差别，不过，允许利益相关方表达其声音，通过合约的方式确定医疗服务价格及其相关事宜，却是西方发达国家医疗服务管理中的核心环节。

三、中国医疗服务价格管理模式及相关改革展望

1. 中国传统的医疗服务定价模式及其问题

到目前为止，中国内地的医疗服务价格主要以单个"医疗服务项目"作为定价单元，由价格部门"公共定价"。具体而言，国家层面颁布《医疗服务价格项目目录》，提出可以定价的服务项目。地方价格部门根据这个目录，按照"社会平均成本"的计量原则制定本地的医疗服务价格。当地的医疗机构执行此价格，不得自行定价。

中国医疗服务采用"公共定价"模式，更倾向于将医疗价格划归"法规"范畴，正是由于"法规"稳定性的特征，中国医疗服务价格往往"长年不变"，也不容易根据医疗技术发展及相关环境的变化做出调整③。为了跟上医疗技术发展，物价部门又允许医疗服务提供者对新的医疗服务项目单独提出定价申请。这些"新项目"的价格在成本测算时按照当前的情况进行计量。这样便出现"新项目新价格，老项目老价格"的情况。老项目的价格往往跟不上医疗服务成本的变化，新项目的价格对于服务提供者则往往是"有利可图"的，于是便催生了"基本服务销声匿迹，昂贵检验检查异军突起"的尴尬局面。这种定价制度与"以药补医④"的政策组合起来，又成为了"大处方"的催化剂。

---

① 加拿大 Medicare 给医院的预算中不包含医生的薪酬。医院医生仍然是独立身份，其的薪酬与独立开业的医生一样，来自单独的预算，医生直接从当地的卫生部门根据提供服务的种类和数量领取。
② 美国 Medicare 实行的 DRGs-PPS 与德国有差别，美国 Medciare 的 DRGs-PPS 支付额中不包含医生服务的补偿，而德国则是包含的。
③ 以北京市医疗服务价格为例，目前使用的价格标准中，很多常规项目是 1990 年中期以前就制定的价格，20 年过去了，这些项目的价格仍然照旧。
④ 中国允许医疗机构提供药品和医用材料。医疗机构以"批发价"从厂商那里购进药品和材料。提供给患者时，政策允许医院收取"零售价"。零售价比批发价高 10%～15%。

2. 改革的方向与展望

以医疗服务项目为定价单元，地方价格部门公共定价，乃是中国现行医疗服务价格管理方式的两大特点。从 2009 年国务院颁布的"医改方案"提出，"积极探索实行按人头付费、按病种付费、总额预付等方式"，"鼓励地方积极探索建立医保经办机构与医药服务提供方的谈判机制"，由此来看，无论是定价单元还是定价方式，都是中国医疗价格管理领域的改革重点。

很多学者把中国的"大处方"、医疗费用增长过快、资源浪费等问题的原因归结到支付方式上面，即中国医疗服务实行按项目付费的方式。然而，从国际经验上看，德国和加拿大这两个医疗费用控制相对较好的国家中，按项目付费一直是重要的支付制度。与中国不同的是，这两个国家按项目付费的模式是作为支付方和服务提供方合约的一部分实施的。支付方可以根据筹资的变化，通过谈判及时调整医疗服务项目的价格；服务提供方也在谈判过程中作维护自身收益的努力，而非在被动接受相关的"规定"后，通过钻"规定"空子寻求"交叉补贴"。更重要的是，合约条款是"结构性"的，也就是说，医疗服务价格并非单一条款，而是受合约中其他条款的影响。例如，德国开业医生虽然是按项目付费，但其计费方式是基于医疗服务的相对值，因而，医生的实际收入与当地门诊总预算直接关联；加拿大按项目付费的同时，有"费用上限"、"服务量增长上限"、"服务恰当性同行评价"等配套约定。医生行为以及由此带来对医疗费用和医疗质量的影响，乃是合约中所有这些条款综合作用的结果。

可见，合约机制的优点至少包括两点：一是相对灵活，二是结构化条款可以更为"立体"地平衡缔约双方的利益。在医疗服务定价过程中引入支付方和医疗服务提供方的谈判机制，可能对解决中国"医疗费用扭曲"的问题有所帮助。总而言之，积极探索建立适合于中国的医疗服务提供方和支付方的谈判机制，加强医疗服务基础信息建设，完善价格谈判和制定所需的技术条件，将有助于中国医疗服务价格管理走向合理的发展道路。

第四节 医疗质量监管

一、监管主体和监管方式

医疗服务关于患者的健康和生命安全，保障医疗安全和质量是医疗服务管理重要内容。医疗安全是患者在医院医疗过程中，不发生允许范围以外的心理、机体结构或功能上的障碍、缺陷或死亡。医疗质量，从狭义角度，主要是指医疗服务的及时性、有效性和安全性，又称诊疗质量；而从广义角度，它不仅涵盖诊疗质量的内容，还强调患者的满意度、医疗工作效率、医疗技术经济效果（投入-产出关系）以及医疗的连续性和系统性。

前面谈到的准入制度——保证有资质的医务人员提供服务，保证安全、有效的诊治手段用到临床——在保障医疗安全和质量上起到重要作用。保障医疗安全和质量的另一个重要途径是"监管"。简单来讲，"监管"外界依法对行为主体进行强制约束。从医疗服务监管过程上看，主要是"发现质量问题"和"纠正偏差"两项基本工作。医疗服务监管的主体可以是政府部门，也可以是经过法律授权的社会组织。而监管的形式，按照"发现问题"的途径不同，可以分为"被动"和"主动"两类。具体而言，"被动"的方式是通过接受投诉发现潜在的质量问题，根据投诉方的主诉进行调查，确定问题性质并予以处理，实现"纠正错误"

的目的;"主动"的方式是监管主体主动调查评估服务提供方的医疗质量,发现问题后采取奖惩措施。

受理投诉的方式直接针对可能有质量问题的个案;而"主动调查"的方式往往采用宏观数据进行分析,这种分析有助于发现问题,却很难定位到具体个案上面。在医疗质量监管工作中,"受理投诉"和"主动调查"两种方式都会使用。主动调查主要通过"评估质量"帮助医疗服务提供者觉察潜在的质量问题,鼓励提供方主动进行质量改进。而"受理投诉"则会直接追究服务提供者的责任。到目前为止,受理投诉仍然是医疗服务监管的主要方式。以下的讨论主要围绕"受理投诉"展开。

二、西方发达国家医疗质量监管模式

西方发达国家在医疗质量监管上相通之处在于,"一线"监管并非由政府承担,而是利用医疗专业组织对医生实施监管。基本的管理模式是法律赋予医学专业组织管理医生行医资格及处理公众投诉的权力。该组织一方面参与医生培养方案的设计,并负责医生行医执照的颁发。另一方面,处理公众对医疗服务提供者的投诉,调查纠纷,对违规的医生采取暂停执业、限制执业,甚至吊销行医执照的处理。在英国,行使此职能是英国医学委员会总会(GMC),美国是各州的医学委员会,加拿大是加拿大皇家医师学院在州层面的分院,而德国是医师联合会。如果公众对专业组织的处理不满,可以向司法机构上诉。另外,如果投诉的情节严重,超出专业组织的处置范围,专业组织也会将投诉移交司法机关。

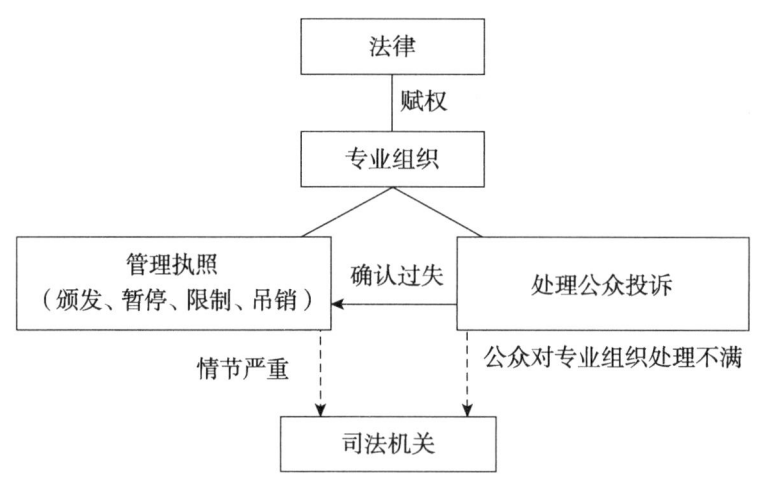

图9-3 西方发达国家医疗服务质量监管的基本模式

为了防止专业机构(尤其是行业机构)公信力不足的问题,对医生实施监管的组织,其管理层一般都有一定比例的非医学背景人士作为"公众代表"(例如,英国GMC的决策理事会有24个成员,医学背景和非医学背景的理事各占一半)。

专业组织对医生执业的影响还表现在医生信息的公开上面。在负责医师执业管理组织的网站上,可以方便地查询出医生执照的状态(正常、暂停、限制或吊销)。美国大多州医学委员会还提供更为细致的医生执业记录,例如是否受到投诉及其次数、投诉调查结果等。在这种信息公开的制度下,医生要保持良好的声誉,必须时刻注意其行为,避免被投诉。

三、中国医疗服务质量监管的模式

《执业医师法》规定，医生执业过程中发生过失和违规，"由县级以上人民政府卫生行政部门给予警告或者责令暂停六个月以上一年以下执业活动；情节严重的，吊销其执业证书；构成犯罪的，依法追究刑事责任"。可见，卫生行政部门是医疗服务质量"一线"监管的主体。

2002年颁布的《医疗事故处理条例》（下面简称《条例》）对监管具体办法做了规定。按照《条例》的要求，医疗机构设置医疗服务质量监控部门或者配备专（兼）职人员，具体负责监督本医疗机构的医务人员的医疗服务工作，检查医务人员执业情况，接受患者对医疗服务的投诉，向其提供咨询服务。同时，《条例》规定，一旦发生医疗事故，医疗机构应当按照规定向所在地卫生行政部门报告；重大医疗过失行为的，医疗机构应当在12小时内向所在地卫生行政部门报告。卫生行政部门接到医疗机构关于重大医疗过失行为的报告后，除责令医疗机构及时采取必要的医疗救治措施，防止损害后果扩大外，应当组织调查，判定是否属于医疗事故；对不能判定是否属于医疗事故的，应当依照本条例的有关规定交由负责医疗事故技术鉴定工作的医学会组织鉴定。发生医疗事故争议，当事人申请卫生行政部门处理的，应当提出书面申请。发生医疗事故争议，当事人申请卫生行政部门处理的，由医疗机构所在地的县级人民政府卫生行政部门受理。医疗机构所在地是直辖市的，由医疗机构所在地的区、县人民政府卫生行政部门受理。情节严重者（如患者死亡或可能为二级以上的医疗事故*），县级人民政府卫生行政部门应当自接到医疗机构的报告或者当事人提出医疗事故争议处理申请之日起7日内移送上一级人民政府卫生行政部门处理。

与西方发达国家依靠专业组织进行医疗服务一线监管的做法相比，中国医疗服务监管由卫生行政部门负责。相比之下，中国国内医生专业组织在医生管理过程中发挥的作用则相当微弱。按照《中国执业医师法》的规程，医生准入需要经过考试和注册两个步骤，而这两个步骤都是卫生行政部门负责的；医生行业组织或专业机构始终是"配角"。而在医患纠纷的处理上，大致有四种方式：医患协商、卫生行政部门行政调节、法院诉讼和第三方调解。前三种医生专业组织无法直接参与；即便是"第三方调解"的途径，目前也多隶属于司法部门，并没有医生专业组织参与的恰当空间。目前，在医生管理工作中，中华医学会的主要作用体现在参与制定医生准入资格考核方案上；而中国医师协会的作用则主要是提供执业医师考试和注册的相关信息供查阅以及组织医师维权培训。

2009年颁布的《中共中央国务院关于深化医药卫生体制改革的意见》依然强调："卫生行政部门主要承担……资格准入、规范标准、服务监管等行业管理职能。"可见，卫生行政部门作为监管主体和角色今后不会改变。然而，适当借鉴西方发达国家的硬件，强化医学专业组织在医疗服务监管上的作用，仍然是有必要的。发挥医学专业组织在医生管理上的积极作用，既能够通过建立"行业自律"的形象促进医疗行业的良性发展，又发挥"内行管内行"的优势，减少信息不对称带来的管理困难。

（简伟研）

---

*《医疗事故处理条例》根据对患者人身造成的损害程度，将医疗事故分为四级：造成患者死亡、重度残疾的为一级医疗事故；造成患者中度残疾、器官组织损伤导致严重功能障碍的为二级医疗事故；造成患者轻度残疾、器官组织损伤，导致一般功能障碍的为三级医疗事故；造成患者明显人身损害的其他后果的为四级医疗事故。

测试题

一、名称解释

1. 准入制度
2. 公共定价

二、单选题

1. 为了保障医疗服务的质量和安全，对医生执业实行
   A. 价格管制
   B. 准入制度
   C. 工资薪酬管理
   D. 执业风险保障制度
   E. 编制管理

2. 中国当前医疗服务价格的定价方式主要是
   A. 市场定价
   B. 限价
   C. 政府指导价
   D. 公共定价
   E. 合约定价

3. 医疗服务监管工作的主要任务是

   A. 降低医疗服务价格
   B. 培训医务人员
   C. 评价医疗行业组织
   D. 开展医院评比
   E. 发现医疗服务的问题并纠正偏差

4. 下列表述确切的是
   A. 英国医疗服务的筹资和支付主体是社会医疗保险
   B. 德国对提供门诊服务的开业医生实行"按人头付费"
   C. 加拿大医生的计费模式一般是按服务量计费
   D. 美国的 Medicare 对医院的补偿实行"区域包干制度"
   E. 中国的医院不能提供门诊服务

三、简答题

1. 简述医疗服务的基本特征。
2. 简述西方发达国家医疗质量监管模式。

参考答案

一、名称解释

略

二、单选题

1. B   2. D   3. E   4. B

三、简答题

1. 答：医疗服务的基本特征包括：①医生拥有信息优势；②医疗服务的需求弹性偏低；③医疗服务提供过程直接关系患者的健康和生命，稍有不慎，后果可能极为严重；④与公共卫生服务面向群体的特点相比，医疗服务通常是"一对一"的个性化服务。
2. 答：西方发达国家在医疗质量监管上相通之处在于，"一线"监管并非由政府承担，而是利用医疗专业组织对医生实施监管。基本的管理模式是法律赋予医学专业组织管理医生行医资格及处理公众投诉的权力。该组织一方面参与医生培养方案的设计，并负责医生行医执照的颁发。另一方面，处理公众对医疗服务提供者的投诉，调查纠纷，对违规的医生采取暂停执业、限制执业甚至吊销行医执照的处理。如果公众对专业组织的处理不满，可以向司法机构上诉。另外，如果投诉的情节严重，超出专业组织的处置范围，专业组织也会将投诉移交司法机关。

第十章 公共卫生管理

> **学习目标**
> 1. 掌握公共卫生概念及公共卫生管理的特点、内容。
> 2. 熟悉中国公共卫生现况及存在问题。
> 3. 了解中国公共卫生发展趋势。

第一节 概 述

一、公共卫生的定义

公共卫生的内涵处于不断发展中。在 19 世纪，公共卫生的定义很大程度上等同于环境卫生和预防疾病的策略，如疫苗的使用等。随着社会经济的发展，对健康认识的加深，公共卫生内涵及其定义也发生了相应变化。目前，无论是学术界还是公共卫生部门对公共卫生的目标都较为认同，即延长健康期望寿命，但对公共卫生的具体定义存在较大差别。

公共卫生最简洁的定义是 3P，即健康促进（promotion）、疾病预防（prevention）、健康保护（protection）。

美国医学会（1988）将公共卫生的使命归纳为"通过保障人人健康的环境来满足社会的利益"，该定义强调各种影响健康的环境因素，明确公共卫生领域的无所不包，以及公共卫生与社会、经济、政治和医疗服务不可分割的关系。该定义的前提是确保每个成员的健康是整个社会的利益所在。这就意味着改善他人的健康环境和健康状况是我们自己的切身利益。这种"人人为我健康，我为人人健康"的主张正是公共卫生的核心价值。

英国和其他国家则较为认同 Acheson（1988 年）对公共卫生的定义，即公共卫生是一门科学和艺术，通过社会有组织的努力来预防疾病延长寿命和促进健康。而 John Last（1995 年）对公共卫生的定义则更具综合性，即公共卫生是科学、技术和理念的综合，目的是通过集体或社会活动来保护、促进和恢复健康，随着技术和社会价值观的变化，公共卫生活动也发生相应变化，但公共卫生目标却没有改变，仍是减少疾病、早死和因病所致的伤残。因此，公共卫生是一种制度、学科和实践活动。

实际上，美国的 Winslow 早在 1920 年就描述了什么是公共卫生，这个比较综合具体的定义，经受住了时间的考验，1952 年为世界卫生组织接受，一直沿用至今。Winslow 将公共卫生定义为：

公共卫生是通过有组织的社区努力来预防疾病，延长寿命和促进健康和效益的科学和艺术。公共卫生通过改善环境卫生、控制传染病、教育人们关于个人卫生的知识、组织医护力量对疾病做出早期诊断和预防治疗，并建立一套社会体制，以保障社会中的每一个成员都能够享有其与生俱有的健康和长寿的权利。

Winslow 的定义内涵非常丰富，"科学和艺术"、"有组织的社区努力"、"与生俱有的健康和长寿权利"等关键词，点出了公共卫生的本质和使命。该定义明确指出社会环境和健康的密切关系，并强调公共卫生的目的是保障每个公民都能享有健康、长寿的权利。

国内专家、学者也曾对公共卫生下过定义，如"公共卫生是以社会为对象，以行政管理、法规监督、宣传教育为手段，通过宏观调控协调社会力量，改善社会卫生状况，提高全民健康水平的一种社会管理职能。它是在现代社会发展、人们的健康日益成为社会问题的情况下，在预防医学领域中最能体现医学与社会经济发展和社会稳定密切关联的一种社会管理职能"；"公共卫生是以保障和促进公众健康为宗旨的公共事业。通过国家和社会共同努力，预防和控制疾病与伤残，改善与健康相关的自然和社会环境，提供基本医疗卫生服务，培养公众健康素养，创建人人享有健康的社会。公共卫生宗旨，是保障和促进公众健康"。

自 2002 年 11 月中旬广东佛山发现首例 SARS 病例起，一场突如其来的公共卫生事件构成了对民众生命健康的严重威胁。随着事态的发展，危机逐渐波及到了经济（抢购风波，国家经济发展受到一定程度的影响）、政治（政府信誉受到一定程度的损失）、外交（中国政府对于 SARS 数据公布迟缓的做法受到了国际舆论的批评，多项原计划在中国举行的大型活动被推迟或取消，一些国家纷纷建议国民不要前往中国，一些国际活动表现出对中国的排斥，部分地区还出现了排华现象）等多个领域。短短数月间，SARS 危机从初始的单一、区域性的突发公共卫生事件（健康危机）发展成为以政府信誉为核心的复合型危机。从危机波及的时空领域来看，此次 SARS 危机经历了从有限范围的区域性危机（广东部分地方发现病例）、全国性危机（疫情扩散到全国很多地方）直至全球公共危机（全球很多国家都发现 SARS 病例）。

2003 年 7 月，时任中国副总理兼卫生部长吴仪在全国卫生工作会议上对公共卫生作了一个明确的定义：

公共卫生就是组织社会共同努力，改善环境卫生条件，预防控制传染病和其他疾病流行，培养良好卫生习惯和文明生活方式，提供医疗服务，达到预防疾病，促进人民身体健康的目的。因此，公共卫生建设需要政府、社会、团体和民众的广泛参与，共同努力。其中，政府主要通过制定相关法律、法规和政策，促进公共卫生事业发展；对社会、民众和医疗卫生机构执行公共卫生法律法规实施监督检查，维护公共卫生秩序；组织社会各界和广大民众共同应对突发公共卫生事件和传染病流行；教育民众养成良好卫生习惯和健康文明的生活方式；培养高素质的公共卫生管理和技术人才，为促进人民健康服务。

该定义针对"SARS"危机后中国各界对公共卫生认识不清的局面，明确提出公共卫生是整个社会全体成员预防疾病、促进身体健康的事业，强调公共卫生建设是一项社会系统工程。此定义的内涵与 Winslow 定义基本上是一致的，这就从根本上解决了我国公共卫生体系建设与国际接轨的问题。上述定义首次提出了政府对公共卫生的有限责任概念，界定了政府在公共卫生方面的五大责任，并强调确定我国公共卫生建设的内容和重点必须从我国将长期处于社会主义初级阶段的基本国情出发，从我国公共卫生面临的问题出发。

二、公共卫生的特点

从对公共卫生的不同定义中，我们可以发现现代公共卫生的基本特点包括：

1. 公共卫生的最终目标是促进居民健康，特别是延长期望寿命；
2. 以人群为主要研究重点和工作对象；
3. 公共卫生的实质是公共政策，必须得到政府强有力的领导和相关的法律法规保障；
4. 公共卫生是一个社会问题而非仅仅技术问题，公共卫生的实施涉及社会的方方面面，因此应加强医防结合和多部门参与，强调社区的广泛参与；
5. 应有接受过良好教育和多学科背景的公共卫生队伍作为支撑。

三、公共卫生的功能

根据公共卫生的不同定义，对公共卫生的主要功能也有不同的认识。美国医学会认为公共卫生的核心功能是评价（assessment）、发展政策（policy development）、保障（assurance）。美国公共卫生功能指导委员会在1995年提出了10项基本的公共卫生服务，即各级公共卫生机构应发挥的功能。而英国认为现代公共卫生有十大功能，并以此来指导英国的公共卫生实践。但不管对公共卫生功能如何界定，公共卫生的功能应包括以下各方面。

1. 健康监测和分析

健康监测既包括疾病信息系统的建设，即用来收集相关疾病的发病或流行情况，也包括对居民健康需求的监测、生活行为以及其他的健康危险因素的监测，识别健康问题和确立优先领域。同时，应利用监测到的数据进行分析和预测，发挥信息的预警功能。

2. 对疾病爆发流行和突发公共卫生事件的调查处理

这是公共卫生的一个传统功能，自19世纪以来，公共卫生就具有这一功能。既包括对爆发流行的传染病进行调查与处理，也包括对食物中毒、生物恐怖和核污染等突发公共卫生事件的调查处理。

3. 建立并管理或实施疾病预防和健康促进项目

疾病预防和健康促进是公共卫生的主要功能之一，如计划免疫、妇幼保健、禁烟等。在传统意义上，疾病预防和健康促进项目建立后一般都由公共卫生部门直接实施，但随着公共服务产业理论的发展，认为公共卫生部门既可以直接提供这些项目，也可以通过第三方提供，由公共卫生部门承担管理职能。

4. 提高公共卫生服务质量和效率

加强对疾病预防和健康促进等公共卫生项目的评价，包括自我评价和外部评价，加强适宜技术研究，促进公共卫生服务提高质量和效率，确保所有居民能享受到适宜的和具有成本效益的服务，同时也促进卫生服务质量的改善。

5. 制定公共卫生法律法规，加强公共卫生执法

公共卫生功能除提供或管理实施相关公共卫生项目外，应将制定相关公共卫生法律法规作为其重要功能之一。制定公共卫生法律或相关规章制度，明确政府和社会各方所承担的责任，为公共卫生服务的开展奠定基础。同时加强执法监督，确保公共卫生法律法规的实施。

6. 增强社区的公共卫生意识

公共卫生在产生时的最初目标主要是控制传染病和改善环境卫生、提供安全水，在此基础上将逐步过渡到缩小各地区或人群间健康差距。这些目标的完成有赖于社区的公共卫生意

识，而公共卫生部门只是作为组织者和协调者。因此，动员社区参与到识别和解决社区的主要健康问题过程中，已被现代公共卫生作为其重要功能之一。

7. 建立和维持各级政府间、部门间和卫生部门内部的合作

公共卫生作为一项公共政策，其实施的有效性依赖于社会各界的合作和参与。这一方面包括各级政府及其有关部门对相关公共卫生议题的理解和支持，使其能成为公共卫生的政策并得以实施。另一方面也包括政策实施中给予的支持，如教师、住宅建设者、企业主和一些社会工作者等都对公共卫生产生较大的影响。另外，卫生部门内部也应加强合作，尤其是临床和公共卫生之间的合作，这一观点在《弥合裂痕：流行病学、医学和公众的卫生》中得到了详细的论述。

8. 发展和维持一支接受过良好教育的专业队伍

由于公共卫生覆盖的范围较广，因此发展和维持一支接受过良好教育、具有多学科背景的专业队伍，对于完成公共卫生所赋予的任务较为重要，如流行病学、生物统计学、卫生管理学、健康促进和环境卫生学等。

9. 相关公共卫生政策的创新性研究

由于单个疾病控制或健康促进项目都关注公共卫生的某一方面，较少能做到关注整个公共卫生的发展，因此，公共卫生也应对整个公共卫生发展和相关政策进行创新性研究。如随着社会经济的发展，对公共卫生应赋予不同的内涵，美国在1988年和2002年对公共卫生体系进行研究后分别出版了《公共卫生的未来》和《21世纪公众卫生的未来》，来指导公共卫生的实践。同时，也应研究健康目标的制定，来协调社会各界、卫生内部和公共卫生内部对公共卫生的努力进程。

四、公共卫生系统与公共卫生服务

传统的公共卫生系统应包括政府公共卫生的管理部门、公共卫生服务提供机构、公共卫生学术机构以及其他主要从事提供公共卫生服务的机构。而美国医学会在定义公共卫生系统时，将社区、学校、企业和雇主以及媒体都定义为公共卫生的潜在组成部分，因为他们认为这些部分的协作和努力，将能有效地改善居民的社会经济状况、健康知识和工作环境，这对公共卫生项目的执行和结果都会产生直接的影响，也影响到公共卫生实施的效率。

这样的对公共卫生系统的界定与上述公共卫生定义是一脉相承的，体现的是"大卫生"的观念或者"广义"的定义。过去几十年及目前现实中，学术界和实际工作部门可能更多是从"狭义"的角度理解和认识公共卫生，即"卫生防疫"——虽然较之传统意义已经发生了巨大变化，这在一些研究报告和规范文件中表现非常突出。

例如，在中共十六届六中全会通过的《中共中央关于构建社会主义和谐社会若干重大问题的决定》提出"建设覆盖城乡居民的基本卫生保健制度，为群众提供安全、有效、方便、价廉的公共卫生和基本医疗服务"，十七大报告提出"建立基本医疗卫生制度，为群众提供安全、有效、方便、价廉的医疗卫生服务"。此后，卫生部部长陈竺在2008年的卫生工作报告中对"基本医疗卫生服务"做了明确界定："与我国社会主义初级阶段经济社会发展水平相适应的，国家、社会、个人能够负担得起的，投入低、效果好的医疗卫生服务"，"基本医疗卫生服务既包括疾病预防控制、计划免疫、健康教育、卫生监督、妇幼保健、精神卫生、卫生应急、急救、采供血服务以及食品安全、职业病防治和安全饮用水等公共卫生服务，也包括采用基本药物，使用适宜技术，按照规范诊疗程序提供的急慢性疾病的诊断、治疗和康

复等医疗服务。"通俗地可理解为，基本医疗卫生服务包括公共卫生服务和基本医疗服务。

《中共中央国务院关于深化医药卫生体制改革的意见》中，深化医药卫生体制改革的总体目标描述为"建立健全覆盖城乡居民的基本医疗卫生制度，为群众提供安全、有效、方便、价廉的医疗卫生服务"；有关公共卫生服务体系建设，要求"建立健全疾病预防控制、健康教育、妇幼保健、精神卫生、应急救治、采供血、卫生监督和计划生育等专业公共卫生服务网络"。

从中我们不难看出"公共卫生体系"和"公共卫生服务"的核心内容，也很容易发现"狭义"的公共卫生的影子。

第二节　公共卫生管理

一、我国的公共卫生管理体制

1953年我国参照前苏联建立卫生防疫站以来，随着公共卫生事业的发展需要，并根据我国的实际情况，逐步形成了具有中国特色的公共卫生管理体制。

所谓体制，是体系制度化的简称，而体系是指若干个有关事物（包括某些意识）互相联系而构成的一个整体。因此公共卫生管理体制则是一切与公共卫生工作有关的组织或机构，为了共同的管理目标，并按照一定规则和运行规律而构成的，并已形成了制度的有机整体。根据我国公共卫生事业的发展历史和现状，其管理体制应包括以下几种体系。

1. 卫生行政管理体系

卫生行政管理体系是整个公共卫生管理体系的主干，即公共卫生行政管理体系是卫生行政管理体系的重要组成部分。越是高层次的卫生行政机关，如卫生部或卫生厅（局），其公共卫生管理部门分工越细。

2. 公共卫生专业服务体系

随着2000年前后各级卫生防疫机构体制改革的进行，我国的公共卫生服务体系发生了比较重大的变化，其中又以"防疫站改为疾病预防控制中心和卫生监督所"最为突出。按照《中共中央、国务院关于深化医药卫生体制改革的意见》的阐述，我国目前的公共卫生专业服务体系起码应由疾病预防控制、健康教育、妇幼保健、精神卫生、应急救治、采供血、卫生监督和计划生育等专业公共卫生服务机构组成；同时，以基层医疗卫生服务网络为基础的医疗服务体系也承担一定的公共卫生服务职能，它们通过开展业务工作，共同为群众提供公共卫生服务。该专业服务体系在各级卫生行政部门的直接领导下进行工作。

3. 爱国卫生运动委员会

爱国卫生运动委员会（简称爱卫会）是一种特殊形式的政府组织，在公共卫生管理方面具有特殊功能，近年来在创建卫生城市的过程中，主要由爱卫会组织实施、监督检查。爱卫会在改善人们生活环境、控制和预防传染病、进行健康教育和提高人们健康意识等方面都做出了积极贡献。

4. 行业或系统内部的管理体系

由于历史的原因，我国的工业企业、教育、铁路、交通、农垦以及部队（含武警）等系统或部门曾建立了比较完善的公共卫生管理体系，如同地方卫生部门一样，该体系也可分为行政管理体系和专业服务体系。只是随近些年现代化企业制度改革的不断深化，其管理和专业服务体系及其职能多划归地方，或与其他行政部门、专业机构合并，但部队、建设兵团系统的管理和服务体系仍独立存在并继续发挥着重要和不可替代的作用。

此外，还有一些群众性（卫生）组织，如协会、学会，甚至工会等，在公共卫生的管理、监督以及服务提供上发挥着重要作用，也应当看作是公共卫生管理体系的组成部分。

上述内容在"卫生组织"一章有较为详尽的介绍，请参阅。

二、公共卫生管理的内容

公共卫生管理是指政府及卫生行政部门依据相关法律、法规和部门规章对公共卫生工作实行有效合法的行政监督管理的过程。实际工作过程中，由上述公共卫生管理体制中的各类组织机构共同/授权完成此职能。若从"狭义"角度理解公共卫生的概念，则我国各级疾病预防控制中心和卫生监督所在卫生行政部门领导下，更多地负责具体实施。

（一）疾病控制管理

疾病控制的最初含义是针对人群中流行或高发疾病进行限制或调节，以纠正或恢复到正常状态的过程，主要局限于对传染性疾病的控制和消灭工作。随着社会的进步、医学模式的转变以及健康概念的拓展，疾病控制理念涵盖的范围也越来越广。凡与人群健康和生命质量相关的疾病、伤残、生活方式和环境因素，均可纳入疾病控制管理研究的范畴。因此，疾病控制的职责在于通过对疾病及危害因素的预防控制，创造健康良好的社会环境和自然环境，提高人群的健康水平和生活质量。

我国目前的疾病控制管理主要包括传染病控制管理、慢性病控制管理、地方病控制管理和职业病控制管理，以及对妇幼保健、营养与食品安全、环境与健康相关产品、职业卫生与中毒控制、辐射卫生与核安全等问题的监督、控制和管理。

（二）卫生监督管理

卫生监督是公共卫生管理中专门负责卫生行政执法的管理，其主要职责是承担卫生行政许可工作的具体核准以及卫生标准的具体督查工作，负责健康相关产品和健康相关职业领域的卫生监督管理，同时承担卫生监督信息的监测、收集和整理。卫生监督管理工作包括：卫生标准的管理和实施；卫生检验技术的规范；卫生案件的稽查；卫生许可受理与资质认证；食品、化妆品、饮用水与涉水产品、消毒产品等健康相关产品的卫生监督；医疗服务、职业卫生以及公共场所卫生的监督管理；传染病的防治与监督等。卫生监督属国家行政执法。

（三）妇幼卫生管理

妇幼卫生管理是妇幼卫生事业行政和业务管理活动的总和，指根据国家的卫生方针、政策、法律和法规以及人民对妇幼保健的需求，适应妇幼保健科学与技术的发展，运用现代科学管理理论和方法，合理筹集、分配和使用有限的卫生资源，以提高妇幼保健水平和人口素质为目标的一系列管理活动。

妇幼卫生管理以妇女和儿童群体为服务对象，以科学技术为服务手段，以提高社会效益为基本准则，以增进妇女儿童健康为根本目的，依法对妇幼卫生工作进行行政和业务的全面管理，具体包括：①生殖健康服务；②婚前保健服务；③妇女保健；④儿童保健；⑤妇幼卫生健康教育与健康促进。

三、公共卫生的法制化管理

公共卫生法制化管理是指通过公共卫生立法和执法，以达到卫生行政机关管理公共卫生事务的目的。据西方发达国家和我国改革开放多年的经验，要完成卫生革命的历史重任，只有通过卫生立法和改善环境才是行之有效的途径。

（一）公共卫生立法

目前卫生领域的法律法规，近半数都与公共卫生密切相关，如全国人大常务会批准通过的卫生法律中，属于公共卫生范畴的有《国境卫生检疫法》、《传染病防治法》和《职业病防治法》，而《献血法》和《母婴保健法》中也有许多内容与公共卫生和疾病控制相关；在国务院批准颁布的20余部卫生行政法规中，《国境口岸卫生监督办法》、《公共场所卫生管理条例》、《尘肺病防治条例》、《艾滋病监测管理的若干规定》、《放射防护条例》、《化妆品卫生监督条例》、《学校卫生工作条例》、《食盐加碘消除碘缺乏危害管理条例》、《血液制品管理条例》等，也都属于公共卫生法规范畴。至于卫生部颁发的卫生规章中，则大多数属公共卫生规章。此外，各省（市、自治区）、省会市、经济特区和国务院批准的较大城市的人大和政府，都依据全国人大常委会批准通过的公共卫生法律和国务院批准通过的公共卫生法规，并根据本地的实际情况，制定了在本辖区内具有法律效力的地方性公共卫生法规和地方性公共卫生规章。

（二）公共卫生调整对象的特点

由于公共卫生问题涉及社会各行各业、方方面面，因此只有通过国家立法才能有效地调整社会卫生中的各种关系。法律是调整人们行为的社会规范，每个法律都有自己的调整对象，而公共卫生相关法律所调整的社会关系，主要是国家卫生行政机关在公共卫生事务管理过程中与公民个人和组织之间所产生的监督管理与被监督管理的关系。

这种监督管理与被监督管理的关系，也称行政法律关系，在这种行政法律关系中，其法律关系主体一方为卫生行政机关，一方为行政管理相对人；法律法规对其法律关系的双方都规定了其各自的权利和义务。

在公共卫生法律法规中，行政法律关系主体双方的权利和义务是不平等的，即法律法规对卫生行政机关规定的权利多、义务（即职责）少；而对管理相对人则是义务多、权利少。如《职业病防治法》，其大多数条文都是对用人单位必须做什么和怎么做，以及不允许做什么等进行了种种规定。这些规定都是要求管理相对人必须履行的卫生义务。

要求管理相对人履行卫生义务的目的，是使劳动者的生产环境或生产经营的健康相关产品（或服务），都能符合国家卫生标准的要求，只有达到国家卫生标准要求，才能有效地保护人民群众的健康。

（三）卫生监督执法

卫生行政机关的重要职能之一是卫生监督执法或卫生行政执法。目前的卫生监督执法主要是对公共卫生监督执法，随着卫生监督体制改革的深入和发展，卫生监督执法的含义将会不断扩大，如对医疗机构的卫生监督等，但仍然会以公共卫生的监督为主要内容。按照卫生监督工作的内容，卫生行政执法的步骤或程序可分为：①卫生行政许可；②卫生行政监督检查；③卫生行政处罚；④卫生行政强制执行。

1. 卫生行政许可

按照行政法学的理论，行政许可是行政机关单独的一种管理职能。但目前卫生行政许可已成为卫生行政执法机关的重要工作内容之一。

根据食品卫生、放射卫生、化妆品卫生及公共场所卫生的法律法规的规定，其生产经营者在获得营业执照之前，必须按有关规定的内容和程序，向卫生行政部门申请卫生许可证，经卫生行政部门审查合格者，发给卫生许可证之后，再到工商管理部门申请营业执照。

卫生行政部门对管理相对人这种卫生行政许可的审查，除对一般应具备资料的审查外，更重要的是对生产经营现场卫生防护设施设备和卫生条件的审查，因此从一定意义上讲，卫生许可的审查是一种预防措施或预防性卫生监督。这种预防性卫生监督在职业卫生和学校卫生及传染病防治的法律法规中，没有明确说明是要实行卫生许可制度，而是要求对学校的设立和工程项目需要卫生行政部门进行"三同时"审查或对有职业病危害的项目需要向卫生行政申报，这种"三同时"审查就是通常讲的预防性卫生监督。

2. 卫生监督

卫生监督是指卫生行政执法机关，依据有关法律法规，对个人和组织是否遵守卫生法律法规的规定的情况所进行的监督检查活动，这种监督检查活动是卫生行政执法最多的活动内容，也是卫生行政执法的重要步骤。所谓监督，其实际含义是卫生行政执法机关监视相对人有无违法行为，督促有违法行为者改变自己的违法行为。其中督促其改变违法行为的有效手段，一是法制教育，二是行政处罚。公共卫生监督根据其内容可分为：

（1）预防性卫生监督。即对工程项目中应设有的卫生防护设施设备及其防护效果，要求在设计、施工和生产阶段都要与主体工程同时进行。卫生行政部门要对卫生防护设施的有无或效果要在三个阶段都要进行审查，简称"三同时"审查。

（2）经常性卫生监督。即对已生产、使用或经营的管理相对人的卫生状况，进行定期或不定期的临时性监督检查，包括现场采集样品或现场监测，食品卫生还规定应定期送交需要监测的样品。

（3）对健康查体的监督检查。即对法律法规规定应当对劳动者或从业人员按一定期限和内容进行健康查体的情况所进行的监督检查，以及对检查出不宜在现岗位上继续工作的患病者是否予以妥善安排的情况所进行的监督检查。

（4）对新化学品安全性的监督检查。该类卫生监督检查实质上也应属预防性卫生监督。是指生产、使用新的化学品时，应报告卫生行政部门，并由卫生行政部门组织有关专家对其毒性特点、预防措施等进行论证。该类卫生监督不仅涉及工业企业尤其化学工业的生产，也包括化妆品的生产及新资源食品和新食品添加剂的生产。

（5）对各种公共卫生事件或事故的监督检查。是指对发生职业中毒、食物中毒、放射事故、环境污染事故、中小学用药中毒事故及传染病事故时，卫生行政执法机关对事故发生的原因、处理及是否按有关规定及时报告等所进行的监督检查。

3. 卫生行政处罚

通过上述的卫生监督检查，发现行政管理相对人有违反卫生法律法规者，首先要进行法制教育，同时按照法定的程序，并按违法情节严重程度，给予必要的行政处罚。

行政处罚不是目的，而是手段。行政处罚的目的是惩戒违法者今后不要再犯，也告诫其他人不要违法。根据《行政处罚法》的规定，卫生行政处罚的种类有以下几类：

（1）警告与通报批评。此只为精神上的惩戒，不涉及相对人的实体权益。警告可以单处，也可与其他处罚并处，但往往是其他行政处罚的先行程序。

（2）罚款、没收非法所得、没收违法工具、没收违禁物。该类行政处罚对相对人的实体权益有直接影响。

（3）责令改正或责令停产停业整顿。该类行政处罚在各种卫生法律法规中都有规定，但作为行政处罚的归类存在一定问题。

（4）暂扣或吊销卫生许可证。此为最严厉的行政处罚，属行政处罚的行为罚。暂扣卫生许可证后，相对人不应继续生产经营；吊销卫生许可证则应停止生产经营，但真正停止生产经营还必须由工商管理部门吊销其营业执照。

卫生行政执法机关无权进行人身罚，若有重大公共卫生事件，如假酒致人中毒死亡等，在卫生行政执法机关进行行政处罚后，移交公安司法机关处理。

4. 卫生行政强制执行

卫生行政强制执行是指管理相对人的违法者，在收到卫生行政执法机关的行政处罚决定书后，在规定的时间内既不申请卫生行政复议（60日内），也不向法院提起行政诉讼（15日内），故意不履行处罚决定书规定的处罚义务时，卫生行政执法机关所采取的强制措施。

第三节 我国公共卫生现况及发展趋势

一、我国公共卫生现况

从全球看，疾病流行模式有三种：一是营养不良和传统的传染病，患者群与较差的经济状况直接相关；二是慢性非传染性疾病，患病多是经济发展后，与不良的个人生活行为和生活方式有关；三是新生传染病（如艾滋病和SARS等），与人口剧增、社会行为、环境危害和公共卫生设施不全等混杂一起，多发生在经济相对发达的都市，并易形成全球传播。我国人口众多，幅员辽阔，各地区之间经济社会发展不平衡，实际存在着社会二元结构的情况。三种疾病流行模式存在于不同地区甚至同一个地区，卫生服务需要量大且差异明显。可以说，当前我国疾病流行模式是世界疾病流行模式的缩影。中国的公共卫生体系已经成为可持续发展和全面建设小康社会的"软肋"。

虽然2003年严重急性呼吸综合征（SARS）事件之后，我国的公共卫生体系建设取得了明显的阶段性成果，但多年的"欠账"使得目前我国公共卫生体系仍然面对十分严峻的挑战。

根据世界卫生组织2004年春天完成的"中国医疗卫生评估"报告，中国医疗卫生条件的地区差异非常严重。东南沿海地区的卫生水平已经接近发达国家水平，但是西部地区的婴儿和儿童死亡率比东部沿海地区要高出三四倍，而且很多人死于很容易治疗和防制的疾病，如产科病、婴儿破伤风、肺炎和腹泻。统计数据还表明，结核病也是中国非常重要的传染病，发生率呈上升势头，西部的传染率要比东部地区高50%。

（1）关于传染病：目前联合国和世界卫生组织最为关注的传染病是艾滋病、结核病、疟疾。在新中国成立后的30年里，曾在控制一系列危害最严重的传染病方面取得了辉煌成就，在结核病方面发病率、死亡率大幅度下降，疟疾控制在极低的流行水平，充分显示了我国政府当时在公共卫生一系列方针、政策方面的优越性。然而，这种局面已经部分失去（如艾滋病），或正在迅速丧失之中（如结核病、疟疾）。

SARS在全球范围内迅速蔓延，不过展示了21世纪人类所面临的全球健康问题的冰山一角。SARS在中国带来的公共卫生体系危机，不过是未来多种突发性危机事件降临之前的一次预演。SARS并不是人为的事故，它是天灾，但如果处理不当，天灾也会带来人祸。SARS对中国社会的影响是深远的，据亚洲银行统计，SARS在全球造成的直接经济损失达590亿美元，在中国大陆损失达179亿美元，约为当年GDP的1.3%，而在香港特别行政区的损失达120亿美元，为GDP的7.6%。SARS也是对中国政府的考验：它像一次没有任何先兆的摸底测验，要考验政府面对突如其来的灾难能否保持团结和效率；它像一道刁钻的追问,要考验政府在患难时刻是否仍然能够把对公民的生命和健康的尊重放在最重要的位置;它更像一声警钟,唤醒了全社会对公共卫生和社会全面发展重要性的意识。

我国在 1985 年发现第一例艾滋病,现在已经从传入期、播散期进入快速增长期,并且正在迅速从高危人群扑向普通人群。由于长时间的漠视、掩盖导致防治措施上的无能为力,我国已几近失去彻底控制这种疾病的机会。

我国的血吸虫病早在 20 世纪 80 年代后期就已经卷土重来,以后媒体一直低调处理,鲜见报道。2004 年 4 月份的《健康报》透露,在血吸虫病高发的湖北省荆州地区,曾长时间处于"年年灭螺、年年来螺、群众反复感染"的"胶着状态",提示形势并未见显著好转。

(2) 关于非传染性疾病:高血压、心脑血管疾病、冠心病、糖尿病、肿瘤等疾病在我国呈上升趋势,流行状况堪忧,与传染性疾病并驾齐驱地突兀地呈现在我们的面前。

(3) 关于环境卫生:我国目前的问题主要出以下几个方面:空气污染、水污染、垃圾污染等。

据有关资料报告,华北地区 12 个城市大气中的颗粒物平均浓度高达 $869\mu g/mm^3$,为纽约的 20 倍、伦敦的 40 倍、WHO 允许浓度的 9.6 倍。中国几乎所有城市的悬浮颗粒物污染都超过了 WHO 的标准。我国二氧化硫的排放量高居世界第一,氮氧化物污染急剧上升。

黄河干流 2000 年枯水期四类水质占 31%,失去使用功能的劣五类水质占 55.2%,多数主要支流已成重灾区。长江流域的水污染呈迅速发展趋势,并有向下游流域转移趋势。我国每年废污水排放总量已达 620 亿吨,大部分未经处理直接排入江河湖海之中。

除了大气、水、土壤的污染外,其他的日趋严重的环境危机还有:森林毁绝、水土流失、荒漠化、水资源枯竭、气候与地质灾害、物种灭绝、矿物资源耗尽等,使得 13 亿人口的环境生态生存危机日趋加重。

(4) 关于劳动卫生与职业病:目前我国劳动卫生与职业病防治方面存在的问题有这样几个特点:①劳动卫生监察力度弱化。②个体私营企业职业危害严重。③职业危害的祸水被引向农村和农民。数以亿计的农民在城市打工,累、苦、脏、差、毒的体力劳动基本上都是他们干的。为什么说我国的劳动力便宜?这是因为相当一部分底层劳动者的劳动健康权益未得到保护,是以他们的健康利益牺牲为代价的。

(5) 关于营养与食品卫生:目前还存在许多严重违犯食品卫生的事件,在基本上由个体私营企业组成的食品生产行业中,为了赚取最大的利润,为了降低成本,为了便于销售,便发生了一系列严重违反职业道德的坑蒙拐骗行为。与食品卫生问题同时存在的营养问题也同样的尖锐。据报道,在一些贫困的农村地区,已经开始出现了营养不良的现象,而成为诸如结核病、肝炎病一类疾病流行的原因。而城市和其他先富起来的地区的先富起来的人们,由于奢侈、过营养化、营养不平衡,而成为前述的糖尿病、心血管病一类疾病流行的原因。

(6) 其他公共卫生问题

①少儿卫生:据国家体育总局和教育部最近联合报告,我国儿童的身体状况不容乐观,与 1985 年、1995 年相比,儿童、青少年身体素质呈全面降低趋势。②妇女卫生:据报道,过去 25 年里,乳腺癌发病率上升 51%。乳腺癌已成为城市妇女的第一杀手。③口腔卫生:据《健康报》报道,我国常见口腔疾病患病率高达 60%~80%,且有逐年上升之势。④性卫生:全国各地、大街小巷的个体广告和堂而皇之的报纸广告已经说明性卫生问题的严重性。⑤药品问题:药品是治病救人的特殊商品,它的研制、批准、生产、出厂、销售、使用等都是有一系列严格的控制程序和措施的,本来是绝对不允许出现问题的,然而,由于金钱的冲击,在这样一个神圣纯洁的领域,产生了一个社会性的公共卫生问题。中国的药品问题

可以用"假、冒、伪、劣"四个字概括,还有另一个特点,80%的假药案发生在农村,80%查出的不合格药也在农村。据报道,近年来因药物不良反应导致的年均住院患者总数都在3000万以上。至于药品问题造成的其他后果,在目前只能推理想象而无法具体确定统计。

(7) 关于公共卫生管理机构和投资结构的问题:SARS爆发前,全国农村合作医疗网与城乡防病体制几乎处于瘫痪或崩溃状态,是众所周知的情况。全国范围内"重治轻防"的思想严重回潮并笼罩着整个医疗卫生界,我国健康体系的社会投入本来就很少,2000年仅占GDP的5%,远低于发达国家15%~20%的GDP占有率。医疗卫生改革本应是作为公益事业加以统筹,片面强调市场机制以及私有化,使经济效益、金钱第一成为公办卫生单位的首要考虑,社会效益和人民利益形同摆设,有时连这种摆设都不要了。公共卫生管理机构早已不是一块净土,这里的腐败现象是和社会其他领域同步的,成为中国公共卫生事业严重危机的主要原因之一。

上述现象在不同地区间可能存在较大差别,随着时间的延续某些数字也可能发生较大波动,但客观地分析和认识我们所面临的现状,无疑对发现问题、寻找原因继而采取针对性措施会大有帮助。

二、我国公共卫生体系存在的问题

将上述现象与现代公共卫生的定义和应发挥的功能进行对照,可以较为容易地发现我国公共卫生体系存在的问题:

1. 疾病信息监测系统不全

对疾病信息的监测、研判是做好公共卫生工作的前提条件。SARS爆发中可以明显发现我国疫情信息不畅通和报告不及时的现象,延误了疫情的及时处理。在对疾病信息进行动态监测的同时,国际上业已逐步开展健康相关因素的监测,而我国近几年虽然已开展这方面的工作,但远未形成完整体系。

2. 对突发性公共卫生事件的应急能力薄弱

我国的公共卫生在20世纪50、60年代曾特别注重现场工作,但随着现代医学科学的发展,我国的公共卫生虽然在分子生物学方面有较大进步,但却严重忽视了与实践紧密结合的工作方式,这突出表现在我国公共卫生事件应急预案、应急队伍和应急经验的缺乏。可喜的是,SARS、禽流感之后,随卫生应急体制、机制、法制和预案即"一案三制"的建设和不断完善,这种状况正在发生根本的转变。

3. 城乡之间卫生资源分配的不平等

包括疾病预防控制资源在内的卫生资源在城乡和不同地区间分配不均衡,农村70%以上的人口却仅拥有20%左右的卫生资源,从而极大地影响了农村地区,特别是农村贫困地区的公共卫生服务质量和可及性。

4. 疾病预防控制体系的孱弱

疾病预防控制体系的孱弱一方面反映在疾病预防控制体系的不全,特别是农村三级医疗预防保健网的破损,从而在一定程度上降低了疾病预防控制服务的可及性;另一方面也反映在疾病预防控制体系管理体制的不顺,各级疾控机构与政府部门间、不同层次疾控机构间职能不清和管理不顺。另外,由于疾病预防控制机构设施的陈旧老化,也影响了疾控工作的开展。

5. 公共卫生法制观念的淡薄

公共卫生法制观念的淡薄,一方面表现为公共卫生立法的滞后。我国自1989年开始虽然制定了《传染病防治法》等法律法规，但基本上都局限于公共卫生的某一领域，而缺乏《公共卫生法》或《卫生法》等基本法，这在一定程度上阻碍了公共卫生的发展。另一方面，即使是已出台的公共卫生法律，也得不到有效的宣传和执法。《传染病防治法》于1989年出台，1991年出台了实施办法，但一直到2003年上半年SARS流行后，才真正开始向社会宣传并得到重视。

6. 国家公共政策的作用没得到充分体现

（1）政府对公共卫生的投入不足。政府对各级疾病预防控制机构有的实行全额拨款，有的实行差额拨款，即使是全额拨款，也只是所需经费的很少一部分，相当一部分的人头经费和业务经费都需通过开展有偿服务来提供，从而导致了疾病预防控制机构"重有偿服务轻无偿服务"的现象，影响了基本公共卫生服务的质量和可及性。

（2）政府对公共卫生的投入机制不完善。政府在公共卫生投入上仍以供方投入为主，同时缺乏投入产出的评估机制，没有根据居民的健康需求进行投入。

7. 工作模式落后

现代公共卫生理念提示，公共卫生应是全社会共同努力的结果，公共卫生部门只是在其中起较为关键的作用，如组织协调和管理作用等。但目前我国的公共卫生仍主要由公共卫生部门承担，被认为是这些部门的职责，各部门和社区、个人等对其关注较少，这实际上影响了公共卫生工作的开展及其效果。

8. 对公共卫生政策研究的缺失

由于公共卫生在实施中涉及社会的方方面面，因此存在着大量的政策问题。但到目前为止，国内对卫生领域的政策研究基本上都集中在医疗保障、医疗机构改革和社区筹资与组织等方面，而较少开展公共卫生政策研究，从而无法形成公共卫生政策与实践的良性互动关系。

三、我国公共卫生的走向

美国医学会在《21世纪公众卫生的未来》中，提出美国公共卫生体系应在以下六个领域进行改革：①采用人群健康方法，考虑健康的多种影响因素；②加强政府对公共卫生基础设施的建设，并将之作为公共卫生体系的支柱；③建立新一代的部门间合作，吸引不同社区的观点和资源，使其积极参与到健康行动中；④建立保证公共卫生服务质量和可及性的责任体系；⑤在决策依据和成功的衡量上增加透明度；⑥增强和简化公共卫生系统内部的沟通，如各级政府办公共卫生基础设施之间，以及公共卫生专业人员与社区成员之间的沟通。

这是美国在经历了"9·11"以及炭疽菌生物恐怖事件后对其公共卫生体系进行反思后得到的结论，这也有助于我国的公共卫生服务体系的改革。21世纪，中国的公共卫生除要面对突发公共卫生事件外，还受到全球化、农村城镇化、人口老龄化以及信息处理自动化的广泛影响，与此同时，中国公共卫生更会面临着区域间发展不平衡和公共卫生基础设施不完善的挑战，因此准确把握中国公共卫生走向将是一件较为困难的事，这里就公共卫生的内涵和功能对中国公共卫生的走向进行简要阐述。

1. 加强法制建设

公共卫生作为一项公共政策，政府应在其中承担主要职任，而其有效的实施又依赖于多部门和社区、个人的广泛参与。因此许多国家都制定了相应的法律，来保证公共卫生的组织实施，而我国目前在这方面仍较欠缺。我国自1989年制定《传染病防治法》至今，已陆续制定/修订了《母婴保健法》、《食品安全法》、《职业病防治法》等法律和《公共场所卫生管理条例》、《突发公共卫生事件处理条例》等法规，但这些法律法规基本上都局限于公共卫生的某一领域，而缺乏一部统领卫生全局的《卫生法》或《健康法》。这一方面使整个公共卫生体系缺乏明确的职能定位，另一方面也使居民健康不可能真正成为公共卫生体系的工作目标，从而使绝大部分公共卫生政策的制定不可能以健康为导向，直接导致了公共卫生的发展滞后于社会经济的发展。

在加强法制建设的同时，必须加强法律的宣传教育，首先应强化卫生系统内部对相关卫生法律的认识，同时提高社会对公共卫生法律的认识，加强执法监督，增加居民和社会对法律的依从性。

2. 改革公共卫生管理体制

公共卫生作为一项公共政策，政府应承担主要的作用，但政府承担作用并不等同于各级政府承担同样的作用，应对政府的作用进行分级。中央政府承担的作用主要是消除基本公共卫生服务享受的差异，利用财政转移支付机制，提高基本公共卫生服务的公平性。而省一级地方政府则是在中央政府提供基本公共卫生服务的基础上，利用省内财政的转移支付机制，研究设立省级准基本公共卫生服务，促进省内基本公共卫生服务的公平。地方政府则是在上级政府承担的公共卫生服务基础上，因地制宜地开展公共卫生服务。即在公共卫生服务的提供上应能充分体现能级原则。

而目前在我国公共卫生服务管理体制上，各级政府承担相同的公共卫生服务职能，这实际上直接导致了全国性公共卫生政策的令不行、禁不止，各级疾病预防控制中心只是根据同级政府的政策办事，使信息监测和疫情报告等落后于实际疫情处理的需要，间接地导致了公共卫生法律观念的淡薄和执法不严。

因此，作为公共卫生的未来走向之一，公共卫生管理体制应作进一步探索。一方面对基本公共卫生服务或特定的项目，可采取中央政府向各级疾病预防控制机构购买服务的方式，即项目管理的方式，理顺各级政府在公共卫生上承担的责任。另一方面也可通过立法等形式，规定各级政府在公共卫生上必须承担的基本责任，在此基础上，各级政府可根据各自的情况开展公共卫生工作。

同时，作为公共卫生管理体制的一个重要方面，政府对公共卫生承担责任但这并不等同于政府官员直接承担公共卫生的提供。因此，在我国公共卫生的未来走向中，管理体制的改革与政府职能的调整进程将密切相关，政府职能是否适时走向全行业管理，从事权中摆脱出来，将直接影响到公共卫生管理体制的改革进程。

3. 加强公共卫生体系内部运行机制的改革

（1）改革公共卫生的投入机制。我国目前的公共卫生投入机制是政府对公共卫生进行投入并直接提供服务，同时，政府也对公共卫生服务的效果进行评价。而现代公共卫生强调的是政府建立公共卫生项目，对公共卫生服务的提供和评价既可以由公立的公共卫生机构直接提供，也可以采取购买服务的方式进行，即在公共卫生服务领域以公立公共卫生机构提供服务为主的情况下，逐步试行服务提供的公私混合。

（2）改革工作模式。现代公共卫生特别强调公共卫生是全社会的责任，而不仅仅是公共卫生部门的责任。因此，在我国的公共卫生未来走向中，必须明确公共卫生部门在公共卫生项目实施和目标实现中只是起组织者和协调者的作用，大量具体的工作必须通过社会多部门的协作和社区的广泛参与才能发挥其效果。公共卫生不仅是一门自然科学，更是一门社会科学，强调社会实践和组织协调，强调社区的资源动员。同时，现代公共卫生也较为强调社会经济因素和工作环境等因素对健康的影响。因此我国公共卫生未来实践中，将逐步从单纯的生物医学模式走向生物-心理-社会医学模式，关注社会因素和心理因素对健康的影响。

(3) 加强医防结合。在健康促进、预防疾病、临床诊治和康复整个疾病防治过程中，公共卫生只是起到了部分作用，另外部分作用由临床医疗承担，因此公共卫生应加强与临床的结合。医防的充分结合，一方面使疾病防治信息有利于临床实践活动，另一方面，临床实践也可以丰富公共卫生知识，把握疫情信息和疾病防治知识。同时，从近几年公共卫生的发展看，传统上作为一门群体性学科的公共卫生，近年来也一直较为强调个体化的预防服务，如美国在《健康人群2000》中提出的"临床预防服务"等。

(4) 建立多学科的人才队伍。公共卫生人才队伍是公共卫生目标得以实现的保证，同时随着生物医学模式向生物-心理-社会医学模式的转变，要求公共卫生人才队伍必须是多学科、综合的，既包括有传统的生物医学人才，也应包括有社会学和心理学，甚至是公共关系学方面的人才，这样才能更好地完善公共卫生所赋予的职能。

4. 加强公共卫生的政策和策略研究

发展公共卫生政策和开展公共卫生适宜技术的策略研究，是公共卫生的基本职能之一，而目前我国无论是公共卫生政策和公共卫生的策略研究都相对薄弱，即使是SARS后国家投入的大量科研经费，也更多是集中于疫苗、药物等基础性研究，这也从侧面反映了整个社会对公共卫生认识的贫乏，公共卫生实践仍有待进一步完善。因此在未来的我国公共卫生走向中，应加强公共卫生政策和策略研究，以指导公共卫生实践。

测试题

一、名称解释

1. 公共卫生
2. 公共卫生管理

二、单选题

1. 以下对"公共卫生"阐述最不确切的是
   A. 公共卫生的核心是健康促进、疾病预防、健康保护
   B. 公共卫生的使命是"通过保障人人健康的环境来满足社会的利益"
   C. 公共卫生通过社会有组织的努力来预防疾病延长寿命和促进健康
   D. 公共卫生是以保障和促进公众健康为宗旨的公共事业
   E. 公共卫生是以患者个体为主要干预对象的服务

2. 按照卫生监督工作的内容，下列哪一项不是卫生行政执法的程序
   A. 卫生行政许可
   B. 卫生行政监督检查
   C. 卫生行政处罚
   D. 卫生行政登记注册
   E. 卫生行政强制执行

3. 下列对我国公共卫生现况描述最为确切的是
   A. 我国艾滋病的流行趋势已经从传入期、播散期进入快速增长期
   B. 结核病已不是我国的重要传染病，

每年发患者数一直保持在低水平
C. 慢性非流行性疾病目前尚未成为我国公共卫生的重要问题
D. 我国绝大部分城市的悬浮颗粒物污染都低于WHO的标准
E. 我国卫生经费对公共卫生的投入一直高于对医疗机构的投入

三、简答题

1. 简述现代公共卫生的基本特点。
2. 简述公共卫生的主要功能。
3. 简述公共卫生管理的主要内容。

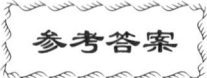

参考答案

一、名称解释

略

二、单选题

1. E   2. D   3. A

三、简答题

1. 答：现代公共卫生的基本特点包括：①公共卫生的最终目标是促进居民健康，特别是延长期望寿命；②以人群为主要研究重点和工作对象；③公共卫生的实质是公共政策，必须得到政府强有力的领导和相关的法律法规保障；④公共卫生是一个社会问题而非仅仅技术问题，公共卫生的实施涉及社会的方方面面，因此应加强医防结合和多部门参与，强调社区的广泛参与；⑤应有经受过良好教育和多学科背景的公共卫生队伍作为支撑。

2. 答：公共卫生的主要功能包括：①健康监测和分析；②对疾病爆发流行和突发公共卫生事件的调查处理；③建立并管理或实施疾病预防和健康促进项目；④提高公共卫生服务质量和效率；⑤制定公共卫生法律法规，加强公共卫生执法；⑥增强社区的公共卫生意识；⑦建立和维持各级政府间、部门间和卫生部门内部的合作；⑧发展和维持一支接受过良好教育的专业队伍；⑨相关公共卫生政策的创新性研究。

3. 答：公共卫生管理的主要内容包括以下三个方面：①疾病控制管理。疾病控制的职责在于通过对疾病及危害因素的预防控制，创造健康良好的社会环境和自然环境，提高人群的健康水平和生活质量。②卫生监督管理。卫生监督是公共卫生管理中专门负责卫生行政执法的管理，其主要职责是承担卫生行政许可工作的具体核准以及卫生标准的具体督查工作，负责健康相关产品和健康相关职业领域的卫生监督管理，同时承担卫生监督信息的监测、收集和整理。③妇幼卫生管理。妇幼卫生管理以妇女和儿童群体为服务对象，以科学技术为服务手段，以提高社会效益为基本准则，以增进妇女儿童健康为根本目的，依法对妇幼卫生工作进行行政和业务的全面管理。

第十一章 妇幼卫生管理

> **学习目标**
> 1. 掌握妇幼卫生工作的基本内容、工作方针以及管理方式。
> 2. 熟悉妇幼卫生的组织结构,妇幼卫生信息的基本内容。
> 3. 了解妇幼卫生工作的意义、重要性、发展和现状。

第一节 概 述

一、妇幼卫生工作的意义

妇女儿童占总人口的 2/3,婴儿死亡率、人均期望寿命和孕产妇死亡率是衡量国民健康水平的重要指标,也是社会经济和文化综合协调发展的敏感指标。妇幼卫生工作的水平和质量对上述三个指标起着重要作用。因此,做好妇幼卫生工作,对促进社会和经济发展,提高人民群众的健康水平至关重要。

1. 妇幼卫生工作是卫生工作的重要组成部分

妇幼卫生工作是社会主义卫生工作的重要组成部分,妇幼保健机构在卫生体系中具有不可替代的作用。妇幼卫生事业是与医疗、防疫事业相并列的我国医疗卫生事业的重要组成部分,妇幼卫生工作是社区卫生服务的重点,是初级卫生保健的重要组成部分。

《中共中央、国务院关于卫生改革和发展的决定》(简称《决定》)中明确指出:要"依法保护重点人群健康,加强妇幼保健工作,提高出生人口素质,降低婴幼儿死亡率、孕产妇死亡率,实现《九十年代中国儿童发展规划纲要》和《中国妇女发展纲要》的目标"。国务院办公厅转发的《关于城镇医药卫生体制改革的指导意见》(简称《指导意见》)和国家有关部委制订的各项配套文件中,均将妇幼保健与疾病控制放在了同等重要的社会主义公共卫生事业的位置上。妇幼卫生也是一门社会性很强的多学科的边缘科学,它密切了卫生工作与社会各部门,乃至与广大群众的联系,也密切了临床医疗与预防医学之间的关系。

2. 妇幼卫生工作是计划生育国策的重要组成部分

计划生育国策包括控制人口数量和提高人口素质两个方面,妇幼卫生工作就是围绕提高人口素质开展优生优育、生殖健康、婚姻保健、孕产妇保健、儿童保健、计划生育技术等一系列服务。要落实计划生育国策,必须做好妇幼卫生工作。努力提高出生人口素质,才能降低婴幼儿死亡率和有效地控制人口数量,确保计划生育国策落到实处。

3. 妇女儿童人群的特殊性决定了妇幼卫生工作的重要性

妇女的特殊生理决定了必须给予特殊的卫生保健服务。除青春期和更年期外,妇女一生还有经期、孕期、产期、哺乳期，这些时期都需要得到特殊的保健。在我国，妇女是社会发展的重要生产力，是经济建设不可缺少的力量。母亲的健康不仅关系到自身，还是保护儿童健康的基础和保证。儿童是脆弱人群，尤其是婴幼儿，抵抗力低，易受疾病侵害，必须进行有效的保健、预防疾病、合理营养。儿童是祖国的未来和希望，其身体素质状况决定着社会发展和进步的趋势，对世界的未来起着不可估量的作用。因此，对妇女儿童，只有在不同时期，进行系统的卫生保健，才能保证妇女的健康和儿童的茁壮成长。

4. 妇幼卫生工作是我国卫生工作对外的重要窗口

20世纪80年代初期，我国与联合国儿童基金会、人口基金会和世界卫生组织在妇幼卫生领域进行了多项合作，采用围产医学的新技术、仪器和流行病学监测方法，对母婴实行统一管理，降低了婴儿死亡率和伤残率，提高了出生人口素质。"八·五"期间，我国卫生领域接受国际援助最大的项目是妇幼卫生合作项目，"九·五"期间，又进行了扩展。1998年，我国政府与联合国人口基金合作的"生殖健康/计划生育服务"项目，在22个省实施。另外，还有一些世界银行卫生贷款项目，均与妇女儿童卫生保健工作有密切关系。另外，自1993年以来，我国政府积极响应全球性倡议，在全国开展的创建爱婴医院活动，也取得了举世瞩目的成效。通过各类外援项目，增进了我国政府与国际社会间的合作与交流，也扩大了在国际上的影响。

5. 妇幼卫生发展水平已经成为社会发展的标志

20世纪90年代以来，"母亲安全，儿童优先"成为世界认同的准则。1990年世界儿童首脑会议通过了《儿童生存、保护和发展世界宣言》及《九十年代行动计划》。1991年3月，李鹏总理代表中国政府签署了上述两个文件。1992年，我国制定了《九十年代中国儿童发展规划纲要》。1989—1991年每年的世界卫生大会都有关于妇女儿童健康和保健的决议，2000年，联合国提出，提到2015年的发展目标（即联合国千年发展目标），其中两项目标（指标4降低儿童死亡率、指标5降低孕产妇死亡率）与妇幼卫生直接相关。

二、妇幼卫生工作的工作方针和基本内容

1. 妇幼卫生工作方针

妇幼卫生工作方针的突出特点是以保健为中心，以预防为主。新中国成立初期，妇幼卫生工作坚持"预防为主"，以推广新法接生和妇科病普查普治为主要工作内容。20世纪60年代后期，妇幼保健机构逐步恢复和建立健全，服务功能不断完善，80年代，形成了"以预防保健为中心，指导基层为重点，保健与临床相结合"的工作方针。90年代，妇幼卫生工作在预防为主的基础上，强化管理，将保健与临床有机地结合，进一步发展完善为"以保健为中心，以保障生殖健康为目的，保健与临床相结合，面向群体，面向基层和预防为主"的工作方针。

2. 妇幼卫生工作的基本内容

（1）生殖健康服务

1994年9月在埃及开罗召开的国际人口与发展会议（简称人发大会）将生殖健康的概念写入《行动纲领》，已逐步为全球各国所接受。回顾几十年来的进展，大致可以分为几个阶段：70年代以计划生育为主，控制人口数量为主要任务，重点在避孕节育方面的研究、开发、推广；80年代鉴于孕产妇死亡的严重性，提出母亲安全，重点放在孕产妇保健；进入90年代，从提高妇女地位、维护妇女权益出发，要求在生育调节和为妇女提供服务的同

时，应该充分尊重和保障妇女的生殖权利和生殖健康。世界卫生组织首先采纳了"生殖健康"这一具有跨世纪意义的名词，1994年的人发大会强调了妇女全面平等参与发展，将"生殖健康"列入今后20年的行动纲领，把控制人口的重心从生育率转向综合措施，把计划生育与生殖健康相结合。

WHO对生殖健康的定义是生殖健康不仅仅是生殖过程没有疾病，而是在身体、心理与社会生活方面的完好状态下完成生殖过程，不仅仅是没有疾病与不适。根据这一概念，生殖健康涉及生命各阶段的生殖过程、功能及系统。生殖健康意味着人们能够进行负责、满意和安全的性生活，有生育能力，能自主决定性生活和生育的时间与次数；同时男性和女性有权知道、获得和选择安全、有效、负担得起和可接受的生育调节方法，并拥有获得适当的保健服务，使她们能够安全地妊娠与分娩并得到健康婴儿。生殖健康也包含了性健康内容、生殖与性传播疾病防治。由此可知生殖健康至少应包括生育调节、母亲与婴幼儿健康、生殖道疾病防治及性与性病防治四个方面。

（2）婚前保健

婚前保健服务是对准备结婚的男女双方，在登记结婚前所进行的婚前医学检查、婚前卫生指导和婚前卫生咨询服务。结婚是男女双方建立家庭的开始，也是男女青年从单身生活到两性共同生活的转变，以后还要负担起抚育下一代的社会职能，因此婚姻保健工作关系到男女双方的身体健康、子女的身体素质和未来家庭的幸福，是实现优生优育的第一关，也是妇幼卫生保健的龙头工作。婚前保健的主要目的是为了了解双方及家属中是否有遗传病史，对一些明显影响下一代智力发育或致残的遗传疾病，提出医学意见；婚前医学检查单位应向接受医学检查的当事人出具《婚前医学检查证明》，并在"医学意见"栏内注明：①双方为直系血亲、三代以内旁系血亲关系，以及医学上认为不宜结婚的疾病，如发现一方或双方患有重度、极重度智力低下，不具有婚姻意识能力；重型精神病，在病情发作期有攻击危害行为的，注明"建议不宜结婚"；②发现医学上不宜生育的严重遗传性疾病或其他重要脏器疾病，以及医学上认为不宜生育的疾病的，注明"建议不宜生育"；③发现指定传染病在传染期内、有关精神病在发病期内或其他医学上认为应该暂缓结婚的疾病时，注明"建议暂缓结婚"；对于婚检发现的可能会终生传染的不在发病期的传染病患者或病原体携带者，在出具婚前医学意见时，应向受检者说明情况，提出预防、治疗及采取其他医学措施的意见若受检者坚持结婚，应充分尊重受检双方的意愿，注明"建议采取医学措施，尊重受检者意愿"；④未发现①、②、③类情况，为婚检时允许结婚的情形，注明"未发现医学上不宜结婚的情形"。婚前卫生指导是对准备结婚的男女双方进行的以生殖健康为核心，与结婚和生育有关的保健知识的宣传教育。婚前卫生咨询是婚检医师针对医学检查结果发现的异常情况以及服务对象提出的具体问题进行解答、交换意见、提供信息，帮助受检对象在知情的基础上做出适宜的决定。

（3）妇女保健

女性一生分为女童期、青春期、经期、孕期、产期、哺乳期以及围绝经期和老年期等。在各个不同的时期，都需要针对不同的生理特点进行不同的保健。重点是要加强对孕产期及产时的保健系统管理。同时，还要做好女职工"五期"劳动保护，定期进行妇科病普查和普治，防治妇女常见病、多发病。

孕前保健及指导的主要内容：通过询问病史及体检发现，了解夫妻双方的一般健康状况以及心理社会状况；双方患有疾病的均应考虑是否适合妊娠，尤其女方如患有心脏病、高血压、肾病等应考虑能否承受孕产全过程。另外要注意男女双方的职业问题，应无长期接受有害物质的历史,还有生活方面的问题,如烟酒嗜好孕前应尽量戒除,口服避孕药时间较久,应于停药后数月(半年为好)再怀孕,其间可改用工具避孕等。

孕期保健:由于妊娠不同阶段有不同特点,因此也必须针对各阶段特点给予不同的保健,临床上将妊娠(从闭经开始)全过程共40周分为三个阶段。妊娠12周末以前称为早期妊娠(或早孕期),第13周到27周末称为中期妊娠(或中孕期),第28周及其后称为晚期妊娠(或孕晚期)。通过孕期保健,对孕妇进行体检以及必要的化验检查,并进行孕期指导,保证孕妇营养,防治孕期并发症,及时发现高危状况,保证母婴安全。

产时保健:分娩是指孕28周以后的胎儿以及其附属物自母体娩出的整个过程。分娩过程中,产妇的体力消耗很大,生理和心理负担很重,身心容易受到创伤。胎儿要经受产道的挤压并开始独立生活,也将发生重大的变化。孕产妇死亡和围产儿死亡中相当大一部分发生在产时和产后24小时之内,所以产时保健是围产保健中极重要的时期。了解分娩过程对母婴的影响,正确处理分娩各阶段,是保障母子安全的重要环节。

产褥期保健:产妇自分娩到生殖器官恢复至非妊娠状态的一段时间,称为产褥期,一般为6~8周。产褥期是母体各系统特别是生殖器官复旧的过程,为了保证母亲的身心健康,同时也为了新生儿健康,仔细观察产褥期生理恢复过程的临床表现,主动进行卫生宣教和指导,积极预防和处理各种异常情况,是必要的保健措施。

(4) 儿童保健

儿童保健工作的目的是降低儿童发病率和死亡率,增强儿童的身体素质,提高儿童的健康水平。儿童保健工作是实行以优育为中心、优生优育并重的系统保健工作,其任务是努力降低围产儿、新生儿、婴幼儿、学龄前儿童的发病率和死亡率,具体任务是做好各年龄期的系统保健。儿童保健的主要内容包括散居儿童保健、集体儿童保健、儿童常见病防治和儿童传染病防治。

儿童时期分为围产儿期、新生儿期、婴儿期、幼儿期、学龄前期。围产儿是指孕满28周至产后7天,此期胎儿生长发育迅速,各组织器官功能不断完善,尤以脑组织发育最快。新生儿指出生到满28天的儿童,新生儿出生后,要进行新生儿疾病筛查,进行新生儿护理;婴儿是指出生到不满1周岁的儿童,幼儿指满1周岁到不满3周岁,学龄前期是指满3周岁到不满7周岁的儿童。从婴儿期开始,要进行婴幼儿保健的系统管理,免疫接种,防治肺炎、腹泻等常见病、多发病,开展口腔、眼、听力、心理卫生等保健;推广科学育儿,创建爱婴医院,提高母乳喂养率;做好传染病防治和管理;做好托、幼园所的卫生保健指导;逐步推广儿童疾病的综合管理。

(5) 健康教育

健康教育是卫生工作实现由技术服务拓展到知识服务,由个体治疗到群体预防,由部门行为转变为社会行为的重要措施。要充分利用群众喜闻乐见的多种宣传教育形式,如通过家长学校、孕妇学校、宣传册、宣传栏、广播、电视、报纸等,把卫生保健知识宣传到广大群众,使全社会逐步认识优生优育、生殖健康、孕产期保健、母乳喂养、儿童肺炎、腹泻的防治,性传播疾病的预防等保健知识。

三、妇幼卫生工作的发展和现状

1. 我国古代关于妇幼卫生的记载和著述

祖国医学很早就有了妇科、儿科、妇幼保健方面的记载和专著。《黄帝内经》里对妇女的生理现象已有记述，唐代名医孙思邈《千金要方》将妇科摆在各科之前。《诸病源候论》中对妊娠、难产、产后常见病以及对小儿的发育、护理、哺乳等均有详细记载。宋代杨子建的《十产论》及陈自明的《妇人十全良方》是两部系统的妇产科专著。清康熙年间亟斋居士《达生篇》通俗、简要地记载了胎产时的调养、护理要点，是一本普及产科的通俗读物。

2. 新中国成立后我国的妇幼卫生工作成效显著

新中国成立以来，我国的妇幼卫生事业取得了长足发展。在党和国家的高度重视下，逐步确定了特色突出的工作方针，制订了一系列的法律规范，保障广大妇女、儿童健康，提高人口素质。特别是"七·五"以来，妇幼卫生工作方针逐步完善，妇幼卫生工作进入了快速发展时期，多种形式的网络结构形成了完整的服务体系。爱婴行动及对外合作项目的实施，前所未有的开发了领导层，将卫生部门行为转换为政府行为。《九十年代中国儿童发展规划纲要》和《中国妇女发展纲要》颁行后，在各级政府的领导下，各地卫生部门积极当好政府参谋，采取得力措施，努力落实各项工作目标，进一步促进了妇幼卫生事业的发展，取得了举世瞩目的成就。根据有关数据，与解放初期相比，妇幼卫生组织机构、人员和床位得到了很大的发展，2000年的数据显示，全国共有妇幼保健院609所，妇幼保健所（站）2598所，而1949年分别是80所和9所。妇女儿童的健康状况有了明显的改善，2000年，监测点的孕产妇死亡率为53.0/10万，比90年代初下降近一半；婴儿死亡率和5岁以下儿童死亡率分别为32.2‰和39.7‰，比90年代初下降近1/3。其发展速度和取得的成就是其他发展中国家所难以达到的。

3. 妇幼卫生工作面临的困难与问题

（1）地域辽阔，工作发展不平衡

我国地域辽阔，人口众多，农村人口占多数。由于农村经济基础薄弱，人均收入和农民自我保健意识较差，一些偏僻地方还存在着陈规陋习，导致城、乡之间，地区之间存在着很大的差异，致使工作发展不平衡。1996年京、津、沪三地孕产妇死亡率为24.2/10万，接近发达国家水平；而西南地区为119.5/10万，仍处于发展中国家水平。

（2）经济基础薄弱，投入不足

我国属发展中国家，经济实力还不雄厚，对妇幼卫生事业的经费投入不足，不能满足工作需求，妇幼卫生事业的发展滞后于经济发展。现有的专业队伍素质不高，专业机构的设施和服务能力不能满足日益增长的服务需求。

（3）宣传工作力度不够，认识不到位

由于宣传工作不够深入，一些政府领导对妇幼卫生工作的认识不到位，在财政补偿机制不能完全满足需求的情况下，有些卫生部门的领导也不能把妇幼卫生工作摆上应有的位置。多年来，一些基层人员的工作条件、福利待遇以及职称晋升等方面的问题没有得到很好的解决。再加上妇幼保健工作的短期效益不明显，致使队伍难以稳定。随着市场经济的发展，部门内部重临床、轻保健的认识依然存在或加重。

（4）其他社会因素

随着工业化进程的加速及城市化趋势的发展，国有企业面临前所未有的困难，下岗人员和流动人口增多，正在和将要带来更多的影响妇女儿童健康的问题。如企业女职工劳动卫生保健和职业卫生保健方面的问题日益突出，下岗女职工的卫生保健不能落实。另外，性传播疾病呈快速增长，也带来一系列新问题，使妇幼卫生工作面临新的挑战和更艰巨的任务。

第二节 妇幼卫生管理

要依据部门职能分工和科学的学科分类方法,明确界定妇幼保健的业务范围、服务内容和项目,为实施行业准入服务。制定完善有关标准,包括技术质量服务标准、人员准入标准、机构设立标准。适应网络经济发展需要,建立完善的信息服务网,完善妇幼保健信息网络,定期发布妇女儿童健康的主要指标信息。

一、我国目前的妇幼卫生行政管理机构网络

中央级是在国务院领导下的卫生部基层卫生与妇幼保健司,下设综合处、社区卫生处、农村卫生处、妇女卫生处、儿童卫生处和健康教育处;在省、自治区、直辖市级卫生厅内设基层卫生与妇幼处;地、(市、州、盟)级卫生局内设妇幼科,县(旗、自治县、区)级卫生局内设妇幼卫生科(股);乡政府内设分管卫生的官员,全面负责全乡的妇幼保健、防疫和医疗工作。

二、各级行政管理机构的职能

各级妇幼卫生行政机构的职责范围是在各级政府卫生行政部门的统一领导下,负责本地区妇幼保健工作组织领导。

1. 根据国家卫生工作方针、政策,结合本地区妇幼卫生现状,制定妇幼卫生工作计划;同时负责布置、督促、检查和总结等工作,为此,应掌握必要的数据,及时向上级请示汇报,当好参谋助手。

2. 协助制定本地区妇幼卫生事业的规划,包括机构的设置,队伍的建设以及业务工作开展的目标。

3. 与有关部门共同组织本地区内各级妇幼保健专业机构与综合医院妇产科、儿科开展有关妇幼保健的医疗、预防、教学及科学研究工作,并督促检查其质量,协助解决某些困难。

4. 依据目前妇幼卫生队伍素质较差、专业水平不高的现状,有计划、有组织地培训进修,并协助有关部门制定培养妇幼保健高、中级人员的教学计划,对妇幼卫生人员的奖惩、任免及提升、晋级等工作提出办法和建议。

进行行政管理的同时,运用各种经济手段进行有效管理,通过争取实施适度的财政政策、价格政策、税收政策和投资政策,对妇幼保健各类机构的发展方向、规模、速度和节奏进行有效调节。

第三节 妇幼卫生工作的业务管理

根据卫生部规定的各种业务管理规范,例如婚前保健工作规范、母婴保健医学技术鉴定管理办法、全国城市围产保健管理办法(试行)、城乡儿童保健工作要求等,对妇幼保健工作进行业务管理。

一、妇幼卫生业务机构网络

妇幼卫生业务机构包括妇幼保健院、所（站），计划生育指导站，妇产医院，儿童医院以及妇幼卫生研究机构等。这些机构受同级卫生行政部门领导和上一级妇幼保健业务机构的业务领导。

在省、市、自治区、县都设有妇幼保健机构，一般妇幼保健院为既有临床部又有保健部，没有病房只有门诊设施的为所，只有管理部门的为站。

街道、区或乡卫生院设妇幼保健组或防保组，妇幼保健组在业务上受县（区）妇幼保健院（所、站）的领导以及县（区）医院妇产科、儿科的指导。

村至少有一名医生或接生员负责妇幼保健工作。

二、妇幼卫生业务机构的基本功能

（一）省级妇幼保健院的职责

1. 全面掌握全省妇女儿童的健康状况，主要的健康问题、常见疾病和妇女儿童群体的多发性疾病、孕产妇死亡、围产儿死亡、婴儿及5岁以下儿童死亡情况及主要致死原因，计划生育技术服务需求和服务质量，出生人口质量及影响妇女儿童群体健康的主要生物、心理、社会、环境因素，协助卫生行政部门制定全省的妇幼保健规划和支持性规划。省级妇幼保健院作为业务的牵头单位参与规划的具体实施。

2. 掌握全省妇幼卫生专业队伍数量、知识和技术水平，根据妇幼卫生工作的实际需要，协助卫生行政部门制定在职人员及基层妇幼卫生人员的培训规划并具体组织实施，要有计划的培训妇幼保健方面的短缺专科人才，以满足保健工作的重要。

3. 能承担国家、省级科研课题和进行国际合作；针对本省妇女儿童身心健康的主要问题、重点疾病，开展应用性研究工作，并负责科研成果的推广应用。

4. 负责服务、整理、分析、储存全省妇女儿童健康指标、计划生育技术服务及人口出生质量、各项妇幼卫生工作指标及妇幼卫生资源转入等数据资料，按规定时间上报省卫生行政部门，同时反馈给市地卫生行政部门和妇幼保健院。负责对危害妇女儿童健康主要疾病的流行病学调查并开展防治工作，承担国家的监测任务。

（二）市（地）妇幼保健院的职责

1. 市（地）妇幼保健院以提高本地区妇女、儿童群体的健康水平和人口质量为目标，以妇女保健、儿童保健、计划生育技术指导、优生优育为中心任务，指导基层的重点保健与临床相结合的业务，肩负着本地区妇女、儿童健康规划的实施与监测任务。

2. 掌握本地区妇女儿童的健康状况、健康问题、主要疾病、孕产妇和婴儿死亡情况及主要死因，协助卫生行政部门制定妇幼卫生发展规划以及防治计划并牵头实施。

3. 承担基层医疗保健单位妇幼卫生人员的专业进修、本院人员的在职教育并全面掌握本地区妇幼卫生技术人员的现状，协助卫生行政部门制定培训规划并组织实施。

4. 负责本地区妇幼卫生常规报告、抽样调查、监测点的数据收集、整理、分析、储存并按规定时间上报卫生行政部门及上一级妇幼保健院。

5. 经常深入基层调查研究，建立实验地段，在地段内承担妇女儿童的系统保健、常见病、多发病的防治、计划生育技术服务、健康教育等各项工作，不断总结经验。

6. 承担必要的科研课题和国际合作项目。

(三) 县级妇幼保健院的职责

1. 提供计划生育技术服务,掌握全县计划生育技术服务的质量、存在问题、并发症及并发症发生乃至转归情况,负责开展婚前医学检查、优生咨询工作,掌握人口质量,为提高人口素质服务。

2. 负责全县妇幼卫生常规报告等统计信息收集、整理、分析评价工作,为县卫生行政部门提供决策的依据,并同时报上一级妇幼保健院。

3. 正确指导农村的新法接生,努力创造条件,提高乡卫生院产科助产水平,改善产科住院及接生条件,提高住院分娩率,降低农村孕产妇死亡率。负责乡卫生院、中心乡卫生院产科的技术指导,开展产科质量、孕产妇死亡、儿童生长发育监测、计划生育技术事故的审评工作。

4. 负责县、乡镇儿童入托、入学前健康体检及托幼机构保健人员的培训考核工作。

(四) 乡级妇幼保健工作的主要任务

1. 掌握全乡(镇)孕产妇保健和儿童保健工作的基本情况,包括0~6岁儿童数、出生数、死亡数以及各年龄组儿童系统管理数、孕产妇总数、孕产妇系统管理数、孕产妇死亡数及出生缺陷数等,并按要求及时上报。

2. 定期参加县级例会并召开村级例会,布置、实施和落实孕产妇保健和儿童保健工作。定期召开例会并进行业务培训,掌握村级工作情况,布置、督促、检查村级儿童保健系统管理工作的进展情况。指导村级接生工作,乡镇卫生院协助卫生局加强对接生员的管理,监督检查接生员的接生质量、产包配备、消毒使用情况,指导和解决接生中的疑难问题。定期培训村级人员,指导、检查、督促村级人员完成正常产妇的产后访视工作。

3. 对本乡(镇)的孕产妇实行系统保健管理,包括早孕(3个月内)建册(卡)和初查,定期产前检查(不少于5次),孕管册(卡)的回收、总结和分析,定期上报县妇幼保健机构。进行高危孕妇筛查,并专册登记和重点管理。对高危妊娠者及时转上级医疗保健机构。建立健全设施齐全、布局合理的妇产科,开展住院接生,严格执行产科工作操作常规,积极创建爱婴卫生院,提高母乳喂养率。承担高危孕产妇和难产产妇的产后访视。负责产后42~56天的健康检查。

4. 承担一定地段范围内的儿童保健系统管理工作,对体弱儿童、高危儿童进行专案管理,并根据情况给予特殊指导,增加访视次数。开设儿科门诊,积极开展小儿常见病和多发病的防治,尤其是儿童肺炎、腹泻的防治工作。提供村级人员实习基地。开设儿童保健门诊,定期进行儿童体检和生长发育监测,根据情况开展儿童眼保健和口腔保健工作。定期总结儿管工作,汇总分析有关资料,反馈指导工作,并上报县妇幼保健机构。

第四节 妇幼卫生工作的法律管理

依法管理、依法行政,是市场经济条件下,政府履行管理职能的主要手段,也是保证社会竞争有序的根本措施,实施法制管理是实现妇幼卫生全行业管理,促进妇女儿童健康发展的最重要的措施。

一、《母婴保健法》的意义和执法

1994年10月27日第八届全国人民代表大会常务委员会第十次会议通过了《母婴保健

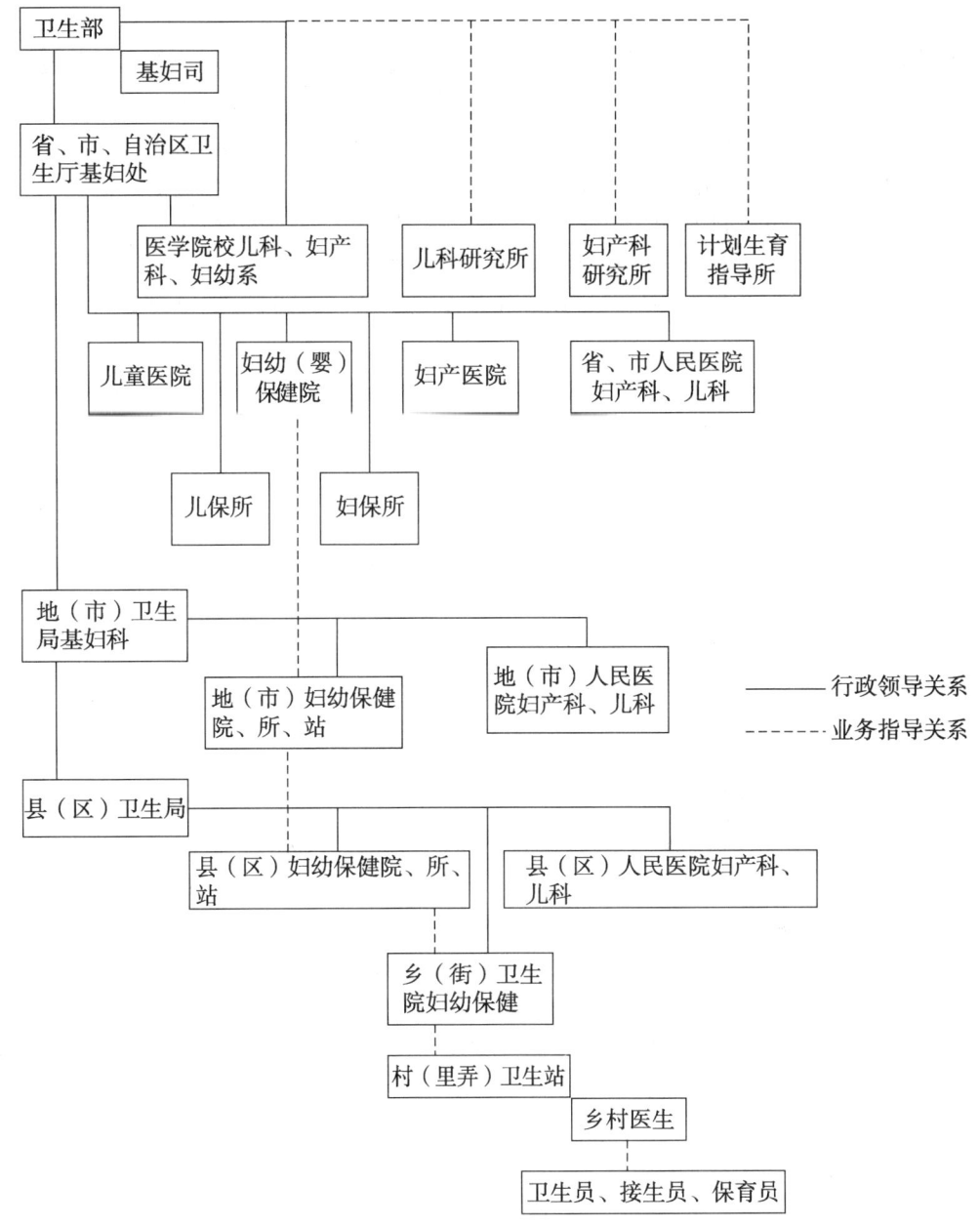

图 11-1 中国妇幼卫生组织示意图

法》，于 1994 年 10 月 27 日中华人民共和国主席令第三十三号公布，自 1995 年 6 月 1 日起施行。

（一）意义

1．《母婴保健法》体现了我国对基本人权的法律保护。健康权、生育权是基本人权的重要内容之一。生育健康的后代是每个公民、每对夫妇、每个家庭乃至每个民族的共同愿望。《母婴保健法》规定医疗保健机构"应当为公民提供婚前保健服务"，"应当为育龄妇女和孕产妇提供孕产期保健服务"等内容，都是为了维护人权、保障人权。《母婴保健法》的立法宗旨是保护母亲和婴儿健康，提高出生人口素质，表明了国家对公民基本人权的尊重和保护。

2. 颁布实施《母婴保健法》是与国际有关立法的成功接轨。《母婴保健法》所要解决的提高出生人口素质的问题，是国际社会十分关注的热点。世界上许多国家已经制定了保护母婴健康的法律，如韩国、日本有《母子保健法》，法国、德国、新加坡等国对人工终止妊娠问题有专门的《流产法》，或者在其他的法律中有相应的规定。《母婴保健法》的诞生，为我国在社会公共事务立法方面如何与国际惯例接轨，提供了宝贵的成功经验。

3. 《母婴保健法》是实现我国对国际社会庄严承诺的法律保障。1991年3月，李鹏总理代表中国政府对《儿童生存、保护和发展世界宣言》及《九十年代行动计划》向国际社会做出了承诺，实现代表妇女儿童健康水平的一系列指标。这些指标的完成，必须依靠法律、经济、技术等手段，实行综合治理。《母婴保健法》的颁布实施，无疑使健康指标的实现有了法律保障，也体现了我国信守国际承诺的决心。

（二）执法

1. 《母婴保健法》实施以来，在全国人大教科文卫委员会、法制工作委员会和国务院法制办的支持与指导下，卫生部制定下发了7部配套规章和文件。至1999年年底，全国有23个省、自治区、直辖市制定了当地的《母婴保健法》实施办法。全国普遍开展了婚前医学检查、孕产期保健、助产技术等母婴保健专项技术的考核、审发许可证工作。目前各省、自治区、直辖市已相应建立起了各级母婴保健执法监督队伍，人数达2万多人，为维护法律的权威性和严肃性起到了重要作用。

2. 《母婴保健法》以法律条文规范各级政府、卫生行政部门、政府相关职能部门和妇幼保健机构在母婴保健工作中的职责，实现了母婴保健工作由政策管理向依法管理的转变。各地在实施本法的过程中，把母婴保健工作纳入政府工作日程，实行目标管理，将孕产妇死亡率、婴儿死亡率这两项重要指标列入到社会发展规划目标中，使之成为政府管理社会的一项重要内容。还有，依法行政是执法工作顺利开展的有力保证。作为执法主体的卫生行政部门，按照卫生部和地方卫生行政部门制定标准严格考核和审批，对符合条件的医疗保健机构发给许可证，允许其从事母婴保健专项技术服务。

近几年来，虽然在全国范围内广泛开展《母婴保健法》的执法活动，已经形成一定的声势，但也发现存在一些问题，执法力度总体来讲还不够强。如一些地方政府及有关部门对实施《母婴保健法》的重要意义认识不足，经费投入不足，制约妇幼保健事业的发展；基层妇幼保健人员业务水平与母婴保健法的要求还有一定差距；因受文化水平和经济条件等因素的制约，农村群众的法律意识还没有达到相应水平，给执法工作带来一定困难；卫生部门执法监督的力度不够，目前大多数省的执法工作还仅限于核发许可证、合格证上，真正的监督执法工作还没有开展起来。此外，相关部门之间在执法问题上认识不够一致，还需进一步协调配合。"依法治国"已经成为中国的一项基本方略，同时也为贯彻实施《母婴保健法》，严格依法行政提出了更高的要求。

二、加强妇幼卫生工作的执法和监督

要在完善《母婴保健法》配套法规的基础上，通过国家与省两级立法途径，规定公民和社会实体的责任和义务；对优生优育方面的科学技术开发、推广和普及做出程序性规定，明确各级管理权限；按照《保险法》以及建立社会保障制度的要求，尽快制定妇女儿童保健保险法规，从根本上解决保健经费筹资及风险化解的问题；完善妇幼保健机构、人员、技术、产品和服务项目的市场准入规定。加强现行《母婴保健法》、《女职工劳动保护规定》、《执业医师法》和《医疗机构管理条例》等法律法规的执法工作，坚决打击非法行医等违法行为，保护合法服务，维护妇幼保健市场的竞争秩序。

第五节　妇幼卫生工作中的信息管理

一、信息在妇幼卫生管理中的作用

信息是人类社会生存和发展的基本资源。在人类社会发展的历史长河中，材料、能源、信息从来都是人类生存和发展不可缺少的基本资源，信息成为一种资源是人类社会发展到一定阶段的结果。信息是经过分析处理的，并且对于使用者来讲具有使用价值的消息数据、文件、情报和资料的总称。

妇幼卫生信息有保健信息、医疗信息和管理信息。妇幼工作者只有收集到现有的妇幼卫生方面的信息，如婴儿死亡率、围产儿死亡率、孕产妇死亡率等，以及关于妇幼卫生服务方面的信息，才能针对现有的状况做出应有的决策，因此，信息在评价选择行动方案中是必需的。

信息在妇幼卫生工作中的作用有：

1. 信息是妇幼卫生机构制订计划和决策的依据

要使计划和决策符合客观实际，必须有必要的信息作为依据。

对于妇幼卫生行业的管理者和决策者来讲，三种类型的信息是必需的：

（1）必须知道所辖地区妇女儿童的健康状况、疾病结构、卫生需求，当前主要的卫生问题及其优先级；

（2）必须知道众多的预防、诊断治疗、保健及干预措施中哪一种是适宜、经济而有效的；

（3）必须知道什么是妇幼卫生服务的决定或影响因素，确定什么样经济有效的干预措施以改善妇女儿童的健康状况。

由于我国是一个社会经济发展严重不平衡的国家，各地卫生状况、人群健康水平差异很大，所面临的社会卫生问题不尽相同，探讨和研究各地社会经济发展不平衡及其有关影响因素所造成的妇幼卫生状况的明显差异，了解不同类型地区卫生保健事业的发展水平、妇幼卫生资源的分布、结构及其利用情况和不同类型地区妇女儿童对卫生服务的需要，评价卫生资源的合理开发、利用和布局，掌握不同类型地区卫生状况的差异特征和主要社会卫生问题，是卫生事业宏观管理和科学决策的基本出发点。

2. 信息的沟通联络作用

妇幼卫生系统是一个牵涉到很多部门的组织结构，它要求每个成员都有沟通情报的技能。信息不仅是最高主管人员发出，其他人接收，也不仅是下级发出信息，上级主管部门听取信息，事实上，组织中的每个成员既是信息的发出者，又是信息的接收者，信息沟通上下级之间的联系，也沟通了不同部门之间的联络，以便于各部门及时了解掌握信息，有的放矢地搞好妇幼保健工作。

3. 信息是监督、评价妇幼卫生规划实施进展的依据

决策与规划（计划）的制定需要以可靠、有效的信息为依据，为了实现规划（计划）的

预期目标,必须对规划的执行过程进行科学管理,即实行控制、监督和评价,这也必须有信息的支持。所谓监督、评价是判断预定卫生目标取得的数量、进展和价值的过程。它包括完善卫生目标,阐明目标取得的进展,测量与判断目标取得的效果,衡量达到目标获得的社会意义,通过监督、评价对今后的工作提出建议等五个方面。例如,20世纪90年代初,中国根据政府承诺的《儿童生存、保护和发展世界宣言》及90年代的《行动计划》,结合本国实际,制定了《九十年代中国儿童发展规划纲要》(简称《纲要》)。自90年代初以来,中国政府和社会各个方面,为实施这一《纲要》付出了极大努力。为了解前些年实施《纲要》的进展情况,分析实现目标存在的困难和原因,明确到2000年达标的工作重点和策略,1998年组织了一次对《纲要》实施情况的监督评价。通过收集一系列数据、信息反映,全球2000年儿童发展的24项目标中,中国有14项已经或即将实现,这14项指标是:降低婴儿/5岁以下儿童死亡、普及安全饮水、普及基础教育、扫除成人文盲、保护困境儿童、享有孕期保健和安全接生、提倡母乳喂养、消灭脊髓灰质炎、降低麻疹发病和死亡、保持计划免疫覆盖率、降低儿童腹泻死亡、降低儿童急性呼吸道感染死亡、扩大早期儿童发展和开展生命知识/生活技能宣传;有6个项目,即:降低孕产妇死亡、降低儿童营养不良、普及卫生厕所、预防艾滋病、消除碘缺乏病与消除新生儿破伤风等达标难度较大;另有合理的生育间隔、降低低体重出生儿比例、降低妇女缺铁性贫血与消除维生素 A 缺乏症等4项指标目前尚缺乏数据。总的评价是经过7年多来《纲要》的实施,反映儿童基本状况的主要指标已取得了长足的进步,婴儿死亡率、5岁以下儿童死亡率分别从90年代的51‰和61‰下降到2000年的32.2‰和39.7‰;孕产妇死亡率从1989年的94.7/10万下降到2000年的53.0/10万;5岁以下如同低体重患病率从1990年的21%下降到10%;儿童生存、保护和发展的环境得到明显的改善。但作为人口众多的发展中国家,仍然面临许多挑战,为提高儿童发展的整体水平,进一步优化儿童生存环境,缩小区域间的差异,消除贫困等,更好地维护妇女权益,提高妇女素质,加快实现男女平等的进程,应认真贯彻执行中国政府制定的《中国妇女发展纲要(2001—2010)》和《中国儿童发展纲要(2001—2010)》,争取早日实现其目标要求。

4. 信息是对工作有效控制的工具

可以通过基层妇幼工作的信息反馈来调节和控制系统的速度和规模,使系统具有灵活性、稳定性,保持系统趋向于目标的运行。

二、妇幼卫生信息分类

1. 人口学信息 例如总人口数、活产数、孕产妇数、1~4岁儿童数、育龄妇女数等。
2. 人群健康信息 包括死亡资料和疾病资料

死亡资料:例如婴儿死亡率、5岁以下儿童死亡率、孕产妇死亡率等;

疾病资料:发病数和患病数。

3. 卫生服务信息

孕产妇保健服务:如产前检查人数、产后访视人数、住院分娩产妇数等;

儿童保健服务:婴幼儿系统管理人数等;

计划生育服务:上环、人工流产人数等。

4. 卫生资源信息

卫生资源:妇幼卫生人员、房屋、设备、经费等。

三、妇幼卫生信息的资料来源

1. 经常性资料

（1）日常工作记录

包括两种：日常医疗卫生工作的原始记录，例如门诊、住院、接生、临床化验、健康检查等的记录，专门内容的报告单，如出生、死亡等的报告单。

（2）统计报表

他们是在日常工作记录的基础上，根据国家规定的报告制度，由医疗或卫生保健机构定期整理和统计后逐级上报的，我国现已经制定了统一使用的妇幼卫生和其他卫生统计的报表，此外其他与妇女卫生有关的经济、文化、交通、环境、人口的等情况的资料也可以为妇幼保健服务。统计报表是定期取得的、系统的、全面的统计资料的主要形式，是各级卫生和其他有关部门了解情况、制定政策和检查工作效果的重要科学依据。目前使用的妇幼卫生常规统计报表有五张，即"7岁以下儿童保健工作年报表"、"孕产妇保健年报表"、"妇女病查治工作年报表"、"节育手术数量和质量年报表"、"婚前医学检查报表"。这五张报表是卫生部和国家统计局制定的全国统一使用的统计报表，均为年报汇总表。为了方便工作，有些地方结合当地实际，制定了简单、方便的月报表、季报表和半年报表，供乡村填报后再汇总上报。其中，婚检报表只在婚检单位填报。

（3）妇幼卫生监测：中国妇幼卫生监测系统分为孕产妇死亡、儿童死亡及出生缺陷监测系统。

Ⅰ：孕产妇死亡监测

全国孕产妇死亡监测于1989—1995年在全国247个监测点进行。初步摸清了我国孕产妇死亡的基本情况。1996年，全国孕产妇死亡监测网同中国5岁以下儿童死亡监测及出生缺陷网实行"三网合一"，全国监测点调整到116个市（县）。

孕产妇死亡检测是以人群为基础的监测，其监测对象是在监测区内有正式户口的孕产妇，从妊娠开始至产后42天，不论计划内外生育者，不论妊娠各期和部位，凡与妊娠有关或因妊娠病情加重及治疗原因造成的死亡均属监测对象。妊娠各期的意外死亡者除外。

监测报表包括"监测点活产数和孕产妇死亡季报表"、"育龄妇女死亡登记表"、"孕产妇死亡报告卡"。

Ⅱ：儿童死亡监测

全国5岁以下儿童死亡率监测开始于1991年，在1996年前，其监测网选取81个监点。1996年正式实施中国妇幼卫生监测"三网合一"方案后，本着以最小样本量满足三网（儿童死亡率、孕产妇死亡率、出生缺陷监测）均能反映全国水平的原则，在原5岁以下儿童死亡监测的基础上，中和考虑孕产妇死亡和出生缺陷的情况，确定了全国31省、市、自治区的116个监测市县作为全国"三网合一"实施的监测点。调整后的116个监测点，包括原5岁以下儿童死亡网所有监测点，100（86%）个监测点与原孕产妇死亡监测点吻合，这样确保了监测系统的连续性。监测地区家庭户中0~4岁儿童作为监测对象，包括居住该地区一年以上的流动人口中0~4岁的儿童。监测地区孕满28周，娩出后有心跳、呼吸、脐带搏动、随意肌缩动四项生命指标之一，而后死亡的5岁以下儿童均报告死亡和死因。监测网在农村抽取2~4个乡，城市抽取1个城区为监测范围。监测报表包括"0~4岁儿童死亡监测报表（季、年报）"、"儿童死亡报告卡"。

Ⅲ：出生缺陷监测

出生缺陷监测是指在某一地区（或全国范围内），选择有一定代表性的医院或人群，对围产儿进行长期、持续的动态观察，将监测期的出生缺陷发生率与事先设置的标准（基线率）进行比较、评估，及时获得某些出生缺陷的突然增加或发生新型出生缺陷的信息，分析其消长的原因，以利于尽快发现和消除致畸因素，促进提高人口素质。

我国在 20 世纪 70 年代后期就有出生缺陷的报告，仅仅局限于一些细胞遗传学和遗传病以及少数畸形的个案报告。80 年代初期，全国陆续出现了一部分省份或部分地区有关出生缺陷的回顾性调查和现状调查，其中肖坤则教授 1982 年在成都开始为期一年的以医院为基础的出生缺陷监测影响最大，1985 年四川省被接纳为国际出生缺陷监测情报所成员。卫生部于 1986 年 10 月至 1987 年 9 月组织了 29 省（市、自治区）、945 所医院参加的全国出生缺陷监测，通过为期一年的监测，全国共监测围产儿 1 243 284 例，发现畸形儿 16 172 例，从而初步摸清了我国围产儿的素质现状，查明了我国先天畸形的种类、顺位以及地域分布情况，建立了一个初具规模的出生缺陷监测网，填补了我国在该领域的空白。为进一步掌握全国出生缺陷的情况。卫生部决定从 1988 年起，全国出生缺陷监测工作展开持续的长期性的动态监测。从 1996 年将全国出生缺陷、孕产妇死亡监测和 5 岁以下儿童死亡监测实施"三网合一"，全国 450 所医院参加监测，每年监测 40 余万围产儿。

出生缺陷的监测是以医院为基础的监测，对象是凡在监测医院分娩的孕满 28 周至出生后 7 天的围产儿，包括死胎、死产和 7 天内死亡的新生儿。监测网抽取县级或以上的医院为监测医院，在大城市取 10 个医院，中小城市抽取 4 个医院，县级抽取 2 个医院参加监测。监测报表包括《围产儿数季报表》和《出生缺陷儿登记卡》。

还有一种以人群为基础的出生缺陷监测系统（不属于妇幼卫生三网监测），由北京大学医学部生育健康研究所牵头，1992 年开始，覆盖了河北、山西、江苏、浙江 4 省的 32 个县、市的所有孕满 20 周的新生儿。该监测系统以研究最完整、最准确的出生缺陷诊断与报告的方法，以反映各种出生缺陷率及其动态变化为目的。所有新生儿在出生时到生后 6 周期间至少进行 3 次体检；任何有出生缺陷或怀疑有出生缺陷的婴儿均以出生缺陷病例上报，上报时间为每个月 1 次；上报材料包括当地每个月的出生资料、出生缺陷病例报表及病例体表照片；出生缺陷病例的诊断是由北京大学医学部的儿科专家及来自美国疾病控制中心的专家完成。该监测系统在 1993—1996 年共监测了 100 万出生儿，监测到 1 万例出生缺陷新生儿，收到上报出生缺陷儿童体表照片 3 万张，其中重大出生缺陷达 5000 例，排前几位的为神经管畸形、唇腭裂及肢体畸形等。该监测系统是一种世界上独特的出生缺陷监测系统。其资料主要被用来进行出生缺陷监测报告（月报、季报、年报）、出生缺陷资料交换，为所有以出生缺陷监测资料为结局或因素的流行病学及临床医学研究提供数据。其特点为以人群为基础和以体表照片为数据及诊断依据。该系统具有完整的质量控制手段，其监测结果已用于分析性研究及监测报告。现在，该监测系统已电子化，使用方便，操作简单，大多数据可通过点击鼠标或由计算机自动赋值。数据的远距离传输主要采用远程拨号的方式进行，为中心存储器以保存主数据库。采集的数据可即时被整理、汇总和统计，并按照各级保健、医疗单位和人员的工作需要反馈，并可直接打印出各类报表，可以做到实时性、准确性，免除了医务工作者大量繁重的工作。

2. 一时性资料

即通过专门组织的调查而获得的资料，如调查孕产妇死亡的危险因素，仅靠经常性的医疗卫生日常记录和有限的报表是远远不够的，必须组织专门的调查来收集资料。

（罗文丽　郭　岩）

测试题

一、名称解释

1. 生殖健康
2. 孕产妇死亡检测
3. 出生缺陷监测

二、单选题

1. 联合国千年发展目标中与妇幼卫生直接相关的指标是
   A. 降低妇女和儿童的疾病负担
   B. 降低儿童死亡率和降低孕产妇死亡率
   C. 提升妇女的受教育水平
   D. 降低农村居民的医疗费用负担
   E. 提升儿童和妇女的保障覆盖面

2. 对孕妇进行体检并进行孕期指导，此工作属于
   A. 青春期保健
   B. 孕前保健
   C. 孕期保健
   D. 产期保健
   E. 产褥期保健

3. 1996年我国正式实施妇幼卫生监测"三网合一"方案，"三网"是指
   A. 儿童死亡率、孕产妇死亡率和出生缺陷监测
   B. 县、乡、村三级医疗网
   C. 东、中、西部儿童死亡监测
   D. 医院、CDC和妇幼保健院的监测系统
   E. 城市、农村和重点地区监测

三、简答题

1. 简述我国不同时期的妇幼卫生工作方针。
2. 简述《母婴保健法》的意义。

参考答案

一、名称解释

略

二、单选题

1. B　　2. C　　3. A

三、简答题

1. 答：妇幼卫生工作方针的突出特点是以保健为中心，以预防为主。新中国成立初期，妇幼卫生工作坚持"预防为主"，以推广新法接生和妇科病普查普治为主要工作内容。20世纪60年代后期，妇幼保健机构逐步恢复和建立健全，服务功能不断完善，80年代，形成了"以预防保健为中心，指导基层为重点，保健与临床相结合"的工作方针。90年代，妇幼卫生工作在预防为主的基础上，强化管理，将保健与临床有机地结合，进一步发展完善为"以保健为中心，以保障生殖健康为目的，保健与临床相结合，面向群体，面向基层和预防为主"的工作方针。

2. 答：《母婴保健法》的意义体现在三个方面：①《母婴保健法》体现了我国对基本人权的法律保护。其的立法宗旨——保护母亲和婴儿健康，提高出生人口素质，表明了国家对公民基本人权的尊重和保护。②颁布实施《母婴保健法》是与国际有关立法的成功接轨。世界上许多国家已经制定了保护母婴健康的法律。《母婴保健法》的诞生，为我国在社会公共事务立法方面如何与国际惯例接轨，提供了宝贵的成功经验。③《母婴保健法》是实现我国对国际社会庄严承诺的法律保障。中国政府曾向国际社会做出了承诺，实现代表妇女儿童健康水平的一系列指标。《母婴保健法》的颁布实施，无疑使健康指标的实现有了法律保障，也体现了我国信守国际承诺的决心。

第十二章　社区卫生服务管理

> **学习目标**
> 1. 掌握社区及社区卫生服务的基本概念；掌握社区卫生服务质量保障措施和质量评价。
> 2. 熟悉社区卫生服务管理的主要内容。
> 3. 了解社区卫生服务的对象、基本工作内容和工作方式。

第一节　概　述

随着社会、经济、技术的发展，卫生保健事业已进入综合保健时代。综合保健是指从全人群多维健康管理着眼，对人的生命周期采取从促进健康、预防保健、合理治疗到康复的全面保健措施，组织发动全社会支持和参与，以达到延长健康寿命，提高和维护人的生活质量的目标。要实现综合保健的目标，必须发展社区卫生服务。1996年12月，中共中央、国务院召开了新中国成立以来第一次全国卫生工作会议，讨论通过并于1997年1月公布了《中共中央、国务院关于卫生改革和发展的决定》（简称《决定》）。《决定》中再一次明确指出发展社区卫生服务，动员全社会和全体人群积极参加，提高全体人群的素质和健康水平。并指出"改革城市卫生服务体系，积极发展社区卫生服务，逐步形成功能合理、方便群众的卫生服务网络"。

一、社区

（一）概念

"社区"的概念最早由德国社会学家腾尼斯（F. Tonnies）在1887年出版的《社区与社会》一书中提出，随后美国学者罗密斯（C. P. Roomis）译成英语为community。在我国，社区一词由费孝通于20世纪30年代从英文翻译成中文并第一次使用。其为社区下的定义是：社区是若干社会群体（家庭、氏族）或社会组织（机关、团体）聚集在某一地域里所形成的一个生活上相互关联的大集体。1987年在阿拉木图召开的初级卫生保健国际会议上将社区定义为：以某种形式的社会组织或团体结合在一起的一群人。近年，我国国家民政部又将其定义为：社区是指聚居在一定地域范围内的人们所组成的社会生活共同体。

作为一种地域性社会实体的社区，与一般的行政区有联系，也有区别。有的行政区与社区在地域上可能是重合的，如某些乡、镇、街道，它既是一个行政区，同时在主要的社会生活是同类型的，故又是社区。行政区是为了实施社会管理，人为划定的，边界清楚。社区是人们在长期共同的社会生产和生活中自然形成的，其边界是模糊的。同一社区可被划入不同的行政区,而同一行政区内也可包含着不同的社区。

(二) 基本要素

社区具的基本要素有:①相对独立和稳定的地域;②居住着以一定生产关系与社区关系为纽带组织起来的生活人群;③有共同利益和管理组织;④有地缘上的归属感和心理上的认同感;⑤具有共享的文化。

(三) 分类方式

社区的分类方式很多,但常见的分类方式有以下三种:

1. 根据人群的共同地理位置划分的社区

大部分社区是由居住在相同或相邻地区的居民组成的。例如,我国的社区一般分为城市社区和农村社区两种。在城市,一般将相邻的几个街道或居委会合称一个社区;在农村,则将几个相邻的村或镇合称一个社区。

2. 根据人群的某些共同兴趣或目标划分的社区

一些社区则由具有某些共同兴趣或目标的人群组成。这些人群可以居住在不同的地区,但他们为了某些共同兴趣或目标,在特定的时间聚集在一起。如一所学校可以构成一个社区,一个工厂也可以构成一个社区。

3. 根据人群的某些共同问题划分的社区

一些社区是由具有某些共同问题的人群组成。这些人群可能既不居住在同一地区,也不在一起学习和工作,但具有需要共同解决的问题,如河流污染影响了流域两岸居民的正常生活,为了有效解决这一问题,可以将这些居民生活居住的流域两岸视为一个社区。

二、社区卫生服务

(一) 概念

社区卫生服务是社区建设的重要组成部分,是在政府领导、社区参与、上级卫生机构指导下,以基层卫生机构为主体、全科医师为骨干,合理使用社区资源和适宜技术,以人的健康为中心、家庭为单位、社区为范围、需求为导向,以妇女、儿童、老年人、慢性病患者、残疾人等为重点,以解决社区主要卫生问题,满足基本医疗卫生服务需求为目的,融预防、医疗、保健、康复、健康教育、计划生育技术服务等为一体的,有效的、经济的、方便的、综合的、连续的基层卫生服务。

(二) 意义

第一,是提供基本卫生服务,满足人民群众日益增长的卫生服务需求,提高人民健康水平的重要保障。社区卫生服务覆盖广泛、方便群众、能使广大群众获得基本卫生服务,也有利于满足群众日益增长的多样化卫生服务需求。社区卫生服务强调预防为主、防治结合,有利于将预防保健落实到社区、家庭和个人,提高人群健康水平。

第二,是深化卫生改革,建立与社会主义市场经济体制相适应的城市卫生服务体系的重要基础。社区卫生服务可以将广大居民的多数基本健康问题解决在基层。积极发展社区卫生服务,有利于调整城市卫生服务体系的结构、功能、布局,提高效率,降低成本,形成以社区卫生服务机构为基础,大中型医院为医疗中心,预防、保健、健康教育等机构为预防、保健中心,适应社会主义初级阶段国情和社会主义市场经济体制的城市卫生服务体系新格局。

第三,是建立城镇职工基本医疗保险制度的迫切要求。社区卫生服务可以为参保职工就近诊治一般常见病、多发病、慢性病,帮助参保职工合理利用大医院服务,并通过健康教育、预防保健，增进职工健康，减少发病，既保证基本医疗，又降低成本，符合"低水平、广覆盖"的原则，对职工基本医疗保险制度的长久、稳定运行起重要支撑作用。

第四，是加强社会主义精神文明建设，密切党群、干群关系，维护社会稳定的重要途径。社区卫生服务通过多种形式的服务为群众排忧解难，使社区卫生人员与广大居民建立起新型医患关系，有利于加强社会主义精神文明建设。积极开展社区卫生服务是为人民办好事、办实事的德政民心工程，充分体现全心全意为人民服务宗旨，有利于密切党群干群关系，维护社会稳定，促进国家长治久安。

三、中国社区卫生服务的发展

1. 新中国成立之初

新中国成立后，在吸取旧中国原有做法及原苏联成功经验的基础上，依据区划分级医疗的原则，建立了城市卫生服务网。在大城市，卫生机构一般分为市、区及基层三级，中小城市一般分为市及基层二级。其中城市基层医疗卫生机构是指地段（街道）医院，为地段居民提供医疗、预防、卫生防疫、妇幼保健及计划生育等医疗卫生服务。地段医院行政上接受街道办事处领导，业务上接受市区卫生局及市区医疗机构指导，城市基层卫生组织还包括各机关，学校，企事业单位的医务室、卫生所、门诊部等，这些机构一般为本系统、本单位职工提供医疗卫生服务，起到地段（单位）基层防疫保健网络的作用。

2. 改革开放时期

改革开放以来，尤其是国家实行财政分级管理之后，城市卫生服务机构有了很大发展。其中发展较快的是医疗服务机构，特别是城市大医院的建设，在数量和质量上都有了很大提高，临床学科水平、解决疑难重症能力等各方面都达到了很高的水平，对解除人们的病痛、提高健康状况，发挥了重要的作用。但是，就整个城市卫生服务体系而言，在有效性和经济性方面尚存在严重缺陷，主要表现为：①同人们对卫生服务的需求不相适应。根据世界卫生组织研究结论，人们对卫生服务需求的近80%是属于初级的，在社区即可以得到满足。而我国城市卫生体系中社区一级供给很少，加之某些政策导向不合理，使得本该在社区得到满足的需求被吸引到大医院，形成了需要与需求的正三角形与卫生服务供给的倒三角形状态；②卫生资源利用不合理。一方面，大医院做了许多本应由社区做的事情，形成所谓"大马拉小车"的局面，而小医院却业务冷清，资源闲置。另一方面，消费者要支付比在社区多出几倍的直接费用和交通、等候等间接费用。同时，人口的老龄化、慢性非传染性疾病的增加需要健康教育、健康指导等预防性措施，但由于直接面向人群的社区卫生服务短缺，这些工作均难以到位。造成这些问题的主要原因，一是体制问题，各行业从中央到地方都强调垂直系统的配置，同时各级政府又都强调各自的管辖范围内设置门类齐全的卫生服务机构，使得同类机构重叠，彼此不是功能互补，而是互争消费者，形成供给相对大于需求。二是政策导向，享受医疗保障的人群，只有接受定点医院的服务才准予报销，而一般定点医院多是大医院，由此造成医院人满为患，出现供给不足的假象，并进一步导致过度建设大医院，使地区内大医院越来越多，而基层医院则日渐萧条和萎缩。

3. 20世纪80年代至今

20世纪80年代以来，政府对医院实行财政差额补贴机制，并且对医院的补助占医院总收入的比重越来越小。在卫生事业投入有限的情况下，国家未对集医疗、预防、保健等职能于一身的基层卫生机构给予足够的重视和倾斜性的投入政策，而在与上级医院的竞争中，无论是医疗设备、人员素质，还是技术水平等方面，基层医疗机构都处于劣势；再加上基础建设薄弱，技术力量不足，导致病源难于保证，病床利用率低，经济效益下降，简单再生产难以为继，陷入生存乏力的困境。

随着社会发展，特别是医学模式的改变，人们的健康意识增强，健康观念发生改变，要求提供全方位、多元化的卫生服务，而现有的基层卫生服务功能单一，服务内容局限，已远不能满足居民的需求。在此情况下，政府借鉴国外社区卫生服务的发展经验，并且在经历了社区卫生服务需求和理论评估后，开始明确倡导社区卫生服务的发展。1997年1月，《中共中央、国务院关于卫生改革的决定》中明确提出在城市中开展社区卫生服务；2000年卫生部等10部委局提出2010年在全国范围内，建成较为完善的社区卫生服务体系的总体目标；2001年卫生部关于印发《城市社区卫生服务基本工作内容（试行）的通知》；2004年卫生部《关于做好2004年创建全国社区卫生示范区活动有关工作的通知》；2006年《国务院关于发展城市社区卫生服务的指导意见》，以及卫生部的8个配套文件的出台，使中国社区卫生服务的发展逐步开展和不断完善。

四、中国城市社区卫生服务的产生背景

1. 医学模式与健康需求的变化需要新的卫生服务提供理念

随着中国经济改革的成功，城市生活水平得到了有效的提高，新的健康问题和健康需求不断出现，呈现出多层次性和多样性。仅靠医院服务已经不能完全满足和胜任居民的健康需求。与此同时，作为客观规律，生物医学模式也在向生物-心理-社会医学模式转变，中国卫生界和决策机构要顺应这种历史潮流，调整发展思路，应用世界先进健康理念和卫生服务模式，改造中国的卫生服务体系，满足人们的卫生服务需求。经验表明，医院的发展给人们的健康带来了好处，但建立小康社会，提高人们的生活质量和消除健康不平等，做好社区卫生服务是必要的政策取向。

2. 卫生资源配置与健康问题不相称促进社区卫生服务模式的出现

目前，我国存在着医疗资源配置不合理的状况，主要表现是卫生资源的配置总量及层次不甚合理，使得卫生服务的提供与居民对医疗服务的需求不相匹配。从实践来看，居民的主要健康问题是小伤小病，患疑难大病的比例并不高，但目前在我国的一些城市，医疗服务的提供和利用现状却是高层次的医疗机构提供大部分的医疗服务，基层卫生服务机构却只提供较少和较差的卫生服务，社区居民即使患小病小伤也要到费用高的大医院就诊，形成所谓"大马拉小车"的局面。这就是中国卫生领域出现的医疗服务提供的"倒三角"，与社区居民"正三角"的卫生服务需求不相匹配的现象。如果不尽快改变这种局面，就会阻碍我国卫生事业的发展。社区卫生服务模式的提出就是为了改变这种不合理的"倒三角"卫生服务提供模式，为合理配置卫生资源提供政策思路和策略。

3. 卫生费用上涨与卫生服务满意度的降低，需要建立一种和医院服务平等互补的提供体系来摆脱医疗危机和社会不满意

控制医疗费用过快上涨，是医疗服务中的一个难题，在国际上称为"医疗危机"，直接影响卫生服务的可持续发展。近几年来，我国卫生服务费用逐年攀升，年人均医疗费用增长速度大大超过了国内生产总值的增长速度。但是从国际经验来看，目前寻求到"少花钱，办好事"的有效策略就是发展社区卫生服务，把诸多健康问题和慢性病放到社区中去解决，从而降低过度利用医院服务带来的卫生资源的不合理消耗，提高居民对卫生服务的信心。这种

经验已被各国的实践所证实,并成为解决这一国际性难题的最好选择。

第二节 社区卫生服务的特点与内容

一、社区卫生服务的对象

社区卫生服务的对象是社区内的全体人群。按其健康状况和服务特点可分为五类人群。

1. 健康人群

世界卫生组织指出:"健康不仅是没有疾病和虚弱现象,而且是一种躯体上、心理上和社会适应方面的完好状态。""要使世界上所有的人都达到社会、经济生活两方面都富有成效的那种健康水平。"因此,健康人群应该是:躯体健康——躯体的结构完好和功能正常;心理健康又称精神健康——正确认识自我、正确认识环境、及时适应环境;具有良好的社会适应能力,其能力能在社会系统内得到充分的发挥、有效地扮演与其身份相适应的角色、其行为与社会规范相一致。

2. 亚健康人群

在生理、心理、社会三维健康和有明显疾病两类人群之间还存在一种介于二者之间的人群,虽然他们没有明显的疾病,但呈现体力降低、反应能力减退、适应能力下降等,这类人群称为亚健康人群。

3. 高危人群

高危人群是存在明显的对健康有害因素的人群,其发生疾病的概率明显高于其他人群。包括:①高危家庭的成员。凡是具有以下任何一个或更多标志的家庭即为高危家庭,单亲家庭,吸毒、酗酒者家庭,精神病患者、残疾者、长期重病者家庭,功能失调濒于崩溃的家庭,受社会歧视的家庭。②具有明显的危险因素的人群。危险因素是指在机体内外环境中存在的与疾病发生、发展及死亡有关的诱发因素(不良的生活方式、职业危险因素、社会和家族危险因素)。

4. 重点保健人群

重点保健人群是指由于各种原因需要在社区得到系统保健的人群,如儿童、妇女、老年人、疾病康复期人群、残疾人等需要特殊保健的人群。

5. 患者

患有各种疾病的患者包括常见病患者、明确诊断的慢性病患者、需现场急救的急诊患者等。

二、社区卫生服务的任务

1. 提高人群健康水平、延长寿命、改善生活质量

通过对不同的服务人群采取促进健康,预防疾病,各类人群的系统保健和健康管理,疾病的早期发现、诊断、治疗和康复,优生优育等措施提高人口素质和人群健康水平、延长健康寿命、改善生活质量。

2. 创建健康社区

通过健康促进,使个人、家庭具备良好的生活方式和生活行为,在社区创建良好的自然环境、社会心理环境和精神文明建设,紧密结合社区服务和社区建设,创建具有健康人群、

健康环境的健康社区。

3. 保证区域卫生规划的实施、保证医疗卫生体制改革和城镇职工基本医疗保险制度改革的实施。

三、社区卫生服务的基本原则

1. 坚持公益性，注重公平，效率和可及性
2. 政府主导，社会参与，多渠道发展
3. 实行区域卫生规划，立足于调整现有资源，辅以改扩建和新建
4. 公共卫生和基本医疗并重，中西医并重，防治结合
5. 地方为主，因地制宜，探索创新，积极推进

四、社区卫生服务的特点

1. 社区卫生服务提供基本卫生服务

社区卫生服务是一种以社区卫生服务机构为主体的基层医疗、预防、保健服务。社区人群为其健康问题寻求卫生服务时最先接触、最经常利用的医疗、预防、保健服务。能以相对方便、经济、有效的适宜技术方法解决社区居民60%～80%的基本健康问题，并根据需要安排患者（包括部分健康人群）及时进入其他级别或类别的医疗、预防、保健服务机构。

2. 社区卫生服务是以预防为导向的服务

社区卫生服务因其服务对象和社会职能，具有明显的社会性。社区卫生服务技术人员对个人、家庭和社区健康的整体负责与全程控制，注重并实施不同人群"生命周期保健"，根据服务对象生命周期和疾病发生、发展的不同阶段可能存在的危险因素和出现的健康问题，提供一、二、三级预防；并提供规范性的周期性健康检查，对不同人群采取不同的预防保健措施。

3. 社区卫生服务是综合性服务

社区卫生服务向社区全体人群提供"全方位"综合性服务。体现在：①服务对象不分年龄、性别和疾病类型的全人群；②服务内容包括医疗、预防、保健、康复和健康促进等基本医疗卫生服务；③服务范围涵盖个人、家庭与社区；④服务项目包括一般的内科、儿科、妇产科、门诊外科、皮肤科、眼科、五官科、骨科、精神科等常见问题，还包括老年病、慢性病、环境及职业病的防治；⑤综合利用各类适宜的技术和一切对服务对象有利的方式和手段，包括现代医学和传统医学。

4. 社区卫生服务是持续性服务

社区卫生服务是从生前到死后的全过程服务，其持续性可包括以下几个方面：人生的各个阶段；健康-疾病-康复的各个阶段；任何时间地点，无论何时何地，甚至住院或会诊期间，社区卫生技术人员都负有持续性责任，根据人群需要事先或随时提供服务。

5. 社区卫生服务是可及性服务

社区卫生服务是可及的基层卫生服务。社区卫生服务的可及性体现在技术适宜、地理接近、服务方便、关系亲密、结果有效、价格便宜（合理）等一系列使人易于利用的特点。

6. 社区卫生服务是以社区为基础的服务

社区卫生服务必须立足于社区、以社区为基础。社区卫生技术人员在服务中，既要利用社区背景了解个体的相关问题，又要从个体反映出来的群体问题了解其所属单位、团体或住

宅区域可能发生的重大事件并设法提出合理的社区干预计划。

五、社区卫生服务的内容

1. 建立居民健康档案

以妇女、儿童、老年人、残疾人、慢性病患者等重点人群为重点，在自愿的基础上，为辖区常住人口建立统一、规范的居民健康档案。健康档案的主要信息包括居民基本信息、主要健康问题及卫生服务记录等。健康档案要及时更新，并逐步实行计算机管理。

2. 健康教育

针对健康素养基本知识和技能、优生优育及辖区重点健康问题等内容，向城乡居民提供健康教育宣传信息和健康教育咨询服务，设置健康教育宣传栏并定期更新内容，开展健康知识讲座等健康教育活动。

3. 预防接种

为适龄儿童接种乙肝疫苗、卡介苗、脊灰疫苗、百白破疫苗、白破疫苗、麻疹疫苗、甲肝疫苗、流脑疫苗、乙脑疫苗、麻腮风疫苗等国家免疫规划疫苗；在重点地区，对重点人群进行针对性接种，包括肾病综合征出血热疫苗、炭疽疫苗、钩体疫苗；发现、报告预防接种中的疑似异常反应，并协助调查处理。

4. 传染病防治

及时发现、登记并报告辖区内发现的传染病病例和疑似病例，参与现场疫点处理；开展结核病、艾滋病等传染病防治知识宣传和咨询服务；配合专业公共卫生机构，对非住院结核患者、艾滋病患者进行治疗管理。

5. 儿童保健

为0～36个月婴幼儿建立儿童保健手册，开展新生儿访视及儿童保健系统管理。新生儿访视至少2次，儿科保健1岁以内至少4次，第2年和第3年每年至少2次。进行体格检查和生长发育监测及评价，开展心理行为发育、母乳喂养、辅食添加、意外伤害预防、常见疾病防治等健康指导。

6. 孕产妇保健

为孕产妇建立保健手册，开展至少5次孕产妇保健服务和2次产后访视。进行一般体格检查及孕期营养、心理等健康指导，了解产后恢复情况并对产后常见问题进行指导。

7. 老年人保健

对辖区内65岁及以上老年人进行登记管理，进行健康危险因素调查和一般体格检查，提供疾病预防、自我保健及伤害预防、自救等健康指导。

8. 慢性病管理

对高血压、糖尿病等慢性病高危人群进行指导。对35岁以上人群实行门诊首诊测血压。对确诊高血压和糖尿病患者进行登记管理，定期进行随访，每次随访要询问病情、进行体格检查及用药、饮食、运动、心理等健康指导。

9. 重性精神疾病管理

对辖区内的重性精神疾病患者进行登记管理；在专业机构指导下对在家居住的重性精神疾病患者进行治疗随访和康复指导。

10. 健康管理

健康管理是对个体或群体的健康进行全面监测、分析、评估，提供健康咨询和指导以及对健康危险因素进行干预的全过程。健康管理的宗旨是调动个体、群体及整个社会的积极性，有效地利用有限的资源来达到最大的健康效果。健康管理的具体做法就是为个体和群体（包括政府）提供有针对性的科学健康信息并创造条件采取行动来改善健康。

11. 社区医疗

提供一般常见病、多发病和诊断明确的慢性病的医疗服务，疑难病症的转诊，急危重症的现场紧急救护及转诊，提供家庭出诊、家庭护理、家庭病床等家庭医疗服务。

12. 社区康复

了解社区残疾人等功能障碍患者的基本情况和医疗康复需求；以躯体运动功能、日常生活活动能力及心理适应为重点，提供康复治疗和咨询。

13. 计划生育技术服务

在夫妻双方知情选择的前提下，指导夫妻双方避孕、节育，提供避孕药具以及相关咨询。

14. 开展社区卫生服务信息的收集、整理、统计、分析与上报工作。

15. 根据居民需求、社区卫生服务功能和条件，提供其他适宜的基层卫生服务和相关服务。

六、社区卫生服务方式

社区卫生服务方式可根据社区具体情况，人群需求，卫生资源等采取多种形式。具体可有以下几种：

1. 在社区卫生服务中心和卫生服务站开展各项工作。

2. 上门服务　通过卫生服务小分队、医生联系卡、医生传呼机、24小时电话预约等送医送药入户。

3. 医疗咨询热线服务　开通热线电话，提供各类服务包括就医指南、健康心理和医疗咨询、联系住院、出诊、会诊和建立家庭病床等服务。

第三节　社区卫生服务管理

一、社区卫生服务的准入与管理

1. 机构的准入与管理

许多国家对社区卫生服务机构设置都有相关的规定，以澳洲为例，澳洲社区卫生服务制订的标准和质量保证系统方面有很详细的规范说明。如1991年出版的《社区卫生标准手册》（第2版）、"社区卫生资格认证和标准项目"（CHASP）对这些标准都进行了评估。

中国社区卫生服务设置的基本原则：坚持社区卫生服务的公益性质，注重卫生服务的公平、效率和可及性；坚持政府主导，鼓励社会参与，多渠道发展社区卫生服务；坚持实行区域卫生规划，立足于调整现有卫生资源、辅以改扩建和新建，健全社区卫生服务网络；坚持公共卫生和基本医疗并重，中西医并重，防治结合；坚持以地方为主，因地制宜，探索创新，积极推进。

《国务院关于发展城市社区卫生服务的指导意见》（国发〔2006〕10号）对城市社区卫生服务机构设置和编制标准提出了指导意见；在大中型城市，政府原则上按照3万~10万居民或按照街道办事处所辖范围规划设置1所社区卫生服务中心，根据需要可设置若干社区卫生服务站；社区卫生服务机构主要通过调整现有卫生资源，对政府举办的一级、部分二级医院和国有企事业单位所属医疗机构等基层医疗机构进行转型或改造改制设立；鼓励社会力量参与发展社区卫生服务。

2. 人员的准入与管理

德、法、澳三国对社区卫生服务提供者要求严格，开业医师必须具有相当高的素质，医科大学毕业并具有一定临床经验的医师，再通过全国性的执业医师资格考试，才可获得开业资格。在德国和奥地利，做临床医师比做开业医师要容易得多，其卫生保健法规定，医科大学毕业生可获准在医院做临床医师，至少做5年，各科轮换，各科的临床经验都具备了，5年后个人申请参加全国开业医师资格考试，通过考试者才能获取开业资格，并且有年龄上的要求（50岁以上不能参加开业医师资格考试）。社区卫生服务提供过程中，政府或医事委员会对开业医生也有具体要求。譬如，要求开业医生每年必须完成一定学分，像参加学术会议，在大医院进修，或参加大医院查房等都可以获得一定学分。每年都要对开业医师进行考核，考核不合格者将会取消开业资格。奥地利对开业医师每5年考试一次，只有考试合格者，才能继续开业。

澳大利亚的情况是：建立了"全科医生认证标准"，通过该认证标准进行职业注册，较好地限定了全科医疗，建立了一套完善的工作程序来改进对全科医疗作为一个独立学科的认识。"全科医生认证标准"关注整个诊所的情况而并非每一个个体医生，通过显示全科医疗与其他医疗服务之间的差别来表明全科医生的职业特征。"全科医生认证标准"为公众提供了一个测定全科医疗质量的公认办法，同时对全科医生起到了教育和培训的作用。

中国城市社区卫生服务中心按每万名居民配备2～3名全科医师，1名公共卫生医师。每个社区卫生服务中心在医师总编制内配备一定比例的中医类别执业医师。全科医师与护士的比例，目前按1∶1的标准配备。其他人员不超过社区卫生服务中心编制总数的5%。具体某一社区卫生服务中心的编制，可根据该中心所承担的职责任务、服务人口、服务半径等因素核定。服务人口在5万居民以上的社区卫生服务中心，核编标准可适当降低。社区卫生服务中心的人员编制应结合现有基层卫生机构的转型和改造，首先从卫生机构现有人员编制中调剂解决，同时相应核销有关机构的编制。要充分利用退休医务人员资源。

3. 社区卫生人员的培训

英国和美国的高等教育是世界上最有代表性和影响力的两大高等教育体系，在全科家庭医学教育和全科家庭医生的培养诸方面的运作亦具有很强的代表性。特点是：①在高等医学教育中不断加强全科家庭医学的教学内容；②全科家庭医生的培养（毕业后教育）越来越专门化、正规化，如培养周期都是3年、有专门培养机构或基地。另外，全科家庭医生的数量既反映他们在社区卫生服务中的重要性，也表明社区卫生服务在整个卫生服务系统中的作用和地位。

英国的全科医生在医学院校毕业后，还必须在保健中心或全科医生诊所接受3年的训练，积累知识和经验。医学院校的毕业生中有40%以上成为全科医生。英国的社区卫生服务主要是由全科医生来提供，97%的居民都有自己选定的全科医生。居民一旦需要社区卫生服务，必须先找自己的全科医生，不能直接去医院就诊，如有必要看专科医生，必须经过全科医生才能转诊。70%以上的卫生服务在社区解决。为了保证全科医生的服务水平，全科医生须参加每年4周的专业培训。全科医生的地位很高，但也受严格的管理和监督。

中国现有社区卫生人员部分医生由原来一级医院的医生转成,在岗人员的培训多是参加培训班、在职学习等进行专业技能培训。

二、社区卫生服务的组织模式

1. 社区卫生服务机构实行区域规划管理

在澳大利亚的每一个州内,打破了行政区划分的界线,依据人口、自然地理条件和经济文化背景,分若干"社区",卫生服务工作以一个社区为单位来管理和提供服务。社区内除了医疗保健中心外,无论公立与私立或社区组织举办的非营利机构均纳入区域卫生管理规划。这样使卫生资源得到合理配置和充分使用,也形成医疗市场的合理竞争。中国社区卫生服务机构也是实行区域规划管理。

2. 建立初级卫生保健伙伴和良好的信息系统

与区域卫生规划并行的指导思想和服务模式是强调通过建立初级卫生保健伙伴和良好的信息系统,整合资源,使不同的卫生服务提供者相互协作、分享信息,共同为消费者提供连续性、协调性以及综合性的初级卫生保健服务。澳大利亚共有32家合作伙伴,覆盖全国。一个伙伴覆盖2~3个地方政府管辖区域。州政府追加经费并要求建立机构和完成任务。有些工作是强制性的,如社区卫生规划;有些工作是自愿的,如健康促进活动计划。参加初级卫生保健伙伴的机构包括:各级市政府、社区卫生服务、全科医疗、妇女卫生、社区心理服务、老年保健服务、土著居民与特别服务、口腔卫生和药物治疗等。初级卫生保健伙伴的工作方式是一种非正式的官僚模式,通过这种松散的组织模式,整合各种资源,使不同的机构共同合作,为社区居民提供更好的卫生服务。

3. 重视相关利益集团及社区居民的利益、兴趣和偏好。

澳大利亚在做社区卫生规划时非常强调的一个方面就是相关利益集团的参与,非常重视不同利益集团及社区居民的利益、兴趣和偏好,整个规划的编制和实施主要采取的是自下而上的参与方式。为保证不同利益集团及社区居民真正参与到卫生规划的制定和实施的过程中,从信息收集与分析、起草、规划、确定重点等社区诊断,到规划实施的全过程都必须有相关利益集团的参与,通过征询意见、共享信息、合作和决策分享,了解社区的呼声,保证听到所有人群的声音,以取得利益相关集团和社区居民的支持,有利于社区卫生规划的实施。

三、社区卫生服务的经营管理方式

1. 以英国为代表的国家经营管理模式

英国的卫生经费主要来源于国家税收,医院属国家所有,医院职工为国家雇员;国家卫生部门与从事社区卫生服务的全科医生是一种合同关系,医生收入主要取决于注册患者的数量。

2. 以德国、澳大利亚、日本、加拿大等国为代表的国家计划管理、私人提供服务的经营模式

该模式的主要特点是这些国家社会健康保险的人群覆盖率很高,私人开业的家庭医生与社会(国家)健康保险部门签订服务合同,提供社区卫生服务。由于家庭医生受利益驱动热衷于开展利润较高的医疗服务,国家和地方卫生部门不得不开设一些专门的社区卫生服务机构,以弥补社区预防保健工作的不足。如在德国,私人开业为主体的家庭医生组织、医院和

公共卫生服务机构是其三大支柱。在社区卫生服务方面，公共卫生机构负责公共卫生、环境保护、传染病预防和管理，以及一些公共卫生服务的协调工作；家庭医生诊所负责常见病的门诊服务；医院负责接纳社区卫生机构转诊患者；而计划生育服务、家庭保健、孕妇指导、新生儿检查和婴幼儿卫生等由私人医师、医院和独立的医师协会共同负担。

3. 以美国为代表的私营为主体的经营模式

美国多种形式的健康保险制度对社区卫生服务有很大的影响，但社区卫生服务的运作主要遵循市场调节的原则。尽管社区卫生服务的私有化会影响社区预防保健工作的开展，但很多国家采取这种经营模式。其原因主要与文化习惯有关，自由开业是许多医生的选择和追求。

四、社区卫生服务中医患关系的连续性

医患关系的连续性有利于疾病的预防、诊断和治疗，是社区卫生服务连续性得以实现的基础。稳定的医患关系主要通过三种方式实现的。

1. 法定关系

以制度或法规的形式确定稳定的医患关系。英国采取这种方式，居民选择全科医生注册登记后接受连续性的服务，如果不满意该全科医生的服务，一般需要一年以后才能更换全科医生。

2. 契约关系

建立在相互信任基础上的连续性的医患关系。美国、德国、日本、加拿大、澳大利亚等绝大多数国家都采取这种方式，患者在社区内自由择医。这种方式在于引入了竞争机制，家庭医生为了获得理想的收入，必须努力提高服务质量和效果，改善服务态度，以取得患者的信任，争取更多的固定患者。而患者也有一个可信赖的医生为他提供实用可靠的保健服务。医生的努力，医患双方的调适，逐渐形成了相对稳定的医患关系。

3. 相互信任关系

美国的家庭医生和社区护士并不进行专门的社区调查，患者首次在家庭医生诊所就医时，家庭医生会随即建立个人健康档案，必要时建立家庭健康档案。医院和家庭医生之间可以相互调用患者的健康资料，但医院的资料是住院诊断治疗的记录，家庭医生建立的健康档案有较好的连续性。

五、社区卫生服务的筹资与补偿机制

社区卫生服务是公益性社会服务，筹资渠道只有由政府主导投入，才能保证它的性质和功能具有社会效益。而卫生服务中经费的筹集、使用以及医疗保障的覆盖形式直接影响到社区卫生服务的实践方式，政府对社区卫生服务的投入取向分供方投入和需方投入两个方面。因此，政府投入的取向不同，产生的效果也不相同。

1. 政府购买社区卫生服务

德国、日本、加拿大等国政府对卫生保健的投入方式，主要是为居民购买健康保险或作为社会健康保险的主要筹资者，而且健康保险的人群覆盖高，社区居民自由选择医生。因此，需方投入使患者掌握了购买服务的主动权，家庭医生只有努力改善服务质量，才能获得患者的信任，争取到较多的就诊患者。

澳大利亚于1984年建立了全民健康保险制度（也称为医疗照顾制度，Medicare），它是

依据普遍受益、公费、方便和容易接受的原则建立的，根据这一制度，基本医疗覆盖全体人群。以澳大利亚为例，澳大利亚的全体公民均可享受医疗服务保障，由政府直接付费给公立医院或全科医生。由联邦政府直接管理的 Medicare 和药品补贴方案（PBS）构成澳洲卫生服务的重要支柱。

由于澳大利亚政府是购买卫生服务，而卫生服务的提供方可以是公立的社区卫生服务中心或其他医疗机构，也可以是私立的医疗机构以及一些非政府组织机构组成的混合体，这就形成了良好的竞争机制，有能力提供好的服务，就可以得到政府的资金。澳洲政府还通过政策的引导和税收上的优惠鼓励公民参加私人医疗保险，政府既利用了私人保险费用来补偿卫生经费的不足，又较好地控制了社会的公平性。政府税收、各类形式的健康保险以及自费等不同的筹资模式，构成了医疗服务筹资的基本框架，为形成一个完善的、体现了社会公平及有效的国家卫生保健体制奠定了基础。

2. 以社区卫生服务机构为投入对象

泰国政府对社区卫生服务的资金投入量大，主要包括社区卫生服务机构部分人员的工资及部分设施的建设和配置，这种形式是针对社区卫生服务供方的投入。针对需方的投入主要是通过健康卡和低收入健康卡工程实现的。需方投入作为一种引导金，带动了居民对健康保障的投入。即从供方投入，引导需方投入，形成共同筹资。健康卡制度是一种自愿健康保险制度，健康卡的基金来源，既不完全来源于政府，也不是单一来自居民，而是双方共同筹资。运作形式是以家庭为单位自愿购卡，国家大力推行健康卡工程（个人或家庭和国家各筹资 50%），使社区卫生服务人群覆盖率较高。

3. 英国的国家保健服务制度

英国的国家保健服务制度（national health services，NHS）经费主要由国家投入，卫生支出占财政支出的 14%，大于教育支出和国防支出。英国政府充分利用卫生经费主要来源于国家税收的优势，从中央卫生部即采取了强有力的费用控制措施。地方各级卫生行政机构和社区卫生组织，都把费用控制措施落实到卫生服务中去。其主要措施有：一是定额预算，总量控制，使国家财政能够事先量力而行；二是推行医疗保健合理化，通过一系列的管理措施降低卫生费用，加强社区卫生服务，以节约卫生费用；三是加强经营意识，将经费预算与卫生服务的实施密切结合。相比之下，我国目前基层卫生保健经费仅占总卫生经费的 20%，尤其是全科医生的数量和质量与国外相比仍有非常大的差距，要真正做到"小病在社区，大病进医院"，还需要长期不懈的努力。英国社区卫生服务的经验无疑能给我们一定的启迪。

4. 医疗保健和医疗照顾制度

在美国，由于联邦政府对卫生保健的投入以需方投入为主，很难准确计算政府的卫生投入有多少份额用于社区卫生服务。但是，20 世纪 60 年代中期实行的 Medicare 和 Medicaid 是政府卫生支出的主要部分，其中社区卫生服务占有相当大的份额。

以私营开业家庭医生为社区卫生服务主要提供者的国家（如美国、德国、加拿大等国），社会健康保险为社区卫生服务的主要管理调节和控制方式。社区卫生服务的服务项目、价格、药品及财务管理等可以通过健康保险管理条例得到规范。政府的主要职能转变是为社区居民购买卫生服务（政府出资与社区卫生组织签订为社区居民提供保健服务的合同），监督卫生服务的实施，而卫生机构的经营主要由卫生机构自己负责。

六、不同国家社区卫生服务的监督与评价

1. 社区卫生委员会

英国设立了社区卫生服务的监督组织——社区卫生委员会。其主要职责是将社区卫生服务真正落实到基层，强调社区参与，即加强社区卫生服务接受者（群众）对保健组织、计划、管理、实施的影响而发挥反馈作用。而我国社区卫生服务却没有类似的管理组织。英国的社区卫生服务管理组织体系中有决策指导机构、咨询机构、监督机构、协调机构，管理者大多数是医学、管理学、教学或科研等方面的专家，大部分为兼职人员，他们都是从事卫生保健管理等方面的专业人员，实践经验丰富，熟悉社区保健情况，定期开会讨论社区卫生服务过程中存在的问题及解决措施。社区卫生服务管理机构，如社区卫生委员会、家庭医生委员会等有居民代表参加，由需方参与管理，既可及时、准确地了解社区卫生服务存在的问题，又可增加管理的民主性，有利于正确确定社区卫生服务的目标，制定正确的社区卫生服务计划，有时改正存在和出现的问题，提高管理效率。

2. 社区卫生服务认证体系

澳大利亚社区卫生服务认证体系的目标不是强调机构的建立，而是降低现有机构提供卫生服务的凌乱程度，采取多学科的服务方式提供社区卫生服务，极力强调预防、鼓励更多的社区参与。评估标准基于社会医学模式，采用组合方式，一套是核心标准，另外一套是服务标准。核心标准是基本的，而服务标准是灵活的，针对不同机构提供不同的服务项目，采用不同的服务标准进行评估。核心标准体现社区卫生服务的价值和使命，强调高质量的机构、高质量的服务与项目的提供，以及维持高质量的外部关系，即与其他部门和机构的协调合作。任何参评机构都必须满足核心标准要求。在此基础上，再用相应的服务标准评估其服务项目。

3. 中国社区卫生服务监督与评价

在国家层面上，政府主管部门按照社区卫生服务机构的职能，组织有关人员对社区卫生服务机构的工作内容进行监督和评价。各地主管部门积极开展社区卫生服务管理的监督和管理工作。部分地区通过对社区服务利用者的满意度调查监督和评价社区卫生服务提供的情况。

（李曼春　陈　娟）

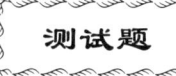
测试题

一、名称解释

1. 社区卫生服务
2. 健康管理

二、单选题

1. 下列哪一项不是"社区"的基本要素
   A. 相对独立和稳定的地域
   B. 有共同利益和管理组织

C. 有地缘上的归属感和心理上的认同感
D. 交易双方通过签订契约维系的稳定关系
E. 具有共享的文化

2. 以下对社区卫生服务的特点阐述正确的是
   A. 社区卫生服务提供的是二级及以上的卫生服务
   B. 社区卫生服务是专科服务
   C. 社区卫生服务是以预防为导向的服务
   D. 社区卫生服务是短期的阶段性服务
   E. 社区卫生服务是特需服务

3. 以下哪一项不属于社区卫生服务的内容
   A. 建立居民健康档案
   B. 住院治疗
   C. 健康教育
   D. 预防接种
   E. 孕产妇保健

4. 按照《国务院关于发展城市社区卫生服务的指导意见》，政府在大中型城市设置社区卫生服务中心的原则是
   A. 按照3万～10万居民规划设置1所社区卫生服务中心
   B. 按照1万～2万居民规划设置1所社区卫生服务中心
   C. 按照3万～10万居民规划设置1所社区卫生服务站
   D. 按照10万～15万居民规划设置1所社区卫生服务中心
   E. 按照10万～15万居民规划设置1所社区卫生服务站

三、简答题

1. 简述发展社区卫生服务的意义。
2. 简述社区卫生服务的主要任务和原则。
3. 简述中国社区卫生服务设置的基本原则。

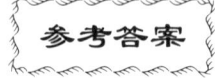

参考答案

一、名称解释

略

二、单选题

1. D   2. C   3. B   4. A

三、简答题

1. 答：发展社区卫生服务的意义体现在以下四个方面：第一，提供基本卫生服务，满足人民群众日益增长的卫生服务需求，提高人民健康水平的重要保障。第二，深化卫生改革，建立与社会主义市场经济体制相适应的城市卫生服务体系的重要基础。第三，建立城镇职工基本医疗保险制度的迫切要求。第四，加强社会主义精神文明

建设，密切党群干群关系，维护社会稳定的重要途径。
2. 答：社区卫生服务的主要任务是：①提高人群健康水平、延长寿命、改善生活质量；②创建健康社区；③保证区域卫生规划的实施、保证医疗卫生体制改革和城镇职工基本医疗保险制度改革的实施。

　　社区卫生服务应坚持以下的基本原则：①坚持公益性，注重公平、效率和可及性；②政府主导、社会参与、多渠道发展；③实行区域卫生规划、立足于调整现有资源、辅以改扩建和新建；④公共卫生和基本医疗并重、中西医并重、防治结合；⑤地方为主、因地制宜、探索创新、积极推进。
3. 答：中国社区卫生服务设置的基本原则：坚持社区卫生服务的公益性质，注重卫生服务的公平、效率和可及性；坚持政府主导，鼓励社会参与，多渠道发展社区卫生服务；坚持实行区域卫生规划，立足于调整现有卫生资源，辅以改扩建和新建，健全社区卫生服务网络；坚持公共卫生和基本医疗并重，中西医并重，防治结合；坚持以地方为主，因地制宜，探索创新，积极推进。

第十三章 外国卫生事业管理

> **学习目标**
> 1. 熟悉各国不同的卫生保险政策。
> 2. 掌握各国不同的卫生管理体制结构。
> 3. 了解与卫生有关的国际组织。

第一节 美国卫生事业管理

美国位于北美洲大陆中部,面积 937 万平方公里,人口 3.01 亿(2010 年)。其中白人占 76.7%,非洲裔占 12.3%,亚裔占 3.6%。美国是一个联邦制的自由市场经济国家,管理体制和经济体制的多元化对卫生体制产生着重要的影响,其实行的是以各种健康保险制度为核心的多元化的医疗卫生服务制度,许多卫生服务分支系统,以不同的方式为不同的人群提供卫生服务,既有国家、地方政府所属的卫生组织和资助的健康保险,也有私人、慈善组织开办或社会公共基金资助的医疗机构和健康保险。各种不同的卫生服务组织独立或融合,为不同人群提供医疗保健服务;不同人群可以购买或享有一种或几种健康保险。

一、卫生管理体系

美国卫生行政实行的是三级管理体制,即国家卫生和人类服务部、州一级的公共卫生局和州以下的县、市卫生局。美国作为联邦制的国家,宪法保护各州在所有社会事物(包括卫生)的自主权和义务。

卫生和人类服务部的主要职责是制定国家卫生政策、规范、标准或指导原则;分配卫生事业经费;协调和提供特定人群、特殊疾病的卫生服务;协调不同系统卫生部门之间的关系;管理直属的卫生机构。其主要组织结构见图 13-1。

州公共卫生局是州卫生事务的主管机构,它与联邦政府的卫生和人类服务部不是领导与被领导的关系,而是协作的关系,其不单纯是行政机关,而且也是业务单位。有些州的卫生局还设有门诊部,完成部分医疗工作。州公共卫生局具有以下职责:①出生、死亡、人口统计和疾病报告;②传染病控制;③环境卫生管理;④公共卫生实验室服务;⑤妇幼卫生和学校卫生;⑥健康教育。地方卫生机构各州不一,大多数县一级设立相应的卫生机关,但也有不设县级卫生行政机构的。

州和地方政府不仅在卫生事务管理方面有很大的自主权,而且各州的卫生行政管理部门的管理结构和功能范围也不尽相同。州卫生行政部门主要由州政府领导,国家卫生部对州卫生行政部门只有政策性指导或要求。如国家卫生部要求各州制定执行医师法,但各州在具体法规细则的制定上有较大的自主权。同样，县、市卫生行政部门也有较大的自主权。

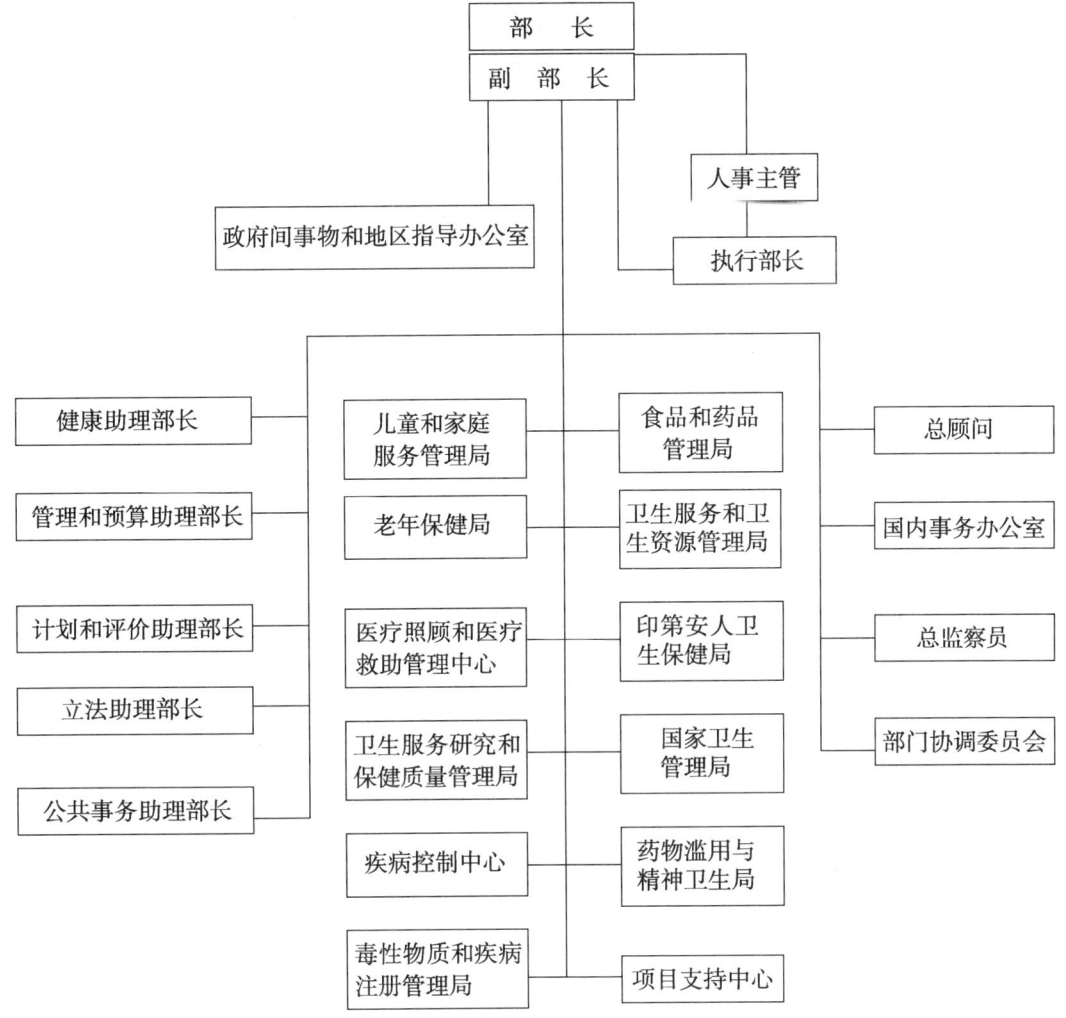

图 13-1 美国国家卫生和人类服务部组织结构图

二、卫生服务体系

1. 门诊服务

在美国，私人医生是提供门诊服务的主体。许多单独从业者，包括那些接受过通科和家庭医学、内科学、儿科学、产科学、妇科学培训的人，都提供初级保健服务，也包括患者保健、治疗、咨询和健康管理，如通过宣传，消除和减少致病因素和机会来减轻疾病或伤残的风险。主要活动包括根除环境中污染物、鼓励使用汽车安全带、水和废弃物的处理等。患者在医生办公室就诊的时间分布主要集中在 5~30 分钟，有近 3/4 的人需要 15 分钟或更少。

为了提高医疗服务质量，由三人及以上提供者（通常是医生）组成医疗小组，就患者的问题进行交流；在服务过程中分享收入、支出、机构、设备、医疗记录和工作人员，这样有利于安排治疗活动、降低财政风险。

2. 医院系统

美国医院系统是公立和私立混合体。根据美国医院协会（American Hospital Association, AHA）2004 年统计，全美共有 5759 家医院，955 768 张开放床位，住院人次为 36 941 951。5797 家医院中有 239 家联邦政府医院（federal government hospitals）、466 家非联邦精神病院（nonfederal psychiatric hospitals）、112 家非联邦老年护理医院（nonfederal long term care hospitals）和 23 家特定机构内医院（hospital units of institutions），如监狱医院、学院内设医院。此外，社区医院 4919 家，社区医院定义为非联邦的、短期的综合医院，或其他专科医院，如妇产医院、眼耳鼻喉医院、康复医院、整形医院等。非联邦非营利性社区医院（nonfederal community hospital）2967 家，私立的营利性医院 835 家和州或当地政府办的社区医院 1117 家。社区医院开放床位有 808 127 张，35 086 061 住院人次。

三、卫生保障体系

在西方发达国家中，美国是最年轻的国家之一，它的医疗保险制度（图 13-2）的建立比其他西方国家晚了近 40 年。直到 1935 年 8 月，美国国会才正式通过《社会保障法》；1965 年，国会又通过了《社会保障法修正案》；1966 年 7 月，公布了《老年人、残疾人的医疗照顾计划》和《穷人医疗救助计划》。在美国，提供医疗保险的主要是私人保险公司。公共医疗保险只覆盖联邦雇员、军警和土著人等特殊群体以及老人、残疾人、失业者等弱势群体。正因为美国目前没有全国统一的医疗保险，私人保险和公共保险各司其职，因此，有学者称美国的医疗保险制度为"混合型"。这些保险组织分别为各自的受益人向医疗服务提供者购买医疗保健服务。在诸多的医疗保险中，Medicare 是公共医疗保险的代表，而"管理保健组织"则是私人保险的代表。

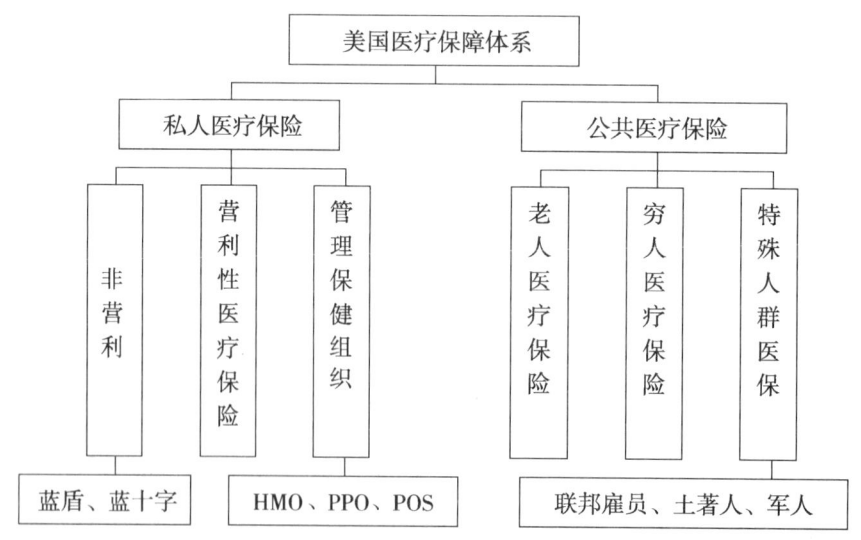

图 13-2 美国医疗保障体系概貌

注：HMO：健康维护组织型医疗保险；PPO：优先提供者组织型医疗保险；POS：定点服务计划

（资料来源：乌日图. 医疗保障制度国际比较. 北京：化工工业出版社，2003.）

（一）美国政府负责的主要医疗保险项目

1. 医疗照顾计划（Medicare）

1966年，美国国会正式颁布此法案，1972年进行了修订，由联邦政府的健康教育和卫生筹资局、社会保障局和财政部共同管理，其服务对象是65岁以上的老人和65岁以下因残疾或肾衰竭而接受社会救济、或接受铁路工人退休救济计划的人，该计划提供全国统一的医疗保险，覆盖面约占总人口的12%，占医疗费用总支出的18%左右。分为住院保险和补偿保险两部分。住院保险属于强制性执行保险，主要用于重病治疗和护理，补偿保险属于非强制性的保险，由符合规定的老人自己决定是否参加，享受的项目主要是门诊化验、检查服务等。

这一计划的资金来自独立的社会保障税，按美国社会保障法规定，雇员按月工资的1.3%与雇主按雇员月工资的1.3%作为老年人医疗保障基金，交卫生部社会保障局统一管理。个人就医时，门诊费用全部免费，住院费个人首先支付400美元，其余住院医疗费用中，个人支付20%，社保局支付80%。

2. 医疗救助计划（Medicaid）

此方案也是始于1966年，它是由联邦政府与州政府共同参与，为穷人提供医疗补助的保险计划。该计划由联邦政府负责总指导，由各州政府自行管理，资金来自各州政府和联邦政府的一般性税收，联邦政府提供一部分项目经费，州政府负责确定能够获得此项计划的补助条件及保险的覆盖范围。一般各州都根据本州居民的收入水平来确定穷人医疗援助计划的资格和标准，所以各州之间的救助标准存在着很大差异。穷人医疗救助计划是各州政府支出增加最快的项目之一。

3. 现役军人、退伍军人及家属和少数民族的免费医疗

受益对象为现役军人、退伍军人及家属和印第安人，这部分保险费用全部由联邦政府提供，另外，还有退伍军人医疗计划，财源来自税收，由退伍军人局管理。

（二）美国其他的医疗保险形式

1. 蓝盾和蓝十字健康保险

蓝盾和蓝十字是最大的两家民间非营利性健康保险公司。蓝盾由医院医生发起组织，于1930年成立，主要为门诊服务提供保险，蓝十字也是1930年成立，由医院联合会发起组织，通过和其他成员医院的间断接触，为投保者提供住院服务保险。

1930年，当时正值美国经济大萧条时期，这两个组织为了保证医院收入而得以诞生。蓝盾和蓝十字保险不以盈利为目的，在税收方面享受优惠待遇，可免交2%的保险金税款。

目前，蓝盾和蓝十字保险计划已形成了全国性的保险网络，成为专门的保险业实体，覆盖人群在1亿左右，每年保险金超过1100亿美元，该保险计划中的健康保险主要是作为社会健康保险的补充保险，主要参保者是私营企业的职工。

2. 健康维护组织型医疗保险（Health Maintenance Organization，HMO）

在美国HMO也属于私人医疗保险范围，但它又不同于一般的保险公司。美国政府依据1972年的《社会保障法修正案》，在1973年通过了《健康维护法案》，开始正式实施这种团体医疗保险制度。这是集筹资与医疗服务为一体的新型组织形式，由保险公司、医生、医院三方组成。

HMO有多种保险模式，分为雇员模式、网络模式、群体模式和个体医师协会模式。雇员模式是指由HMO自身雇用、管理的医生群体提供医疗服务；网络模式是HMO与多个医

生群体签订合同，按合同提供医疗服务；群体模式是HMO与一个医生群体签订合同，按合同提供医疗服务；个体医师协会模式是HMO与医师协会和医生个人签订合同，医生在自己的诊所里为患者提供服务。

投保人依据合同定期交纳保险金，到HMO指定的医生或医院接受服务，包括门诊、住院以及预防在内的全面的免费服务。HMO努力保护成员健康，以减少以后对高昂治疗性服务的需求，他们往往把工作重点放在健康保健服务上，如重视健康教育（戒烟、减肥等），加强预防性出诊访视（比传统部门平均多50%），加强健康检查，筛选患者，注重于早发现、早诊断、早治疗，以避免提供非必要的服务，降低住院率、压缩住院期、较多地使用普通药物，并注意积极利用辅助人员协助医生在诊所和医院工作，从而提高了医生工作效率和保健质量。

HMO限制投保人只能在网络内找医生，患者若找网络外的医生或医院，保险公司不付医疗费用。保险公司规定每个投保人都要有一个指定的医生，未经指定医生建议或同意的诊疗费用，保险公司一般不付。初级保健医生当作保险公司的守门人，发挥控制医疗费用的作用。所有的诊断检查、会诊、住院都要经过初级保健医生的批准。患者不准用联网外的医生，也不准直接找联网内的专科医生，专科医生建议的一切检查，一定要再经过初级保健医生的同意与安排，才能到指定的地方作检查。HMO就是通过这些措施节约医疗开支。

第二节 英国卫生事业管理

英国位于欧洲西部，由大不列颠岛、爱尔兰岛东北部及附近的许多岛屿组成，面积244 200平方公里，分英格兰、威尔士、苏格兰、北爱尔兰四个部分。总人口6060万（2010年），居欧洲第三位，仅次于俄罗斯和德国。

英国国家卫生服务体系的建立是在第二次世界大战之后，英国把战时形成的医疗体制规范化，于1946年颁布了《国家卫生服务法》，1948年建立了国家卫生服务体系，是世界上最早实行国家医疗卫生服务体制的国家。这个系统覆盖了所有的英国公民。英国国家卫生服务体系的宗旨是英国居民不论其性别、年龄、文化和宗教都有权享受免费医疗服务。

一、卫生管理体系

英国的卫生管理体系由卫生部、大区办公室和地区办公室组成。

（一）卫生部的职能

卫生部下设8个地区卫生管理机构，负责监督检查各地卫生管理机构和国家卫生管理委员会项目的实施情况。卫生指导委员会共有99个，每个委员会平均要为50万人口服务，指导委员会按当地医疗水平提供权威性指导；国家卫生管理委员会共有374个，主要起监督作用，该委员会由财政部门、医学和护理部门的主任等组成，对他们所控制的服务区进行管理；基本医疗小组共有481个，由全体医生、社会其他成员如患者家属、护士、社保人员、卫生部门非行政人员和主任各一人组成。

其主要政策的阐述通常由白皮书下达，详细资讯则通过行政长官的信传达，下发到国家卫生服务体系托拉斯和卫生局。每年6—7月卫生部出版《计划与优先选择指导原则》，是卫生局和托拉斯制定其卫生计划的依据。

卫生部最重要的功能是为国家卫生服务建立政策框架，制订长远发展计划，确保资源合理分配和进行资源配置、掌管公共资金、制定卫生服务政策;就对国家卫生服务体系提供的投资和资源分配方面与财政部进行协调;监控国家卫生服务体系卫生局及托拉斯的成效,评价它们利用资源的方式与效果。这些功能是由大区办公室、行政长官与卫生局通过签订合同达成一致的,并通过年度考核和其他成效管理机制来检验合同的完成情况。大区办公室也监控托拉斯投资方面的成效以及在完成国家政策要求方面的成效。

卫生部经费的来源主要有如下几个途径,一是国家税收,这是国家卫生服务体系经费来源的主渠道,占82%;二是各种保险,占12%;三是其他收入,约占6%。每年国家卫生服务体系的费用支出约为300亿~400亿英镑。由国家财政拨款给卫生部,卫生部再下拨给各地区卫生管理部门,然后由地区卫生管理部门分别将款项拨给医院和全科医生,医院和全科医生每年度将当年经费使用情况和来年经费预算情况逐级呈报给国家卫生部,由卫生部根据经费预算做拨款计划。

(二)大区办公室的功能

大区办公室建于1996年4月,同时原大区卫生局取消。大区办公室人员有严格的限制,一般限定为135人,主要负责开发卫生服务的购买职能和监控国家卫生服务体系托拉斯的成效,其功能主要包括:

1. 对卫生局进行管理,包括对其实施国家有关政策、确定优先选择问题以及与卫生保健提供者签订合同等方面的管理,使其与卫生部的政策相一致;
2. 监控国家卫生服务体系托拉斯的成效,使其与投资标准相一致;
3. 提供对在托拉斯、非托拉斯之间的资金进行优先选择的咨询,促进筹资的主动性;
4. 批准托拉斯合理的资金投入;
5. 批准持有资金的全科医生的计划,并确定其预算;
6. 确保国家卫生服务体系内部市场的功能更有效;
7. 与有关的医学院校联络;
8. 确定在国家管理框架内,本地区的管理研究及开发领域;
9. 建立社区卫生委员会;
10. 开发本地区的公共卫生功能。

(三)地区卫生局的功能

1996年4月,地区卫生局与家庭卫生服务局合并,其职能主要有:

1. 评价当地的人群健康状况和卫生保健需要;
2. 拟定实施国家优先选择的当地政策,以满足当地人群的健康需要;
3. 通过与国家卫生服务体系托拉斯和其他提供者签订合同,来实施本地区的卫生政策,与全科医生、国家卫生服务体系托拉斯和其他提供者合作,提供服务,促进卫生保健效果;
4. 监控和评价当地卫生服务的提供和人群健康的变化,确保实现目标,提出应达到的成效;
5. 提出一些合作和法定约束的责任。

二、卫生服务体系

英国的卫生服务体系划分为基层的社区卫生服务和基层之上的医院服务。国家卫生服务体系的服务内容包括全科医生服务、医院服务、社区服务、妇幼保健服务、急救服务以及牙科、眼科、药房服务。

1. 社区医疗服务中心

社区卫生服务承担全体居民的各项初级卫生保健工作，内容包括传染病、慢性非传染性疾病以及意外伤害的预防，疾病的初级诊疗和长期护理，慢病管理，社区的现场急救，家庭护理，妇女产前、产后保健，儿童保健，老年保健，重点人群的疾病筛查，社区康复，健康教育与咨询指导，计划生育指导等。社区卫生中心的人员主要有：全科医生，作为技术权威，是社区卫生服务的团队骨干，向其注册的患者提供从出生到死亡全过程全方位的基本医疗卫生服务，包括疾病的诊断、治疗、医疗保健、传染病预防监测、健康咨询、患者转诊等项内容；各种护士，如治疗室内的临床治疗护士，从事家庭医疗护理的社区护士，从事儿童保健家庭照料的健康访视员，负责家庭接生及产前产后保健的助产士，负责精神患者社区护理、康复及心理保健的社区精神心理护士。此外，还有社会工作者，负责患者的有关社会福利问题的协调解决。

全科医生是患者就诊的第一道大门，是患者接触到的第一线医生，能解决注册患者90%的问题，除急诊外，患者去医院就诊必须通过全科医生介绍。全科医生与患者之间可以双向选择，每个人都可选择1个全科医生注册，全科医生也可以选择患者。一般是一个家庭在同一个全科医生处注册，每个全科医生平均注册1800~2000名患者，全科医生为每个人建立健康档案，通过全科医生患者可以享受到各种基本医疗服务，全科医生可以单独开展医疗卫生服务，但大多数是由几个人合作开展工作，虽然都是全科医生，又各有一科专长，便于开展工作。全科医生与患者联系主要是通过信件或电话。患者可以按约定时间看全科医生，或全科医生为患者家访，会诊患者约一半通过电话，一半通过家访。患者通过电话联系，由值班医生或护士用电脑记录电话内容，按患者来电的先后顺序、病情的轻重缓急排序，将患者转给全科医生或介绍医院以便及时处理，为患者提供更好的社区卫生服务。

2. 地区综合医院

每一个地区设有综合医院，负责周围大约50万人口的重症转诊及急症救治。入院的患者都能得到毕业于医学院校又具有7年以上临床经验的医生及受过专门训练的护士的照顾，凡患特殊病症（如癌症）的患者，医院将邀请有关方面的专家共同诊治或转至专科医院。

3. 专科医院

专科医院的门类较多，除了一部分国立的专科医院，还有私人的专科医院，私人医院具有较好的技术条件和诊疗环境。

另外还有一种私人老年人服务机构，即"老年人之家"，或称"小型老年人疗养所"，这种机构由私人开办，开展老年人的护理保健服务。

三、卫生服务筹资

政府投入的费用占英国总体医疗费用的85%。对于那些NHS不能满足的医疗服务需求，英国公民可以选择购买私人医疗保险来解决。通过私人医疗保险支付的医疗花费约占英国总体医疗费用的10%。

英国的NHS系统主要通过税收（超过3/4的筹资比例）筹集资金。在国家层面，财政预算以三年为一周期，议会确定每一年的卫生预算以及三年的卫生总预算，财政部每年按照预算向卫生部拨付费用。卫生部确定本年度的医院诊疗总预算和初级卫生保健总预算，并根据由资源分配工作组提供的模型（考虑人口数量、年龄、死亡率等各种指标），将总预算划拨到各"初级保健信托基金（PCT）"。PCTs雇佣家庭医生（GP）为当地居民提供初级卫生保健服务，并购买医院诊疗服务（图13-3）。

NHS系统内的医院基本都是公立机构。当PCT向医院购买服务时，医院组成NHS医院联合体，NHS医院联合体以独立法人的身份与PCT进行谈判，以合同的形式确定医疗服务的数量、种类和报酬。

PCT对医院的支付费用之中涵盖了对患者在医院所付药费的补偿。由全科医师开的处方，每张处方患者需要支付少量的定额处方费给药店的药剂师；其余的费用由NHS下的"处方药定价局（Prescription Pricing Authority）"支付给药店。

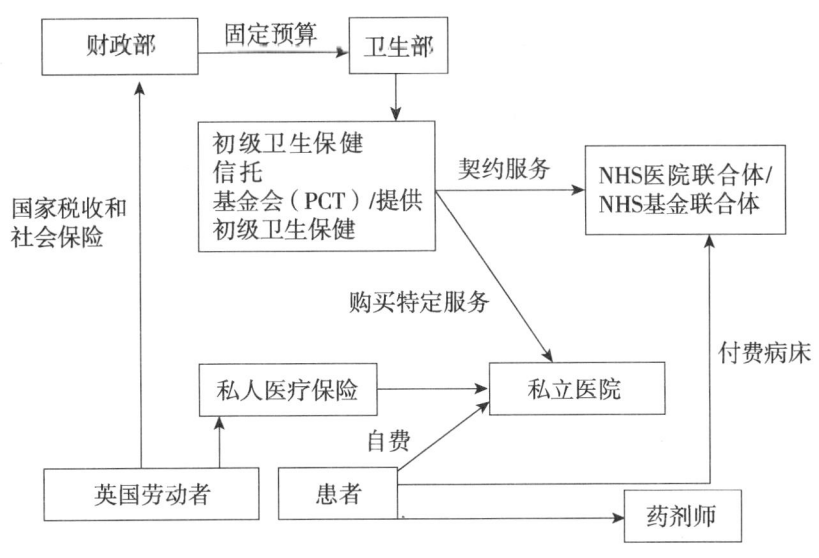

图13-3 英国NHS的基本框架

第三节 德国卫生事业管理

德国地处欧洲中部，面积为356 910平方公里，是中欧最大的国家，人口8245万（2010年），为欧洲第二人口大国，仅次于俄罗斯，城市人口占全国人口的60%。两德统一后，全国分为16个州，国家政体实行联邦共和制，外交、国防、货币、海关、铁路、航空、邮电等属联邦管辖，其余（包括卫生）由联邦和州政府共管，或由各州自治。

一、卫生管理体制

德国的卫生管理体制分为联邦、州和基层（社区）三级。联邦政府和州政府均有卫生立法权，联邦卫生部对州卫生行政部门有管理和指导的职能，在卫生服务的实施方面，也是一种合作关系，一般而言，联邦卫生部负责制定宏观政策或政策框架，各州负责具体实施，联邦卫生部不直接决定某个州具体的卫生事务。

1. 联邦卫生行政机构

联邦政府的卫生事务并不是集中在一个部，与卫生工作关系密切的主要有四个部门。

（1）联邦青年、家庭事务及卫生部：相当于国家卫生部。主要负责国家卫生政策的制定和卫生立法,管理公共卫生、卫生预防、卫生协作、药品和麻醉剂、老年人及残疾人福利等工作。

(2)联邦劳动及社会事务部:主管社会健康保险制度覆盖的医疗保健工作,包括医院服务、康复、劳动保护等项工作及其立法事务。

(3)联邦内务部:主管环境保护工作及其立法事务。

(4)联邦研究及技术部:主管卫生科研工作及立法事务。

由部长会议、医学行政执行小组和联邦卫生委员会(顾问团)等协调有关部委的卫生管理工作。

2. 州卫生部

除执行联邦卫生法规外,监督疾病基金会和医师协会;负责学校卫生、口腔卫生、医院管理、传染病预防和治疗、急救医疗管理等工作;调整医学教育标准,从而间接控制医学生的数量;享有独立的卫生立法权。

3. 行政区卫生处

除执行联邦和州卫生部制定的卫生法规外,负责公共卫生服务、基层卫生保健工作,如卫生宣传教育、预防接种、疫情报告、卫生指导等;管理地方医院并负责对地方医院和公共疗养院的筹资。

二、卫生服务体系

1. 门诊服务

在德国,所有的门诊服务,包括初级保健和门诊二级保健,几乎全部由诊所的医生提供。大多数医生独自开业,约30%的医生与他人合伙开业。开业医生隶属于各自的州开业医生联合会。在德国的法律框架下,患者可以自由选择开业医生开门诊;而更普遍的情况是,开业医生的门诊服务也是"划片"管理的:患者在适合的区域内全天24小时都可得到服务;而如果患者要找区域外的医生看病,则可以预约。在农村地区,每位医生都必须随时向其患者提供服务;而在小镇,工作时间外的服务则通常由医生轮流提供。在城市,医生协会通常在城市中心地区提供急救服务。

2. 住院服务

"次级"服务是指住院服务。德国的医院主要提供住院服务。除非在紧急情况下,住院服务需要经过开业医生的转诊。另外,医院也可以看门诊,只不过不是"首诊"。首诊必须是开业医生,经过开业医生转诊,患者也可以到医院看门诊。法律要求所有医院随时要接收急诊患者,即使在病床使用率超过100%的情况。在州层面有开业医生联合会和医院协会;在国家层面,有开业医生联合会联邦总会和医院协会德国总会。法定医疗保险框架内,医院与医疗保险公司自主地签订合约,通过合同详细确定双方认可的医疗服务价格、范围、数量以及质量标准。

三、卫生保障体系

德国是世界上第一个建立社会保障制度的国家,从1883年首相奥托·冯·俾麦斯(Bismark)时期首创社会医疗保险制度至今,已经有100多年的发展历史。德国政府的健康保险法从1883年生效,开始它规定蓝领工人必须加入义务健康保险,后来,又规定全国大多数人口也必须加入,义务健康保险方案成为德国社会保障制度最早的方案。接着在1884

年出台意外事故保障法，1889年与1927年又分别制定了《养老金保险法》和《失业保险法》，1995年通过了护理保险法。

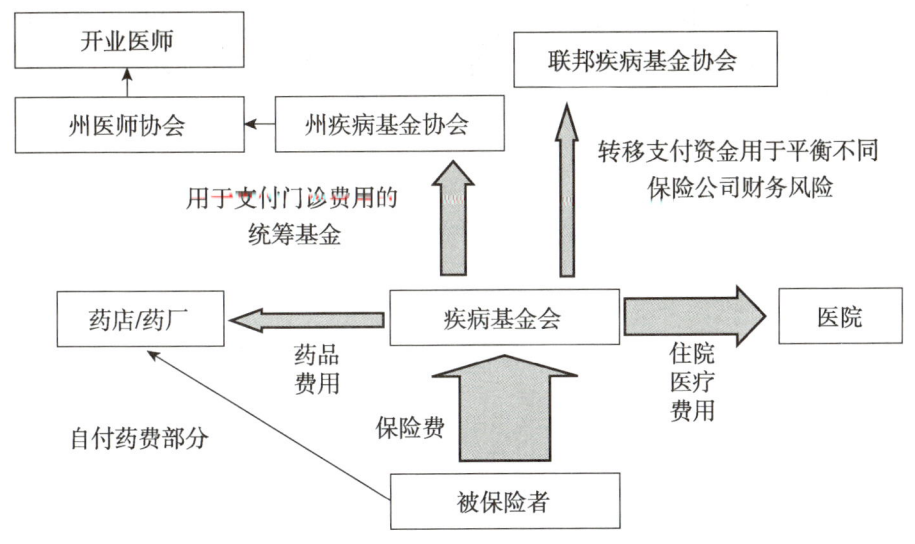

图 13-4　德国社会健康保险系统的基本框架

目前，德国的社会保障制度体现出法制健全、体系完备、项目繁多的特点，并已形成社会保险、社会救济和社会补偿（主要任务是给战争中致残者、军人的遗孀经济补偿）的社会福利三大体系，同时形成医疗保险、失业保险、养老保险、伤残保险和护理保险的五大支柱。

按照德国社会保险法规定，德国医疗保险体系是以法定保险为主体，同时，为体现多元化原则，私人保险也是德国医疗保险的组成部分，占有重要的地位。在德国，公民就业后可视其经济收入多少，自由地在法定的社会医疗保险和私人保险之间进行选择。同时，公民也可在参加法定社会医疗保险的基础上，参加私人保险所提供的补偿保险险种。而在法定和私人保险间进行选择所依据的个人收入标准，则由政府根据实际情况予以规定并适时加以调整，以保障法定保险在医疗保险中的主导地位。

根据德国法律规定，全体雇员及退休人员，凡收入低于某个标准者必须参加义务健康保险制度。保险基金组织不得对投保人进行风险选择，包括年龄、性别、身体状况和家庭成员数量，而保险费则由雇主和雇员方各承担50％，退休后原由雇主承担的部分则改由养老基金承担。医疗保险费一般平均为税前工资额的13.6％左右（各基金组织每年各有差别），而该税前工资也有封顶和保底线，超出封顶线的部分不计入缴费基数，不到保底线的免除缴费义务，封顶和保底线政府每年可以加以调整。同时规定，符合条件参加法定医疗保险的雇员，其家庭和未成年子女可自动成为被保险人，可不另外缴纳保险费即可享受同等的医疗保险服务待遇。另一些人，主要是收入超过上述最高标准和自己经营的人（非雇员），可以加入义务健康保险制度，也可以不参加。但是如果一旦他们的月收入降到国家标准以下，他们就必须参加义务健康保险制度。

德国有一专门制度来为退休人员提供健康保险费用。退休人员的卫生费用通过疾病基金会中资金调节来实现资金重新分配和资金平衡。退休人员按国家规定的医疗保险费缴纳保险金，其中50％由养老基金分担。每个雇员也要为退休人员缴纳一笔特别保险金，以补足退休人员的额外开支,因为退休人员所缴纳的保险金只能满足其卫生费用的 41%。

德国医疗保险支付体系,是根据其门诊、急诊(包括初级卫生保健服务)与住院服务的特点,而被截然地分为两个独立的支付体系。德国目前对开业医师的费用支付,主要使用的是点数法,即在总额预算下的按项目付费制度。德国的住院服务费用支付,以前医疗保险基金组织是全额支付的,后来逐渐过渡到按照平均床日费进行支付,但在实行一段时期后,出现了医院为获得更多的费用而不必要地扩大患者住院天数的情况。因此,为了能使医院服务的成本效益更高,准确计算服务量,以控制费用增长,目前德国住院服务中部分已实行按病种付费的方式,其余服务则仍按平均床日费付费和专项付费(特殊治疗),具体运作由医院与基金会组织之间进行协商并签约确定。

第四节 泰国卫生事业管理

泰国位于东南亚大陆的中部,亚热带气候,面积 51.4 万平方公里,2010 年全国人口为 6540 万,其中 30% 为城市人口,70% 为农业人口。行政区划包括 76 个省,794 个县(或区)、7255 乡、68 839 个村。根据联合国开发计划署 2010 年关于人类发展指数的监测报告,泰国属于中等人类发展水平国家,世界排名第 87 位。泰国是一个君主立宪制的国家,信仰佛教、伊斯兰教等教派的人群占总人口的 90% 以上,宗教信仰是社会文化的重要组成部分,对居民生活行为乃至社会秩序有着极其重要的影响。

一、卫生行政管理体系

泰国虽然是以市场经济体制为主的资本主义国家,但在行政管理上,中央集权很强,从国家到地方的各级行政管理系统,都具有组织结构完善、控制力强的特点。

在组织结构上,泰国的卫生管理系统与国家的行政系统是一致的,泰国公共部门的卫生服务组织和管理由卫生部负责。管理体系可分为中央和地方两个层次。在中央一级,卫生部负责制定法律、分配财政补贴、规划全国的卫生发展战略以及对地方卫生服务的宏观调控、监督和技术指导。卫生部还负责对政府药品组织和卫生系统研究机构进行监督。地方各级行政部门对医疗卫生机构进行管理,或对医疗卫生机构进行技术监督和支持(图 13-5)。

泰国卫生系统组织结构的一个明显的特征,就是各级政府在卫生领域中承担必要的责任。无论从中央到地方政府都承担了必要的责任,而且职责清晰。中央卫生部主要承担卫生政策和卫生规划的制定,卫生服务筹资与资金的分配。地方政府主要承担卫生服务的行政管理与提供。中央和省负责医疗机构的设置和管理,区(县)负责社区卫生中心的管理。由于职能划分清晰,避免了许多不必要的协调工作和重复投资。

二、卫生服务体系

泰国的卫生服务机构分为三个层次:初级卫生保健、二级医疗服务、三级医疗服务。初级卫生保健主要通过社区卫生中心实施,社区卫生中心属于最基层的卫生服务单位,每个卫生中心的服务人口在 3000~5000 之间,中心的工作人员一般为 3~5 个,通常没有医生,只有助产士、专业或技术护士以及志愿工作者,负责提供基本治疗和预防保健工作。社区护士在初级卫生保健中起着举足轻重的作用,居民有了健康问题最先接触的是社区护士,他们根据患者的具体情况进行处理或转诊给社区医院。除社区卫生中心外,从事初级卫生保健工作

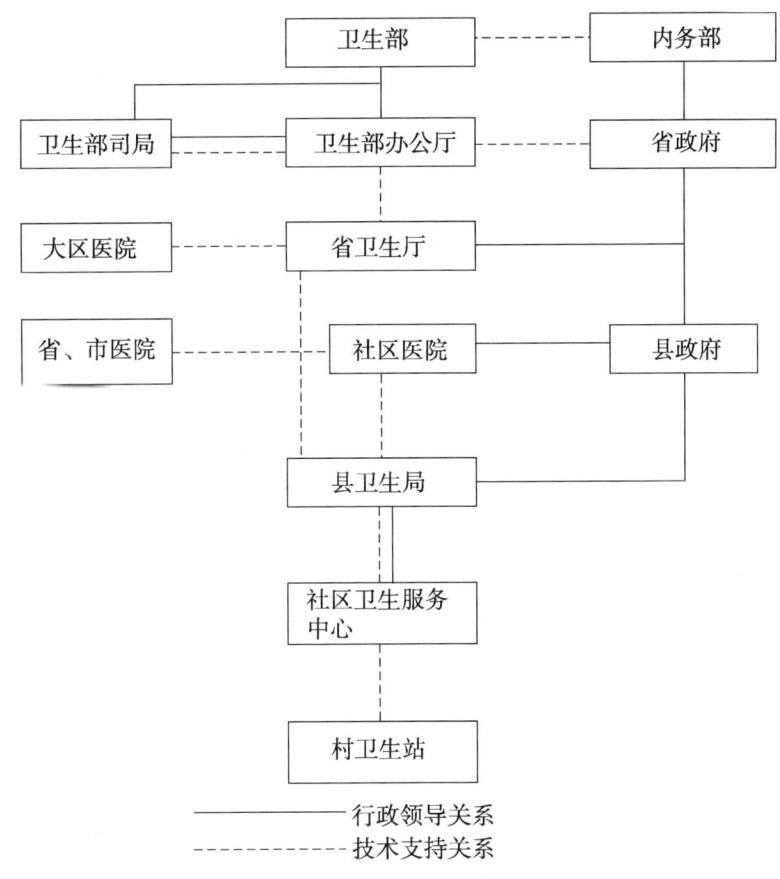

图 13-5 泰国卫生行政管理系统

的还有私人开业医生以及大都市的卫生中心（是公立医院和私立医院在各级水平上的门诊部和私人诊所）。村一级主要是志愿者提供初级卫生保健服务和承担部分卫生动员工作。

三、医疗保险体系

泰国医疗保障制度在2001年进行了重大变革，引起了国际社会广泛的关注，这就是以30铢为特征的全民健康保险计划。

1. 改革前的主要健康保障计划

（1）国家公务员医疗保障制度（Civil Servant Medical Benefit，CSMBS）：属于福利性质的保险。服务对象是政府雇员及其家属。到2001年，覆盖人口总数的11%。由财政部负责筹资，来源于税收。在公立医院就诊，按项目收费，先付费、后报销；在私立医院就诊，门诊费自付。1999年，人均财政补助2106铢。

（2）社会保障计划（Social Security Scheme，SSS）：是一种强制性保险，主要覆盖私营企业职工。1990年法律规定凡雇用工人在20人以上的私营企业必须参加，1993年改为雇用工人在10人以上的。到2000年，覆盖人口总数的9%。由社会保障部门负责筹资，来源于企业雇主、雇员和政府三方各按工资额的1.5%，共计4.5%筹集。可在公、私立医院获得门诊和住院服务。1999年，人均财政补助519铢。

（3）医疗福利计划（Medical Welfare Scheme，MWS）：是一种福利性质的保险。主要覆盖是低收入家庭、12岁以下儿童、60岁以上的老年人，以及僧侣和退伍军人，实行免费医疗。到2000年，覆盖人口总数的37%。由财政部负责筹资，来源于税收。

(4) 健康卡制度（Voluntary Health Card，VHC）：服务对象是介于富者和贫者之间的农民。为解决2000年人人享有初级卫生保健，推进社区对卫生的参与，开展在农村推行健康卡保障制度。健康卡主要通过自愿的健康保险形式，充分使用当地的资源来实施卫生服务和社区发展，同时，完善转诊制度以促进卫生资源的充分利用，在社区水平上提高自我救助和管理能力。凡农村居民，除享受免费医疗和自愿参加私人医疗保险以外，均可参加健康卡保险。一户一卡，每卡家庭自费500铢，政府补助500铢（折合20美元），持卡者有病可到健康中心或区医院就诊，当基层医院认为需要转诊时，可转到省医院就诊。每户1年可就诊8次（同一种病多次就诊算1次，每次限2000铢，超过部分自理）。而且，健康卡的服务内容既有基本医疗保险，又有预防保健，使防治结合得到了统一。

2. 全民健康保险计划

为保障公民获得公平享有基本医疗卫生服务的权利，2001年2月26日，他信总理执政后提出了全民健康保险计划或"30铢治疗所有疾病"，向国民承诺建立一个新的全民医疗保险制度，简称"30铢计划"。在试点的基础上，2002年泰国政府颁发《国家健康保险法》(National Health Insurance Act)，"30铢计划"在全国推行。全民健康保险计划定义为"国家所有人口，无论收入水平、社会地位和居住地区，根据需要和个人偏好，都何以获得高质量的医疗卫生服务"。参与"30铢计划"的公民每次看病交纳30铢后，将免费得预防保健服务和健康促进服务，门诊和住院服务等。全民健康保险计划自2001年4月实施以来，截至2003年，覆盖4770万人，约占总人口的74.4%，其中76%覆盖人群来自农村地区。还有325万人没有保险的人，可能的原因如不完整的人口数据库，包括老年人、残疾人、犯人、山区部落、乞讨者和移民工作人员。

第五节　与卫生有关的国际组织

一、世界卫生组织

世界卫生组织（World Health Organization，WHO），是联合国专门机构之一，是国际上最大的政府间卫生组织，现有192个成员国。1946年国际卫生大会通过了《世界卫生组织宪章》，1948年4月7日世界卫生组织宣布成立。总部设在瑞士日内瓦。

（一）世界卫生组织的目标和职能

WHO的章程规定了该组织在国际卫生工作中是一个起指导和协调作用的权威机构。其宗旨是"使全世界人民获得最高水平的健康"，其健康的定义是"身体、精神和社会的完美的状态，而不仅是没有疾病"。

1978年，WHO和UNICEF联合召开了关于初级卫生保健的国际会议，正式通过了阿拉木图宣言，其是一个以初级卫生保健为重点，2000年人人享有卫生保健为目标的声明。"2000年人人享有卫生保健"并不意味着疾病和残疾将不再存在或人人都将受到医生和护士的照顾。它意味着，健康资源的均匀分配，整个社区的参与，使每个人都将获得基本卫生保健，它意味着保健始于家庭、学校、工作场所，也意味着人们将使用更好的措施来预防疾病，减轻那些不可避免的疾病和伤残，它也意味着人们将认识到他们有能力决定自己的生活及其家庭生活，而不受可以避免的疾病的困扰，并意识到健康的衰退不是无法避免的。

"21世纪人人享有卫生保健"的总目标是：①使全体人民增加期望寿命和提高生活质量；②在国家之间和在国家内部改进健康公平；③使全体人民利用可持续发展的卫生系统提供的服务。

（二）WHO的主要任务

1. 根据会员国的要求，协助政府加强卫生服务。

2. 根据需要建立并进行管理及技术服务，包括流行病学和统计学的服务。

3. 为卫生领域提供信息、咨询和帮助。

4. 促进流行性、地方性疾病及其他疾病的根治工作。

5. 促进改善营养、住房、卫生、工作条例和其他环境卫生方面的工作。

6. 促进专业组织间的合作，以利于加强卫生工作。

7. 提出关于卫生事业的国际公约及协议。

8. 推动并指导卫生领域的研究。

9. 制定食品、生物制品及药物的国际标准。

10. 协助开展群众性的卫生宣传工作。

（三）WHO的主要工作

WHO主要从事国际公共卫生工作，20世纪70年代提出了"2000年人人享有卫生保健"的战略目标，遂调整了各项工作的方向，使之为这一目标服务。

1. 发展全面卫生规划　提倡采用简单适用、经济合理的方法，来拟订发展和管理卫生规划。

2. 传染病的预防和管理　①实施"国际卫生条例"，对鼠疫、黄热病、斑疹伤寒、回归热等传染病实施国际卫生检疫，对霍乱、疟疾、流感、脊髓灰质炎等传染病进行国际监测，收集、处理、出版和散发传染病疫情资料。②扑灭天花，确证1977年10月在索马里发现的天花病例是全世界最后一例天花。1980年5月8日第33届世界卫生大会宣布全球消灭天花。③霍乱的流行病学监测。④建立流感国际监测网。⑤肝炎、脊髓灰质炎、黄热病的流行病学调查。⑥制定控制腹泻病例的特别规划。⑦加强疟疾、血吸虫病、丝虫病、椎虫病、利什曼病和麻风六种热带病的防治研究和培训工作。⑧协助会员国发展基层的综合性结核防治网，充分利用现有的有效技术手段防治结核。⑨建立了"扩大免疫规划"，加强对白喉、百日咳、破伤风、麻疹、脊髓灰质炎和结核病的免疫和监测。⑩开展传染媒介的生物学、生态学研究及安全。⑪与联合国粮农组织合作，积极开展传人动物病的流行病学监测、预防和监测。⑫性传播疾病、艾滋病等流行病学研究。自1988年以来，12月1日已被确定为"世界AIDS日"。

3. 非传染性疾病的防治　主要包括癌症、心血管疾病、遗传病、口腔卫生、精神卫生、免疫学等的研究。

4. 预防、诊断、治疗药物方面的主要工作有　①制定药物政策和管理规划。②药品质量控制：编辑和出版国际药典，建立药品的国际质量标准，主持药品的统一国际命名，出版季刊 *Pharmaceutical Information*，通报有关药品功效和安全情况。③生物制品：制定国际标准和控制质量，通过其合作中心向会员国提供抗生素、抗原、抗体、血液制剂、内分泌制剂的标准品，支持改进现有疫苗。④化验技术：帮助会员国发展医院和公共卫生机构的化验业务，发展和推广新的化验技术，制定化验技术和试剂的国际标准。

5. 环境卫生　协助会员国加强环境卫生管理，拟订并实施基本环境卫生措施，评价和预防公害。

6. 家庭卫生和计划生育。

7. 发展卫生服务　推行初级卫生保健。

8. 发展卫生人力资源的工作　积极帮助会员国确定对卫生人员的需要和拟订发展规划。

9. 卫生情报和文献服务　帮助会员国建立和改进卫生统计，收集、综合、保存和散发各国死亡率和发病率统计，帮助会员国改进卫生档案管理，向会员国提供图书业务服务，及时发布有关卫生方面的新闻。

10. 出版工作　几乎所有的 WHO 出版物都是以英文和法文出版，有些也以阿拉伯文、中文、西班牙文及俄文发表。主要出版物有：

（1）《世界卫生论坛》：*World Health Forum*，是以 6 种语言发表的季刊，为有关卫生及发展问题的信息讨论及交换提供了论坛。

（2）《世界卫生组织通报》：*Bulletin of the World Health Organization*，双月刊，学术性杂志，刊登生物医学研究论文。

（3）《世界卫生组织月刊》：*WHO Chronicle*，月刊，指导世界卫生组织主办的或有它参加的公共卫生活动情况以及该组织的出版消息。

（4）《世界卫生》：*World Health*，月刊，是一本通俗易懂、涉及广泛卫生问题的画册，以 8 种文字出版。

（5）《流行病学周报》：*Weekly Epidemiological Record*，通报传染病疫情和防治情况。

（6）《世界卫生统计季报》：*World Health Statistical Quarterly*，包括传染病统计及特殊公共卫生问题的统计。

（7）《世界卫生统计年报》：*World Health Statistical Annual*，共三册，第一册为生命和死因统计，第二册为传染病统计，第三册为卫生人员和医疗机构统计。

（8）《世界卫生组织正式记录》：*Official Records of WHO*，包括总干事工作报告，规划预算草案，世界卫生大会和执委会会议记录和决议决定等基本文件，以及每隔 6 年出版一次的《世界卫生状况》（World Health Situation），分析世界卫生状况。

（9）《世界卫生组织技术报告丛书》：*WHO Technical Report Series*，是 WHO 专家委员会、专家小组会议工作报告，提供医学和公共卫生方面的最新学术动向及咨询意见。

（10）《公共卫生论文集》：*Public Health Paper Series*，介绍公共卫生当前动向和新观点。

（11）《世界卫生组织专著丛书》：*WHO Monograph Series*，包括各种专业的技术著作。

（12）《国际卫生立法汇编》：*International Digest of Health Legislation*，季刊，全文或摘要刊登各国卫生立法。

（13）《人人健康丛书》：*HFA series*，刊登有关"人人健康"的政策、战略、方法及进程等文件。

（四）WHO 的主要机构

1. WHO 的主要组织机构

（1）世界卫生大会：是 WHO 的最高权力和决策机构，每年 5 月在日内瓦举行，由所有会员国参加，大会主要任务是审议总干事工作报告，通过两年一度的规划预算，决定重要的政策问题。

（2）执行委员会：是 WHO 的最高执行机构，有 31 名在卫生领域技术上合格的人士组成，每个人都是由大会选出的会员国指派的，被选出的会员国任期 3 年，被指派为执委的人员都是以个人身份参与工作，每年至少举行两次全体会议。执委会的主要职能是执行卫生大会的决议及政策，并为其提出建议，总的来说执委会是促进卫生大会的工作。

中文、英文、法文、俄文、西班牙文、阿拉伯文是卫生大会和执行委员会的正式语言和工作语言。

（3）秘书处：是 WHO 的常设机构，是由大约 4500 名在卫生及其他领域的行政及专业人员组成，他们分散在总部、6 个地区办事处及各会员国工作。

秘书处由总干事领导，总干事由执委会提名，卫生大会任命。由 1 名副总干事及 5 名助理总干事协助工作。

（4）地区组织：有 6 个地区组织，每个地区组织由地区委员会及地区办事处组成，每个地区办事处就是该地区的主任。

非洲区办事处设在布拉柴维尔；美洲区办事处设在华盛顿，东南亚区办事处设在新德里；西太平洋区办事处设在马尼拉；欧洲区办事处设在哥本哈根；东地中海办事处设在亚历山大，中国属于西太区。

（5）驻国家代表和规划协调员：由 WHO 地区办事处派驻在同该组织有技术合作活动或有该组织援助项目的国家和地区，代表 WHO 协调 WHO 与政府卫生当局的关系，协助合作项目的执行，监督检查该组织派出的专家顾问的日常工作，1981 年 5 月 WHO 在华设办事处，并委派一名协调员常驻北京。

2. WHO 的专业组织

（1）顾问和临时顾问：WHO 为完成某些专业性很强的任务而请的专家，包括同声传译、笔译和编辑人员，每年达 6000~7000 人。

（2）专家咨询团和专家委员会：咨询团有 47 个，包括传染病、慢性病、保健预防、妇幼卫生等方面。

咨询团成员由总干事聘任，任期 3~5 年，他们用通讯方式或参加专家委员会议向 WHO 提供咨询服务或专业进展报告。

（3）全球和地区医学研究顾问委员会，是 WHO 发展生物医学研究的最高咨询机构，有一名主席和 18 名委员组成，任期 4 年，1976 年起，各地区办事处也相继成立了地区医学研究顾问委员会。

（4）WHO 合作中心：是 WHO 与会员国合作开展生物医学研究的一种组织形式。合作中心的任务是：A 收集和传播情报资料；B 参与研究和制定医药卫生方面的国际标准和规范、统一名称（如国际疾病分类药品和生物制品国际标准，食品卫生标准等）；C 保存和提供生物医学标准品和参考品；D 承担 WHO 统一规划下的研究任务，并协助该组织进行科研计划、管理和评价；E 承担一定的科研培训任务。

这些合作中心，主要具备下列条件：在某个领域具有国家水平或国际水平，科技人员有长期的稳定性，人力和技术资源能为 WHO 专业服务，有能力完成 WHO 科研规划的研究项目，合作中心单位也可以享受 WHO 提供的技术咨询、科研设备资源、医学情报资料以及派人出国进修的方便。

（五）世界卫生组织的规划和经费

WHO 的工作规划分为中期规划和年度规划，中期规划为 6 年，确定总任务、工作方向和方针政策，两年一度的规划预算分为全球性、地区级和国家级。

WHO的经费来源有二：一是会员国交纳的会费（正常预算）；二是泛美卫生组织、促进组织志愿基金、联合国系统（联合国开发计划署、人口活动基金、儿童基金会、控制药品滥用基金、环境规划署、紧急活动、难民事务高级专员署、救灾署、世界银行等）提供的捐款和其他收入。

二、联合国儿童基金会

联合国儿童基金会（United Nations Children's Funds，UNICEF）于1946年12月11日成立，为联合国专门机构。其前身为联合国国际儿童紧急基金会，1953年改为现名，简称儿童基金会。总部在纽约，刊物是 *UNICEF news*，英文季刊。

该基金会提倡保护儿童的权益，帮助他们获得基本需要，并增加开发儿童潜质的机会。宗旨是帮助发展中国家儿童的保健、福利和教育等问题，援助对象主要是少年、儿童和年轻的母亲。

该组织于1965年设立了莫里斯·佩特奖，以纪念联合国儿童基金会第一任执行主任莫里斯·佩特。目前，儿基会在161个国家、地区工作，86%的UNICEF工作人员在发展中国家，来帮助贫穷的儿童和家庭实现他们的权利。目前的执行主席是Carol Bellamy，来自于美国。

（一）儿童基金会的任务

儿童基金会受联合国大会之命鼓吹保护儿童权利，协助满足儿童的基本需要，并扩大机会以充分实现其潜能。

儿童基金会受《儿童权利公约》指导，确定儿童权利是对待儿童行为的持久的道德原则和国际标准。

儿童基金会坚持认为儿童的生存、保护和发展是人类进展中不可分割的普遍发展责任。

儿童基金会通过动员政治资源和物资资源以协助各国，特别是发展中国家，确保"儿童第一"，并帮助建立适当政策的能力，并向儿童及其家庭提供服务。

儿童基金会承诺确保处境最不利的儿童——战争、灾难、极度贫困、一切形式的暴力和剥削受害者及残疾者——受到特别保护。

儿童基金会在紧急情况下做出反应以保护儿童权利。在与联合国和人道主义机构的合作之下，儿童基金会向其合作伙伴提供其独特的设施以供迅速响应，来减除儿童及向他们提供照顾的人的苦难。

儿童基金会无党无派，其合作也无歧视，在它从事的所有工作之中，处境最不利的儿童和有最大需要的国家享有优先。

儿童基金会的目标是通过其国别方案促进妇女和女孩的平等权利，并支持他们充分参与其社区的政治、社会和经济发展。

儿童基金会与所有它的伙伴共同努力，以实现社会所采用的可持续的人的发展目标，及实现《联合国宪章》所载的和平与社会进步的理想。

（二）组织机构

基金会下设机构有执行局，是领导机构，其成员由理事会按地区分配和主要捐款国、受援国的代表性原则选举产生，任期三年。秘书处负责处理日常事务，在各有关国家设有办事处。

三、联合国人口活动基金会

1966年联合国大会通过一项决议，促请联合国系统的组织在人口方面提供技术援助。1967年秘书长设立人口活动信托基金，1969年定名为联合国人口活动基金（United Nations Fund For Population Activities，UNFPA），1979年成为联大附属机构。1987年大会决定改名为联合国人口基金，英文缩写保留。总部设在纽约。

（一）主要活动

该基金宗旨是在人口活动中增进知识和能力，以适应国家、区域和全世界在人口活动和计划生育方面的需要；在计划和规划工作方面进行协调，促使各国根据各自计划寻找解决人口问题的可行办法，向发展中国家提供资金援助。人口活动基金是由一些国家政府和公私机构资源捐款资助的。

主要机关刊物为《年度报告》、《人口》月刊。

（二）组织机构

人口基金直属联合国大会，它是向发展中国家提供人口活动技术援助最大的多边援助机构，理事会由联合国开发署理事会兼任，领导机构是执行局。执行局成员由理事会按地区分配原则和主要捐款国、受援国的代表性原则选举产生，任期3年。执行局每年举行3次常务会、1次年会。执行局负责审核批准人口基金向发展中国家提供的援助方案、审查批准人口基金的行政、财务预算等。秘书处在执行主任领导下处理日常事务，并在60多个国家设有办事处。执行主任任期5年。

四、联合国开发计划署

联合国开发计划署（United Nation Development Program，UNDP）是联合国技术援助计划的管理机构，其前身是1949年设立的"技术援助扩大方案"和1959年设立的"特别基金"，成立于1965年11月。总部设在美国纽约，是联合国系统内的最大的多边援助机构。

（一）主要活动

该计划署的宗旨是帮助发展中国家加速经济和社会发展，向它们提供系统的、持续不断的援助。

联合国开发计划署的援助项目是无偿的、资金主要来源于各国政府的自愿捐款，由联合国工发组织、联合国粮农组织、联合国技术合作部、世界卫生组织、联合国教科文组织、贸易和发展会议等30多个机构承办和具体实施。计划署本身不负责承办援助项目或具体将其付诸实施，它主要是派出专家进行发展项目的可行性考察，担任技术指导或顾问。

（二）组织机构

领导机构是管理理事会，由48个理事国组成，任期3年，席位按地区分配，可连选连任。总部设秘书处和4个地区局，还在116个国家和地区设驻代表处。署长由联合国秘书长任命，总部在纽约，出版物有《世界发展》月刊、《联合国开发计划署通讯》、《人类发展报告》等。

五、国际红十字会

国际红十字会（The International Red Cross，IRC）由红十字国际委员会、红十字协会以及得到红十字国际委员会承认的各国红十字会和红新月会组成。

1863年10月26—29日，在国际委员会督促下，在日内瓦召开了一次有16国代表参加的国际会议。1864年8月22日在日内瓦签订了第一个《改善战地陆军伤者境遇之日内瓦公约》，国际红十字从此正式得到国际公约的承认。

国际红十字大会是国际红十字的最高讲坛，每四年一次，大会负责确保各国红十字、红十字国际委员会和红十字协会的工作步调一致，在国际红十字会章程规定的范围内采取决定和建议，国际红十字大会不得处理政治问题，也不得当作政治辩论的讲坛。

常设机构是国际红十字常设委员会，由9名委员组成，通常每年召开两次会议，常设委员会设主席一人，副主席一人。

（郭　岩　罗文丽）

主要参考文献

1. 中华医学会. 第一次全国公共卫生学术会议论文集. 2009.
2. 李鲁,郭岩. 卫生事业管理. 北京:中国人民大学出版社,2006.
3. 龚向光. 从公共卫生内涵看我国公共卫生走向. 卫生经济研究,2003.
4. 黄建始. 什么是公共卫生?中国健康教育,2005.(01).
5. 陈竺. 中国公共卫生的现状与未来. 管理评论,2004,16(2).
6. 董宣. 社区护理. 北京:高等教育出版社,2008.
7. 刘叔疆. 社会学基础. 北京:人民卫生出版社,2008.
8. 国务院关于发展城市社区卫生服务的指导意见(国发〔2006〕10号).
9. 关于发展城市社区卫生服务的若干意见.
10. 郝晓宁,李士雪. 我国城市社区卫生服务机构组织形式和管理模式现况研究. 中国卫生经济,2006,6(25):10-12.
11. 中共中央、国务院关于深化医药体制改革的意见(中发〔2009〕6号).
12. 国务院关于印发医药卫生体制改革近期重点实施方案(2009-2011年)的通知(国发〔2009〕12号).
13. 赵志强. 社区卫生与医疗. 北京:中国劳动社会保障出版社,2001.
14. 关于促进基本卫生服务逐步均等化的意见(卫妇社发〔2009〕70号).
15. 陈君石,黄建始. 健康管理概论. 北京:中国协和医科大学出版社,2006.